2020中国临床医学研究发展报告

中国生物技术发展中心　编著

科学技术文献出版社
SCIENTIFIC AND TECHNICAL DOCUMENTATION PRESS
·北京·

图书在版编目（CIP）数据

2020中国临床医学研究发展报告 / 中国生物技术发展中心编著. —北京：科学技术文献出版社，2020.10

ISBN 978-7-5189-7226-5

Ⅰ.①2… Ⅱ.①中… Ⅲ.①临床医学—研究报告—中国—2020 Ⅳ.①R4

中国版本图书馆 CIP 数据核字（2020）第 201385 号

2020中国临床医学研究发展报告

策划编辑：郝迎聪　　责任编辑：张　红　　责任校对：王瑞瑞　　责任出版：张志平

出 版 者　科学技术文献出版社
地　　址　北京市复兴路15号　邮编 100038
编 务 部　（010）58882938，58882087（传真）
发 行 部　（010）58882868，58882870（传真）
邮 购 部　（010）58882873
官方网址　www.stdp.com.cn
发 行 者　科学技术文献出版社发行　全国各地新华书店经销
印 刷 者　北京时尚印佳彩色印刷有限公司
版　　次　2020 年 10 月第 1 版　2020 年 10 月第 1 次印刷
开　　本　787 × 1092　1/16
字　　数　271千
印　　张　16.25
书　　号　ISBN 978-7-5189-7226-5
定　　价　148.00元

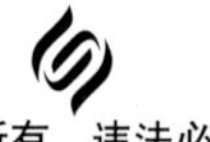

《2020 中国临床医学研究发展报告》编委会

前　言

临床医学研究是衔接基础医学和转化应用的关键环节，对促进医学新发现、推动医学科技成果转化、验证医药产品与医疗技术的安全性和有效性、完善临床诊疗标准与方法等提供了重要支撑。随着信息技术、大数据技术等的快速发展和临床诊疗模式的不断变革，临床医学研究的深度和广度不断加强。迎接新的机遇与挑战，加强临床医学研究，对提升我国医学技术水平和疾病防治能力、支撑健康中国建设具有重要意义。

为系统反映我国临床医学研究领域的年度发展概况和主要成就，总结科技发展经验，研判未来发展趋势，中国生物技术发展中心于2018年起组织开展《中国临床医学研究发展报告》的编制工作。《2020中国临床医学研究发展报告》（简称《报告》）延续了之前报告的框架，以文字、数据、图表相结合的方式，展示了2019年度国内外临床医学研究相关情况。《报告》共分四章，第一章整体分析了国内外临床医学研究现状与趋势，从研究论文、临床试验、机构建设和成果转化等方面进行分析；第二章总结了2019年国内外临床医学研究政策与法规，针对临床医学研究过程、重大疾病、技术与产品等方面政策文件进行梳理和分析；第三章介绍了2019年我国临床医学研究的进展及成果，遴选了2019年我国具有重要临床价值或对医学科技发展具有重要影响的代表性进展和成果；第四章浅析了2019年国际临床医学研究的年度热点，围绕“新型冠状病毒肺炎相关临床研究进展”主题进行论述。此外，《报告》还编录了与我国临床医学研究相关的一些文件和材料。

由于数据库统计口径不同，《报告》的地区统计略有差异。在基于Web of Science和Medline数据库的论文检索中，中国论文数据指中国内地、中国香港、中国澳门的相关机构发表或参与发表的论文，仅署名为中国台湾相关机构的论文未在统计范围内。在基于 ClinicalTrials.gov 数据库的临床试验检索中，中国的临床研究指发起者 / 合作者为中国内地（大陆）机构的研究，发起者 / 合作者仅为中国香港、中国澳门和中国台湾机构的临床研究未在统计范围内。

希望《报告》为我国临床医学研究领域的政策制定者、研发人员、管理工作者、医务工作者，以及关心我国医学科技发展的社会各界人士提供参考。同时，敬请各位读者批评指正，提出宝贵意见，以便我们进一步改进和完善。

编者

2020 年 9 月

目　录

第一章　临床医学研究现状与趋势 …………………………………………… 1
　一、国际临床医学研究发展现状 …………………………………………… 1
　二、国内临床医学研究发展现状 …………………………………………… 22

第二章　2019 年国内外临床医学研究政策与法规 ………………………… 49
　一、国际临床医学研究的政策与法规 ……………………………………… 49
　二、国内临床医学研究的政策与法规 ……………………………………… 69

第三章　2019 年中国临床医学研究重要成果选编 ………………………… 87
　一、重要科学发现 ……………………………………………………………… 88
　二、新技术新方法 ……………………………………………………………… 125
　三、临床转化与产品 …………………………………………………………… 132
　四、临床标准规范与推广 ……………………………………………………… 135

第四章　2019 年临床医学研究热点浅析——新型冠状病毒肺炎相关临床研究进展 …………………………………………………………… 144
　一、病原学特点 ………………………………………………………………… 145
　二、临床特征 …………………………………………………………………… 149
　三、致病机制及其对防治的启示 ……………………………………………… 160
　四、诊防治研究进展 …………………………………………………………… 174
　五、展望 ………………………………………………………………………… 194

图表索引 ……………………………………………………………………………… 198

附　录 ………………………………………………………………………………… 200
　附录 A　2019 年度中国临床医学相关政策文件 ………………………………… 200
　附录 B　国家临床医学研究中心名录 ……………………………………………… 203

附录 C　中国合格评定国家认可委员会（CNAS）认定的医学实验室……205
附录 D　美国病理学家协会（CAP）认证的临床检验实验室……220
附录 E　2019 年度中国企业发起的国际多中心临床试验……225
附录 F　2019 年度国家药品监督管理局批准的 1 类国产新药列表……231
附录 G　2019 年度创新医疗器械产品目录……232
附录 H　2019 年度“重大慢性非传染性疾病防控研究”重点专项立项项目清单……234
附录 I　2019 年度“生殖健康及重大出生缺陷防控研究”重点专项立项项目清单……235
附录 J　2020 年度“主动健康和老龄化科技应对”重点专项第一批立项项目清单……236
附录 K　2019 年度“数字诊疗装备研发”重点专项立项项目清单……238
附录 L　2019 年度“中医药现代化”重点专项立项项目清单……241
附录 M　2019 年度“干细胞及转化研究”重点专项立项项目清单……244
附录 N　2020 年度“生物医用材料研发与组织器官修复替代”重点专项立项项目清单……246
附录 O　英语缩写索引……247

致　谢……251

第一章　临床医学研究现状与趋势

临床医学研究是以疾病的病因、诊断、治疗、预后、预防等为研究内容，以人群为研究对象，以医学研究和医疗服务机构为主体，由多学科多领域人员共同参与和实施的科学研究活动。临床医学研究直接面向患者等人群，基于相关临床表现和系统检查来解析发病机制，通过防、诊、治等综合手段来减缓或停止疾病进程，减轻或消除痛苦，促进人体健康。

随着经济社会的快速发展，人们对生活质量和健康水平的需求不断提升，疾病模式也在发生快速变化，推动了疾病防控研究和诊疗技术方法的不断变革与发展。近年来，随着信息科学、工程科学、材料科学等科学领域与生物医学的交叉融合，以及临床研究机构建设的不断完善，临床医学研究呈现系统性、规范性、协同性、综合性的发展特点，创新成果不断涌现。本章从临床医学研究论文、临床试验、临床研究机构建设及成果转化等方面，对 2019 年国内外临床医学研究情况进行介绍。

一、国际临床医学研究发展现状

2019 年，全球临床医学研究稳步推进，临床试验数量匀速增长，医学研究机构建设不断完善，为促进医学进步、推动成果转化、提升临床诊疗水平提供了重要支撑。

（一）研究论文

本节基于 Web of Science 的 Medline 和核心合集，检索 2010—2019 年人体疾病诊断、治疗、预后、预防及流行病学等领域的研究论文，分析相关研究的国家 / 地区和机构分布；基于 Web of Science 核心合集，检索并统计不同国家和机构在《新英格兰医学杂志》（*New England Journal of Medicine*，*NEJM*）、《柳叶刀》（*The Lancet*）、《美国医学会杂志》（*Journal of the American Medical Association*，*JAMA*）和《英国医学杂志》（*British Medical Journal*，*BMJ*）四大医学期刊的论文发表情况。

1. 全球临床医学研究论文数量基本保持平稳

2010—2019年，Medline数据库共收录临床医学领域①研究论文406.43万篇②（图1-1）。其中，2010—2015年论文数量呈现缓慢增长趋势；2016—2019年论文数量基本保持平稳；2019年论文达40.61万篇，较去年同期增长了24.5%③。自2013年起，全球临床医学研究论文数量连续7年超过40万篇。从研究对象的年龄分布来看，针对老年人群（65岁及以上）、中年人群（45～64岁）、成人（19～44岁）的临床医学研究论文数量远高于其他年龄段（图1-2）；从医学研究的应用目标来看，治疗、病理和诊断方面的研究居多，预防和康复方面的研究相对较少（图1-3）。

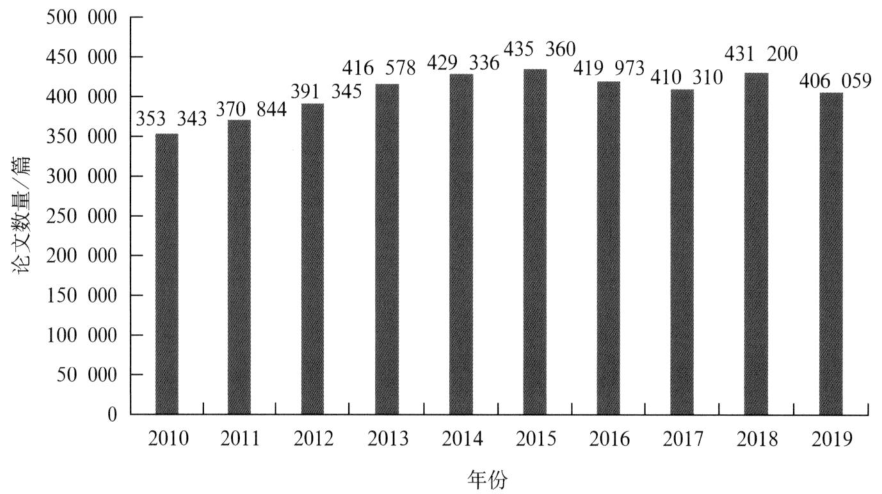

图1-1　2010—2019年全球临床医学研究论文数量

（数据来源：Medline数据库）

① 根据临床医学研究定义，检索范围覆盖人类疾病病因、诊断、治疗、预后、预防，以及流行病学等。检索策略确定了以研究对象（人）和研究内容（疾病病因、诊断、治疗、预后和预防等）为两大关键筛选要素。具体检索方法为：选择2010—2019年关于“Humans”的研究型论文、综述和病例报告，再使用Diagnosis、Drug Therapy等相关MeSH限定词进行限定。

② 本报告中医学论文相关数据的检索时间为2020年9月7日，数据库最新更新时间为2020年9月4日。考虑到MeSH限定词标引较慢，本报告中2019年数据仅供参考。

③ 此处与《2019中国临床医学研究发展报告》中的统计数据进行比较。基于2019年9月24日的统计结果，2018年全球临床医学研究论文数量为326 231篇。

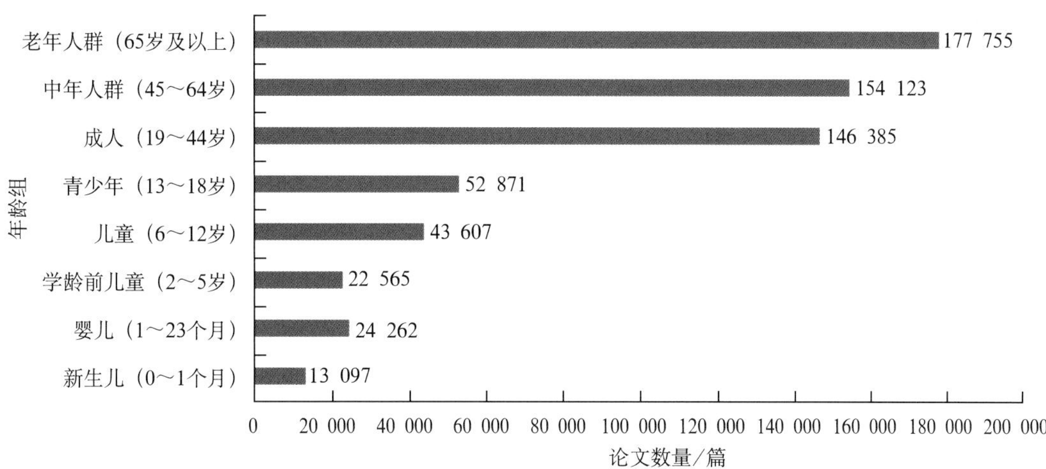

图 1–2　2019 年全球各年龄组临床医学研究论文数量

（数据来源：Medline 数据库）

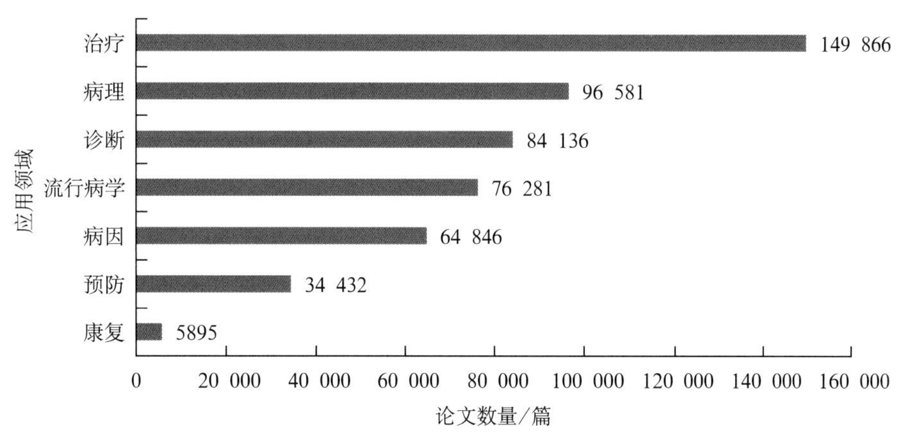

图 1–3　2019 年全球不同临床医学应用领域的论文数量[①]

（数据来源：Medline 数据库）

2. 肿瘤和心血管疾病是临床医学研究的热点领域

在各类疾病[②]中，肿瘤和心血管疾病是受关注较多的临床医学研究领域。2019

---

① 此处“医学应用领域”根据 Medline 数据库中医学主题词（MeSH）进行分类，如治疗（Drug Therapy、Therapy）、病理（Pathology）、诊断（Diagnosis）、流行病学（Epidemiology）、病因（Etiology）、预防（Prevention Control）、康复（Rehabilitation）领域的论文。

② 此处“疾病”分类参考美国健康计量与评估研究所（Institute for Health Metrics and Evaluation，IHME）设置的疾病大类。

年，肿瘤相关的临床研究论文数量为 7.54 万篇，占临床医学研究论文的 18.57%，心血管疾病的临床研究论文数量为 2.58 万篇，消化系统疾病 1.86 万篇，糖尿病与肾脏疾病 1.60 万篇，神经系统疾病 1.60 万篇，分列前 5 位（图 1–4）。

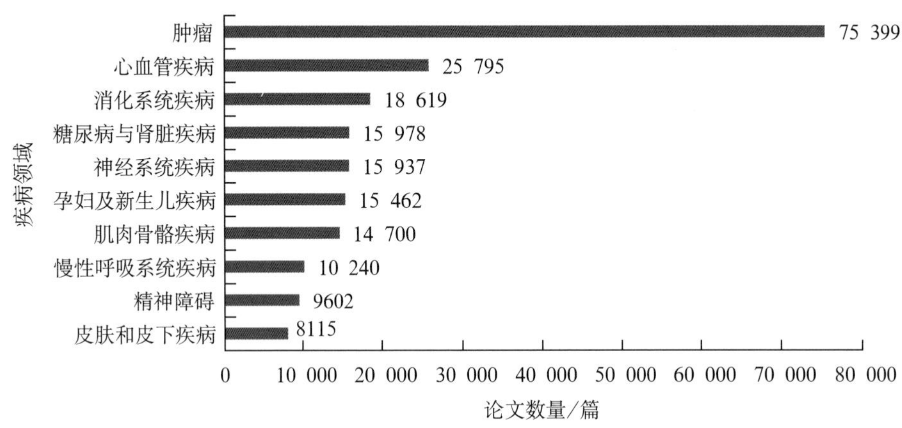

图 1–4　2019 年临床医学研究论文数量排名前 10 位的疾病领域

（数据来源：Medline 数据库）

3. 美国临床医学研究论文数量居全球首位

2019 年，美国、中国、英国、意大利、日本、德国、加拿大、法国、澳大利亚、荷兰发表的临床医学研究论文数量居全球前 10 位。上述 10 个国家 2010—2019 年的临床医学研究论文数量均呈现稳定的增长趋势。2019 年，美国以显著优势居全球首位，临床医学论文共 114 614 篇，占当年全球总数的 28.23%。中国以 59 394 篇居全球第二，占比 14.63%（表 1–1、图 1–5）。

表 1–1　2019 年发表临床医学研究论文数量排名前 10 位的国家

排名	国家	临床医学研究论文数量 / 篇
1	美国	114 614
2	中国	59 394
3	英国	36 455
4	意大利	22 962
5	日本	22 242
6	德国	21 779

续表

排名	国家	临床医学研究论文数量 / 篇
7	加拿大	18 700
8	法国	17 761
9	澳大利亚	17 355
10	荷兰	13 610

数据来源：Medline 数据库。

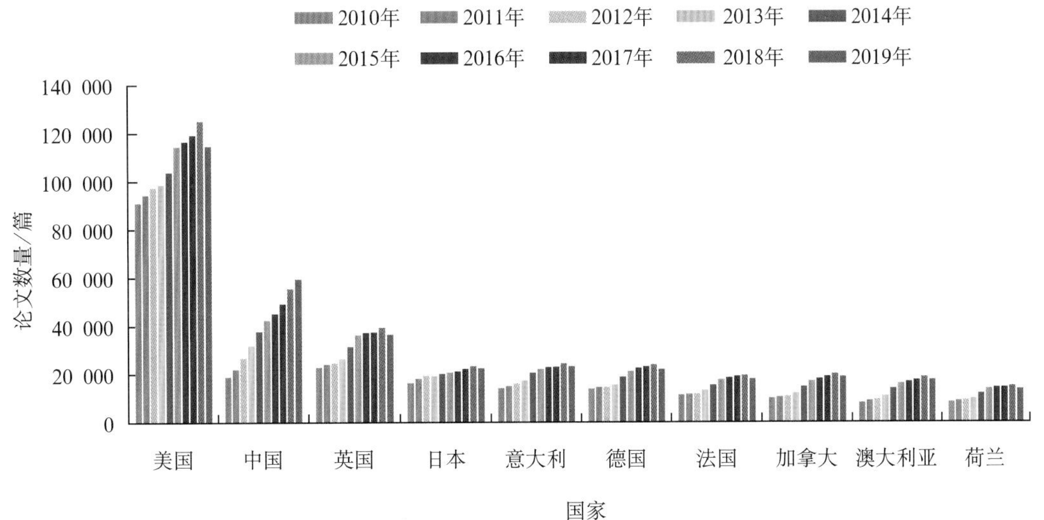

图 1-5　临床医学论文数量排名前 10 位国家的年度变化趋势（2010—2019 年）

（数据来源：Medline 数据库）

4. 欧美国家和机构在四大医学期刊发表的论文数量较多

2019 年，*NEJM*、*Lancet*、*JAMA*、*BMJ* 四大医学期刊上共刊登研究论文 5561 篇[①]。其中，美国共发表 2491 篇，居全球首位；英国（1513 篇）和加拿大（433 篇）分别居第 2 位和第 3 位；中国发表论文 189 篇，居全球第 10 位（图 1-6）。

① 本报告仅统计研究论文（Article）、综述（Review）、编辑材料（Editorial Material）、快报（Letter）4 类文献，其他文献类型不在统计范围内。

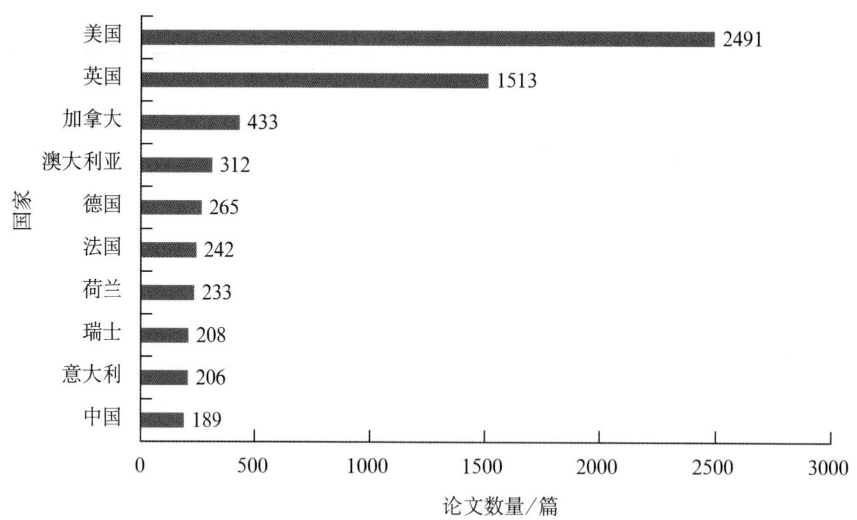

图 1-6　2019 年在 *NEJM*、*Lancet*、*JAMA*、*BMJ* 上发表论文数量排名前 10 位的国家

（数据来源：Web of Science 数据库）

2019 年，在 *NEJM*、*Lancet*、*JAMA*、*BMJ* 四大医学期刊上发表论文数量排名前 10 位的研究机构来自美国、英国、加拿大 3 个国家。其中，美国哈佛大学发表 442 篇论文，占四大医学期刊年度论文总数的 7.95%；英国牛津大学和加拿大多伦多大学分别以 162 篇和 144 篇论文，排名全球第 2 位和第 3 位（表 1-2）。

表 1-2　2019 年在 *NEJM*、*Lancet*、*JAMA*、*BMJ* 上发表论文数量排名前 10 位的研究机构

排名	机构	国家	论文数 / 篇	占比
1	哈佛大学（Harvard University）	美国	442	7.95%
2	牛津大学（University of Oxford）	英国	162	2.91%
3	多伦多大学（University of Toronto）	加拿大	144	2.59%
4	加州大学旧金山分校（University of California, San Francisco）	美国	140	2.52%
5	斯坦福大学（Stanford University）	美国	128	2.30%
6	伦敦大学学院（University College London）	英国	123	2.21%
7	帝国理工学院（Imperial College London）	英国	117	2.10%
8	伦敦卫生与热带医学院（London School of Hygiene & Tropical Medicine）	英国	106	1.91%
9	梅奥诊所（Mayo Clinic）	美国	104	1.87%

续表

排名	机构	国家	论文数 / 篇	占比
10	宾夕法尼亚大学（University of Pennsylvania）	美国	103	1.85%
10	西雅图华盛顿大学（University of Washington）	美国	103	1.85%

数据来源：Web of Science 数据库。

（二）临床试验

基于美国国立医学图书馆（National Library of Medicine，NLM）与美国食品药品监督管理局（Food and Drug Administration，FDA）① 建立的 ClinicalTrials.gov 数据库，从全球临床试验的年度数量、国家与地区分布、发起机构等方面统计分析 2019 年全球临床试验的开展情况。

1. 全球临床试验数量呈增长趋势

ClinicalTrials.gov 数据库已公开的数据显示，2010—2019 年全球临床试验数量保持增长趋势。2019 年共登记临床试验 26 877 项（图 1-7），比 2018 年增长 7.8%，其中，Ⅰ期至Ⅳ期分别为 2897 项、3855 项、1815 项、1361 项（图 1-8）。

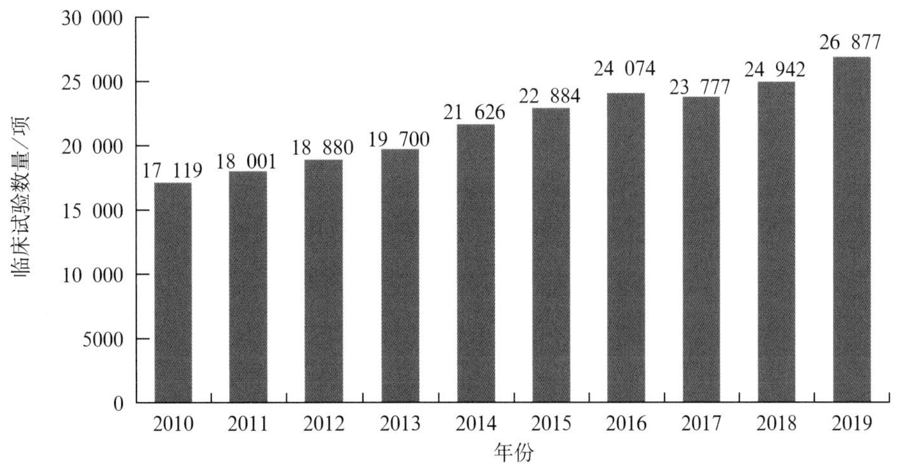

图 1-7　2010—2019 年全球临床试验数量总体情况

（数据来源：ClinicalTrials.gov 数据库 ②）

① 在全球临床研究登记平台中，ClinicalTrials.gov 数据库作为临床研究登记的主要网站，为患者、医疗人员、研究者提供了大量临床研究信息，是当前国际上较为全面的临床研究登记网站之一。

② 检索日期：2020 年 4 月 5 日。本节下同。

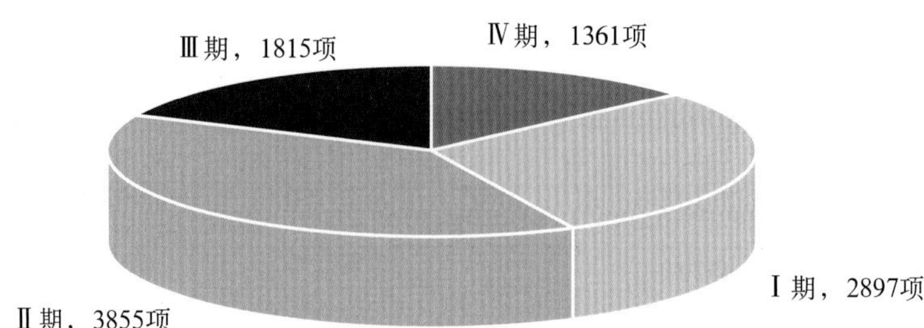

图 1–8　2019 年全球开展的Ⅰ期至Ⅳ期临床试验数量分布

（数据来源：ClinicalTrials.gov 数据库）

2. 美国临床试验数量居全球首位

2019 年，美国、中国、法国、加拿大和英国是 ClinicalTrials.gov 数据库中登记临床试验数量较多的 5 个国家。其中，美国临床试验项目最多，占全球年度总数的 33.24%；中国排名第二，共登记临床试验 2287 项，占全球年度总数的 8.51%；法国排名第三，共登记临床试验 2221 项，占全球年度总数的 8.26%（表 1–3）。

表 1–3　2019 年全球临床试验数量排名前 20 位的国家

排名	国家	试验数量 / 项	占比
1	美国	8935	33.24%
2	中国	2287	8.51%
3	法国	2221	8.26%
4	加拿大	1423	5.29%
5	英国	1373	5.11%
6	西班牙	1160	4.32%
7	德国	1047	3.90%
8	意大利	958	3.56%
9	土耳其	753	2.80%
10	韩国	719	2.68%
11	埃及	676	2.52%
12	比利时	670	2.49%
13	丹麦	567	2.11%
14	荷兰	532	1.98%
15	瑞士	468	1.74%

续表

排名	国家	试验数量 / 项	占比
16	澳大利亚	452	1.68%
17	波兰	436	1.62%
18	巴西	407	1.51%
19	瑞典	376	1.40%
20	以色列	375	1.40%

数据来源：ClinicalTrials.gov 数据库。

3. 高校和医疗机构发挥重要作用

ClinicalTrials.gov 数据库统计结果显示，2019 年全球发起临床试验前 20 位的机构来自美国、埃及、法国、英国、中国等国家。其中，美国的机构有 14 个，远远高于其他国家（表 1–4）。

表 1–4　2019 年全球临床试验数量排名前 20 位的机构

排名	国家	机构		试验数量 / 项
		机构名称	机构类型	
1	美国	国家癌症研究所（National Cancer Institute）	科研院所	551
2	埃及	艾斯尤特大学（Assiut University）	高校	423
3	埃及	开罗大学（Cairo University）	高校	361
4	法国	巴黎公共医院集团（Assistance Publique-Hôpitaux de Paris[①]）	研究型医院	236
5	美国	梅奥诊所（Mayo Clinic）	研究型医院	201
6	美国	斯坦福大学（Stanford University）	高校	194
7	英国	阿斯利康（AstraZeneca）	企业	170
8	美国	麻省总医院（Massachusetts General Hospital）	研究型医院	170
9	美国	默沙东（Merck Sharp & Dohme Corp.）	企业	166
10	美国	加州大学旧金山分校（University of California, San Francisco）	高校	159
11	美国	百时美施贵宝（Bristol-Myers Squibb）	企业	156
12	美国	辉瑞（Pfizer）	企业	156

① 此为法语。

续表

排名	国家	机构		试验数量 / 项
		机构名称	机构类型	
13	法国	里昂综合人民医院（Hospices Civils de Lyon[①]）	研究型医院	154
14	美国	杜克大学（Duke University）	高校	142
15	中国	中山大学（Sun Yat-sen University）	高校	132
16	美国	MD 安德森癌症中心（M.D. Anderson Cancer Center）	研究型医院	130
17	美国	匹兹堡大学（University of Pittsburgh）	高校	129
18	美国	约翰·霍普金斯大学（Johns Hopkins University）	高校	128
19	美国	华盛顿大学医学院（Washington University School of Medicine）	高校	121
20	美国	国家心脏、肺和血液研究所（National Heart，Lung，and Blood Institute）	科研院所	116

数据来源：ClinicalTrials.gov 数据库。[①]

美国国家癌症研究所开展的临床试验数量居全球第一，埃及的艾斯尤特大学和开罗大学居第 2 位和第 3 位[②]。我国的中山大学 2019 年共开展临床试验 132 项，全球排名第 15 位，成为首个进入全球临床试验数量排名前 20 位的中国机构。

（三）临床研究机构

临床研究机构是开展临床研究、推动资源共享、促成协同创新、提升诊疗技术的主体。本节选取美国《新闻周刊》(*Newsweek*) 发布的“2020 年世界最佳医院”(The World’s Best Hospital 2020)榜单前 10 位的医院，以及国际临床研究联盟(International Clinical Trial Center Network) 的 8 家成员单位[③]，介绍国际临床研究机构 2019 年的临床研究工作。

---

① 此为法语。

② 埃及医生集团（Doctors’ Syndicate）呼吁制定临床检测法，认为需要公立医院和相关研究机构对新药成分进行验证后才能开展临床试验。这促使埃及临床研究资源高度集中在综合性大学和研究机构中。艾斯尤特大学和开罗大学除设有医学院及各类临床专科外，艾斯尤特大学下设南埃及癌症研究所（South Egypt Cancer Institute），开罗大学下设国家癌症研究所（National Cancer Institute），均承担了大量临床试验。

③ 仅统计国外的成员单位。

1. 研究型医院

美国《新闻周刊》2020 年 3 月发布的 2020 年全球医院排名，列出了 100 家“全球最佳医院”。榜单选取了美国、加拿大、德国、法国、英国、意大利、西班牙、瑞士、荷兰、瑞典、丹麦、挪威、芬兰、以色列、韩国、日本、新加坡、印度、泰国、澳大利亚和巴西等 21 个国家的 1500 家医院进行排名。排名前 10 位的医院中，美国占 4 席，加拿大、德国、瑞士、新加坡、以色列、瑞典各占 1 席（表 1–5）。

表 1–5 “2020 年世界最佳医院”榜单排名前 10 位

排名	医院名称	国家	床位数 / 个
1	梅奥诊所（Mayo Clinic）	美国	1265
2	克利夫兰诊所（Cleveland Clinic）	美国	1285
3	麻省总医院（Massachusetts General Hospital）	美国	1011
4	多伦多总医院（Toronto General Hospital）	加拿大	727
5	柏林大学附属夏里特医院（Charité–Universitätsmedizin Berlin[①]）	德国	3011
6	约翰·霍普金斯医院（The Johns Hopkins Hospital）	美国	1007
7	苏黎世大学医院（Universitätsspital Zurich[②]）	瑞士	953
8	新加坡中央医院（Singapore General Hospital）	新加坡	1400
9	舍巴医疗中心（Sheba Medical Center）	以色列	1990
10	卡罗林斯卡大学医院（Karolinska University Hospital）	瑞典	1340

（1）梅奥诊所

梅奥诊所（Mayo Clinic）创立于 1863 年，是美国著名的医疗、研究和教学中心。在“2020 年世界最佳医院”榜单中，梅奥诊所居首位。

2019 年，梅奥诊所共开展了 201 项临床试验，包括 158 项干预性试验、43 项观察性试验；从临床阶段来看，Ⅰ期 20 项、Ⅱ期 27 项、Ⅲ期 6 项、Ⅳ期 12 项。肿瘤、消化系统疾病是梅奥诊所 2019 年临床试验的主要领域。梅奥诊所制定的复发 / 难治性弥漫大 B 细胞淋巴瘤与原发性玻璃体视网膜淋巴瘤的联合治疗方案，首次评价了 PD-1 单抗纳武利尤单抗注射液（Nivolumab）与 TNF-alpha 抑制剂泊马度胺

① 此为德语

② 此为德语。

（Pomalidomide）的联合用药疗效；开展的复发 / 难治性多发性骨髓瘤临床研究，评价了二甲双胍和奈非那韦（Nelfinavir）联合用药的疗效。梅奥诊所启动了凝血酶抑制剂达比加群（Dabigatran）治疗急性胰腺炎的安全性和有效性研究。

另外，梅奥诊所还与企业密切合作，推动新药和新型医疗器械的研发和应用。梅奥诊所与美国转化研究与分子诊断产品供应商 NanoString 公司合作，旨在利用 NanoString 公司的新型 GeoMx 数字空间轮廓仪提升乳腺癌和白血病的临床诊断能力。梅奥诊所与谷歌子公司 Alphabet 启动为期 10 年的战略合作伙伴计划，旨在将临床技术与人工智能 / 云计算结合起来，实现“数字化转型”，利用谷歌云技术与人工智能工具提升医学研究与医疗保健服务水平。

（2）克利夫兰诊所

克利夫兰诊所（Cleveland Clinic）始建于 1921 年，位于美国俄亥俄州，是一个集医疗、研究和教育三位一体的非营利性医疗中心。

2019 年，克利夫兰诊所共主持或参与 63 项临床试验，包括 47 项干预性试验、16 项观察性试验；从临床阶段来看，Ⅰ期 3 项、Ⅱ期 5 项、Ⅲ期 5 项、Ⅳ期 4 项。克利夫兰诊所的研究主要集中在医疗器械和营养策略等非药物干预措施，研究其在心血管疾病、神经系统疾病、肌肉骨骼疾病中的应用。心血管疾病方面，克利夫兰诊所评估有氧运动等干预措施用于脑卒中患者康复的成本效益。神经系统疾病方面，使用重复经颅磁刺激技术（repetitive Transcranial Magnetic Stimulation，rTMS）帮助脑卒中患者进行上肢康复，评估 rTMS 的康复效果；研究营养干预（如在晚间和清晨补充蛋白质）能否降低复发性肝性脑病再入院率。肌肉骨骼疾病方面，测试了 Ekso Bionics® 步态训练设备（Ekso GT ™）在多发性硬化症患者康复训练中的安全性与可行性。

克利夫兰诊所长期致力于医学创新技术的研究与推广工作，每年年底评选并发布下一年的十大医疗创新趋势（Top 10 Medical Innovations），积极预测可能变革医学领域的潜在医疗创新突破。在其发布的 2020 年的“十大医疗创新”榜单中，包括具有双重疗效的骨质疏松药物 Romosozumab、扩大应用二尖瓣微创手术 MitraClip、首个治疗罕见心脏病 ATTR-CM 的药物等新兴产品和诊疗技术。

（3）麻省总医院

麻省总医院（Massachusetts General Hospital）是美国最大的研究型医院之一，建于 1811 年，位于美国波士顿，2019 年医院年度预算超过 10 亿美元。麻省总医院设有 30 个科室、研究所和研究中心，工作人员超过 8500 人，包括 2000 多名临床研究人员和 1500 多名博士后。麻省总医院的研究几乎涵盖了生物医药和生命健康的所有研究领域，尤其在抑郁症、癌症、糖尿病等疾病的新型治疗策略研究方面具有显著优势。

2019 年，麻省总医院共主持或参与了 170 项临床试验，包含 152 项干预性试验、18 项观察性试验；从临床阶段来看，I 期 23 项、Ⅱ期 28 项、Ⅲ期 5 项、Ⅳ期 19 项。2019 年麻省总医院在神经精神系统疾病、免疫系统疾病和肿瘤等领域开展了一系列研究。神经精神系统疾病方面，评估了经颅磁刺激技术（Transcranial Magnetic Stimulation，TMS）对双相情感障碍患者情绪调节的作用；开展了基于智能手机的认知行为疗法（Cognitive Behavioral Therapy，CBT），并评估 CBT 对社交焦虑症的效果。免疫系统疾病方面，针对美国生物技术公司 Vedanta Biosciences 的新药 VE416，研究了其治疗食物过敏的效果；研究并评价了 IL-17 抑制剂苏金单抗（Secukinumab）对盘状红斑狼疮的疗效。肿瘤方面，麻省总医院研究头颈部难治性鳞状细胞癌的联合疗法，评估了 CXCR 拮抗剂 Plerixafor（AMD3100）和默沙东的 PD-1 药物派姆单抗（Pembrolizumab）的安全性与有效性。

麻省总医院还开展了一系列联合研究，与拜耳和布莱根妇女医院（Brigham and Women’s Hospital）共建联合实验室，拜耳投资 3000 万美元，用于慢性肺部疾病药物研发；与哈佛医学院皮肤病研究实验室（Harvard Medical School Dermatory Research Labs）和日本资生堂公司形成研究联盟，共建皮肤研究中心。

（4）多伦多总医院

多伦多总医院（Toronto General Hospital）建于 1812 年，是加拿大大学健康网络（University Health Network）的成员之一，在加拿大乃至全球心脏保健、器官移植和复杂疾病治疗方面享有盛誉。

加拿大大学健康网络包括多伦多总医院、多伦多西区医院（Toronto Western hospitals）、玛格丽特公主癌症中心（The Princess Margaret Cancer Centre）、多伦多康复研究所（Toronto Rehabilitation Institute）、米钦纳教育学院（Michener Instituteof Education）5 家机构，这些机构是该网络开展临床试验的主体。2019 年，加拿大大学健康网络共主持或参与了 94 项临床试验，包括 76 项干预性试验、18 项观察性试验；从临床阶段来看，I 期 5 项、Ⅱ期 14 项、Ⅲ期 7 项、Ⅳ期 7 项。2019 年，多伦多总医院研究了肺移植桥接过程中机械通气等体外生命支持技术对膈肌结构与功能的影响；评估居家远程管理工具的有效性，即判断患者能否通过可穿戴设备与移动应用程序对慢性阻塞性肺疾病（Chronic Obstructive Pulmonary Disease，COPD）进行居家管理；研究静脉输液是否会使阻塞性睡眠呼吸暂停综合征（Obstructive Sleep Apnea）患者的病情进一步恶化等。

（5）柏林大学附属夏里特医院

柏林大学附属夏里特医院（Charité – Universitätsmedizin Berlin）始建于 1710 年，是欧洲最大的医疗机构之一。

2019 年，夏里特医院共主持或参与了 45 项临床试验，包括 26 项干预性试验、19 项观察性试验。夏里特医院的临床研究以神经系统疾病为主。2019 年，夏里特医院开展了电休克（Electroconvulsive Therapy，ECT）治疗抑郁症患者的临床研究；评估抑郁症患者在 15 周团体心理干预后的生活质量改善情况；采用基于含钆磁共振造影剂 Gadovist 的增强核磁共振探索血脑屏障与认知功能障碍 / 阿尔茨海默病的关联；将肌肉电刺激（Electromyostimulation）用于全身性锻炼，研究了该锻炼对抑郁症患者与健康人群的心理影响。

夏里特医院关注人工智能在医疗领域的应用，与柏林工业大学机器学习中心合作构建和优化深层神经网络，通过分析头颈部的影像和患者的甲基化测序结果，有效区分头颈部原发肿瘤与肺癌转移灶，其诊断准确率达 99%。

（6）约翰·霍普金斯医院

约翰·霍普金斯医院（The Johns Hopkins Hospital）成立于 1889 年，位于美国马里兰州巴尔的摩市，是一家集医疗、科研、教学于一体的顶尖学术型医疗机构。

2019 年，约翰·霍普金斯大学共开展 128 项临床试验，包括 109 项干预性试验、19 项观察性试验；从临床阶段来看，Ⅰ期 10 项、Ⅱ期 16 项、Ⅲ期 3 项、Ⅳ期 7 项。2019 年，约翰·霍普金斯医院的临床试验主要聚焦心血管疾病与消化系统疾病领域。心血管疾病方面，比较了超高分辨率 X 射线计算机断层成像（Ultra-High-Resolution X-ray Computed Tomography，UHR-CT）与常规血管造影在冠心病诊断中的效果，使用 UHR-CT 克服了传统血管造影的局限性，改善严重冠状动脉钙化或支架置入后的血管影像；评估了前蛋白转化酶枯草溶菌素（PCSK9）抗体 Evolocumab 对 ST 段抬高型心肌梗死（ST Elevation Myocardial Infarction，STEMI）患者的治疗效果。消化系统疾病方面，研究并评估了 C2 冷气球装置（C2 Cryoballoon Device，Pentax 医疗公司生产）对进行冷气球消融治疗十二指肠腺瘤患者的安全性和有效性。

（7）苏黎世大学医院

苏黎世大学医院（Universitätsspital Zurich）是瑞士最著名的医院之一，在医学检测、肿瘤治疗、免疫医学、微创手术、核医学等前沿领域特色明显。

2019 年，苏黎世大学共开展 63 项临床试验，包括 43 项干预性试验、20 项观察性试验；从临床阶段来看，Ⅱ期 4 项、Ⅲ期 1 项、Ⅳ期 3 项。从疾病领域来看，相关临床试验主要集中在神经系统疾病与呼吸系统疾病。神经系统疾病方面，对慢性硬膜下血肿患者行额顶骨钻孔术的手术治疗效果进行评估；监测了丛集性头痛患者的昼夜节律，观测大脑、自主神经系统和疼痛处理系统的昼夜变化。呼吸系统疾病方面，开展了基于纵向睡眠监测对疑似阻塞性睡眠呼吸暂停患者进行精确诊治的决策研究。

（8）新加坡中央医院

新加坡中央医院（Singapore General Hospital）建于 1821 年，于 2008 年加入国际医疗卫生机构认证联合委员会的安全和质量标准体系，于 2010 年被评为亚洲第一所磁性医院（Magnet Hospital）[①]。

2019 年，新加坡中央医院共主持或参与了 21 项临床试验，包含 16 项干预性试验、5 项观察性试验；从临床阶段来看，Ⅱ期 1 项、Ⅲ期 1 项、Ⅳ期 1 项。代谢系统疾病是新加坡中央医院的主要研究领域。2019 年，新加坡中央医院就过氧化物酶体增殖物激活受体 -α（PPAR-α）激动剂非诺贝特（Fenofibrate）对糖尿病肾病患者代谢系统的影响开展了临床试验；此外，还开展了非随机、单臂、多中心临床研究，旨在评估新加坡血糖监测计划（GLucose Monitoring Programme SingaporeE，GLiMPSE）的可行性。

（9）舍巴医疗中心

以色列舍巴医疗中心（Sheba Medical Center）建于 1948 年，在癌症治疗、骨髓移植、复杂心脏病手术及创伤心理康复等领域都处于世界先进水平。

2019 年，舍巴医疗中心共主持或参与了 37 项临床试验，包括 23 项干预性试验、

---

① 磁性医院是由美国学者 McClure 等在 1981 年提出并于 1983 年公布，指在护士严重短缺的状况下仍然能像磁铁一样吸引专业护士的加入，降低护士的离职率，拥有高质量的护理人员队伍，提供优质的护理服务的医院。美国护士协会（American Nurses Association，ANA）联合美国护士资格认证中心（American Nurses Credentialing Center，ANCC）于 1992 年建立了“磁性认证项目”，通过磁性认证的医院被称为“磁性医院”。

14 项观察性试验；从临床阶段来看，I 期 1 项、Ⅱ期 4 项、Ⅲ期 1 项、Ⅳ期 1 项。创伤修复及创伤后应激障碍是舍巴医疗中心重点关注的研究领域。剖宫产伤口修复方面，舍巴医疗中心评估了子宫内膜缝合术对子宫瘢痕缺损风险的影响；脊椎创伤修复方面，评估了电磁场在慢性脊髓损伤中的安全性和有效性；创伤后应激障碍方面，采用生物传感器贴片，收集创伤后应激障碍患者和普通受试者的生理和生化数据，评估了创伤后应激障碍患者的生化指标并筛选相关精神系统疾病的诊断依据。

（10）卡罗林斯卡大学医院

卡罗林斯卡大学医院（Karolinska University Hospital）建于 1810 年，位于瑞典首都斯德哥尔摩。

2019 年，卡罗林斯卡大学医院共主持或参与了 28 项临床试验，包括 16 项干预性试验、12 项观察性试验；从临床阶段来看，I 期 1 项、Ⅱ期 5 项、Ⅲ期 1 项、Ⅳ期 1 项。呼吸系统疾病与心血管疾病是卡罗林斯卡大学医院 2019 年开展临床试验较多的领域。呼吸系统疾病方面，采用“真实世界数据”评估了特发性肺纤维化患者使用抗纤维化药物的情况，评估了患者的耐受性和使用效果；通过多中心临床试验确定瑞典重症监护病房流感相关侵袭性曲霉菌病的患病率，并评估流感相关侵袭性曲霉菌病的临床影响和危险因素。心血管疾病方面，评估了左心耳封堵术（Left Atrial Appendage Occlusion，LAAO）的健康风险，LAAO 可能导致心房颤动（Atrial Fibrillation，AF），有缺血性卒中病史、短暂性脑缺血发作（Transient Ischemic Attack，TIA）的患者更易发生卒中、全身栓塞、大出血，其全因死亡率可能增加；开展了名为“POP-STAR”的斯德哥尔摩主动脉瘤个体化监测项目，对主动脉瘤的患者提供高精度的风险评估，以便推进精准治疗。

2. 科研机构

2015 年 9 月，基于欧洲、亚洲、美国的 10 个核心成员的联合倡议，国际临床研究联盟（International Clinical Trial Center Network，ICN）在瑞士苏黎世成立，致力于推动全球临床研究中心的基础设施建设，提高临床研究能力。目前，ICN 有 10 个核心成员机构：美国波士顿的拜姆临床研究所（Baim Institute for Clinical Research）、英国剑桥大学医院的剑桥临床试验部（Cambridge Clinical Trials Unit，CCTU）、德国弗莱堡大学医院的弗莱堡临床试验部（Clinical Trials Unit Freiburg）、中国香港大学的临床试验中心（Clinical Trials Centre, The University of Hong Kong）、土耳其伊斯坦布尔大学的临床研究卓越中心（Istanbul University Center of Excellence for Clinical Research，IUKAMM）、日本京都大学医院的临床与转化科学研究所（Institute for Advancement of Clinical and Translational Science，Kyoto University and Kyoto University Hospital）、德国慕尼黑工业大学的慕尼黑研究中心（Munich Study Center）、中国上海临床研究中心（Shanghai Clinical Research Center ，SCRC）、新加坡临床研究所（Singapore Clinical Research Institute，SCRI）、瑞士苏黎世大学医院的临床试验中心（Clinical Trials Center）。本节重点介绍 ICN 的 8 家国际核心成员单位。

（1）拜姆临床研究所

拜姆临床研究所（Baim Institute for Clinical Research）于 1993 年成立，于 2000 年改名为哈佛临床研究所（Harvard Clinical Research Institute，HCRI），并确立了与哈佛医学院和贝斯以色列女执事医疗中心的合作伙伴关系。2016 年，HCRI 以心血管研究先驱 Donald S Baim 博士的名字更名为拜姆临床研究所，专注心血管领域的临床研究与协作。目前，拜姆临床研究所已与美国心脏病学院基金会（American College of Cardiology Foundation）等机构建立了密切的合作关系。

截至目前，拜姆临床研究所建立了 5 个卓越中心，分别为介入心脏病学（Interventional Cardiology）卓越中心、心脏代谢（Cardiometabolic）卓越中心、临床终点判定（Clinical Endpoint Adjudication）卓越中心、健康经济学与生活质量（Health Economics & Quality of Life）卓越中心与生物标志物 / 诊断（Biomarkers/Diagnostics）卓越中心。依托上述 5 个卓越中心，拜姆临床研究所为相关机构与企业提供试验设计、生物统计、项目管理、现场监控、临床终点判定、医疗监护等全方位的临床研究服务。

（2）剑桥临床试验部

剑桥临床试验部（Cambridge Clinical Trials Unit，CCTU）成立于 2011 年，是英国国立卫生研究院（National Institute for Health Research，NIHR）临床试验网络的组成机构之一，由剑桥大学医院 NHS 基金会托管。

CCTU 致力于将剑桥大学的研究成果转化为临床应用，通过与英国国民医疗服务体系、英国零售商协会及产业界合作，开展高质量的临床研究，涉及的主要领域包括肿瘤、心血管疾病、感染性疾病、免疫系统疾病、神经系统疾病、创伤、公共卫生和初级保健等。感染性疾病方面，CCTU 与 NIHR 建设 NIHR IBD 炎症性肠病生物资源库，收集克罗恩氏病和溃疡性结肠炎的生物样本，2019 年签约人数已超过

25 000 人，为 10 余个研究机构提供研究资源。

（3）弗莱堡临床试验部

弗莱堡临床试验部（Clinical Trials Unit Freiburg）成立于 1997 年，隶属于弗莱堡大学医学中心与弗莱堡大学医院，由联邦教育和研究部（BMBF）资助建立。目前，弗莱堡临床试验部已参与了一系列的国际联合研究项目，并为临床研究人员申请、规划、组织、开展研究项目提供支持。

弗莱堡临床试验部可提供的临床研究服务包括项目协调、数据管理、药物警戒（Pharmacovigilance）、质量管理、临床监测、IT 支持、培训与继续教育等，并为以患者为中心的临床试验、生物材料数据库、医疗保健、效益评估等项目提供建议。弗莱堡临床试验部主要关注肿瘤、精神疾病等。肿瘤方面，针对骨髓瘤等血液肿瘤，评估地他西滨对骨髓增生异常综合征或急性髓性白血病患者的治疗效果，评估胎儿血红蛋白作为药物反应标志物的临床可行性。精神疾病方面，针对成人注意缺陷多动障碍开展多项临床试验，包括哌甲酯与心理治疗在成人注意缺陷多动障碍研究中的比较（Comparison of Methylphenidate and Psychotherapy in Adult ADHD Study，COMPAS）试验、母亲和儿童注意缺陷多动障碍（Attention Deficit/Hyperactivity Disorder，ADHD）试验等。

（4）伊斯坦布尔大学临床研究卓越中心

伊斯坦布尔大学临床研究卓越中心（Istanbul University Center of Excellence for Clinical Research，IUKAMM）于 2013 年由伊斯坦布尔大学伊斯坦布尔医学院、伊斯坦布尔大学肿瘤研究所、伊斯坦布尔大学药学院、伊斯坦布尔大学牙科学院共同建立。

IUKAMM 是伊斯坦布尔大学开展临床试验的主要机构，其成立的目的是促进土耳其临床研究的协同创新。该中心可提供专业的生物等效性研究，可接受委托开展 I 期临床试验。2019 年，伊斯坦布尔大学共开展临床试验 122 项，包括 94 项干预性试验、28 项观察性试验。其中，肌肉骨骼疾病、疼痛、呼吸系统疾病是伊斯坦布尔大学临床研究的重点领域。

（5）京都大学医院临床与转化科学研究所

京都大学医院临床与转化科学研究所（Institute for Advancement of Clinical and Translational Science，iACT）始建于 2001 年，隶属于日本京都大学与京都大学医院，2017 年被日本厚生劳动省批准为“核心临床研究医院”（Core Clinical Research Hospital），同年被日本文部省指定为“日本转化研究网络计划”（Translational

Research Network Program）的中心机构。

iACT 设立了联合研发部、实验性治疗部、数据科学部、流行病学研究部、临床创新医学部、临床试验管理部。iACT 可为合作伙伴提供知识产权管理、临床研究设计、数据管理分析等全方位的研究支持，除了临床研究支持外，iACT 还开展高质量的临床研究，推进指南的制定与优化。2019 年，京都大学共开展临床试验 13 项，主要涉及皮肤病（银屑病等）、肿瘤、血液疾病等。

（6）慕尼黑研究中心

慕尼黑研究中心（Munich Study Center，Münchner Studienzentrum，MSZ）成立于 2002 年，是慕尼黑工业大学临床教学中心（Klinikum rechts der Isar）的组成部分。

2007 年开始，MSZ 成为德国联邦教育与研究部（Federal Ministry of Education and Research）“临床研究中心”项目资助的临床机构之一。目前，MSZ 共有 30 名工作人员，主要为临床医生与企业提供临床试验的设计、实施与评估等服务。

（7）新加坡临床研究所

新加坡临床研究所的前身是 1996 年 11 月新加坡卫生部（Ministry of Health，MOH）在国家医学研究委员会的资助下成立的临床试验和流行病学研究室（Clinical Trials & Epidemiology Research Unit，CTERU）。该研究所致力于多中心临床试验、流行病学和循证医学研究。2008 年 9 月，CTERU 重组并更名为新加坡临床研究所（Singapore Clinical Research Institute，SCRI），加入国家临床试验协调网络（National Clinical Trial Coordination Initiatives）。

目前，新加坡临床研究所涵盖的疾病领域包括癌症、传染病、免疫系统疾病、妇科疾病、神经系统疾病、创伤等多个疾病领域，并建立了 11 个临床研究网络，包括亚太肝细胞癌试验组（Asia-Pacific Hepatocellular Carcinoma Trials Group）、亚洲肝移植网络（Asian Liver Transplantation Network）、亚洲儿科炎症性肠病研究网络（Asian Pediatrics Inflammatory Bowel Disease Research Network）等。这些临床研究网络为区域临床研究发挥了重要作用，覆盖肿瘤、肾脏疾病、代谢系统疾病、心血管疾病及家庭医学、急救医学、康复医学等研究领域。2019 年，新加坡临床研究所共开展了 20 项临床研究，主要涵盖肿瘤、呼吸系统（肺部）疾病、精神疾病等。

（8）苏黎世大学医院临床试验中心

苏黎世大学医院临床试验中心的建设目标是改善苏黎世大学医院的临床研究基础设施，提升苏黎世大学的临床研究质量。

苏黎世大学医院临床试验中心为苏黎世大学和苏黎世大学附属医院的所有研究团队提供临床试验的支持，包括临床试验的实施、招募、数据管理、试验监测、质量管理等多个层面。2019 年，苏黎世大学共开展临床试验 71 项，包括 49 项干预性试验和 22 项观察性研究，主要涵盖中枢神经系统疾病、呼吸系统疾病、大脑疾病、传染性疾病等领域。

（四）成果转化

成果转化是生物医药和生命健康产业创新发展的关键环节，本节基于美国食品药品监督管理局（FDA）新药及医疗器械的审批与上市、突破性设备（Breakthrough Device）的审批、临床指南的发布等，梳理了 2019 年临床医学研究成果的转化情况。

1. 创新药物

2010—2019 年，美国 FDA 共批准新药 378 个，包括 289 个新分子实体药物和 89 个生物制品药物，平均每年有 38 个新药获批上市。根据 2019 年新药审评报告（Novel Drug Approvals for 2019），FDA 药品评价与研究中心（Center for Drug Evaluation and Research，CDER）在 2019 年共审批通过 48 个新药，数量较 2018 年有所下降（图 1-9），但在罕见病等疾病领域审批通过多个新药，取得了较大突破。

获批上市的 48 个新药中，20 个被 FDA CDER 认定为首创新药[①]，占获批总数的 42%。其中，包括首个转移性膀胱癌靶向治疗药物 Balversa、首个产后抑郁药物 Zulresso、全球第二款 RNAi 药物 Givlaari 等。Balversa 由强生公司研发，可用于治疗患有局部晚期或转移性膀胱癌的成人患者；产后抑郁症药物 Zulresso 由 SageTherapeutics 公司研发，其活性药物成分为 Brexanolone，是一种可同时作用于突触和突触外 GABAA 受体的变构调节剂；RNAi 药物 Givlaari 由 Alnylam 制药公司研发，该药通过皮下注射，治疗急性成人肝卟啉症（AHP）患者。罕见病用药是 2019 年新药研发的热点，共有 21 个罕见病新药获批，占获批总数的 44%，其中，2 个新药是相关疾病领域首个获批的药物，分别为治疗卟啉症的药物 Scenesse 和抗肿瘤药物 Turalio。Scenesse 由澳大利亚制药公司 Clinuvel Pharmaceuticals 研发，其

① 首创新药包括美国 CDER 批准的新分子实体（New Molecular Entities）和生物制品许可申请（Biologics License Applications），这些分子实体与生物制品未曾在美国作为药品批准或销售过，具有完全的创新性。

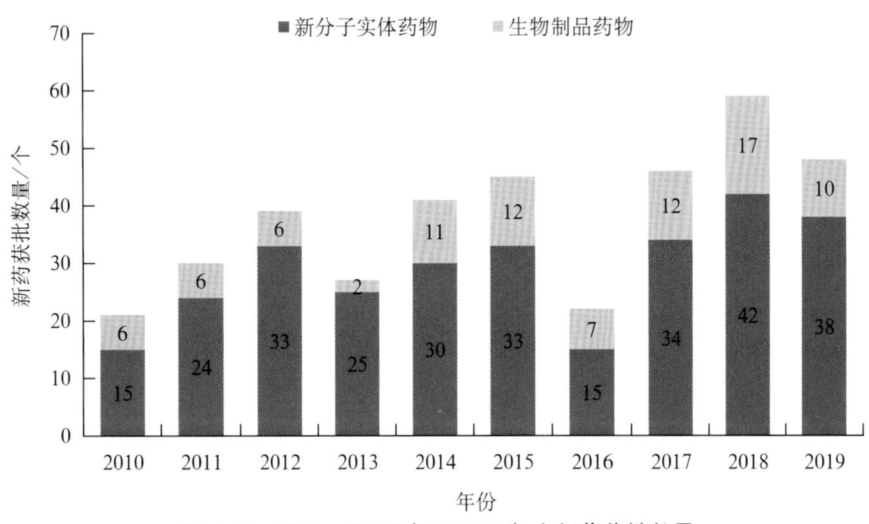

图 1-9　2010—2019 年 CDER 年度新药获批数量

（数据来源：FDA 药品评价与研究中心年度报告《创新推进健康：2019 年新药审批报告》）

作为一种强效的抗氧化和黑色素生成剂，可为皮肤提供光保护作用，用于一线治疗红细胞生成性原卟啉症（EPP）患者；Turalio 由日本第一三共株式会社研发，是一种集落刺激因子 1 受体（CSF1R）抑制剂，可用于治疗出现症状的腱鞘巨细胞瘤（Tenosynovial Giant Cell Tumor，TGCT）成人患者。

FDA CDER 采用快速通道、突破性治疗药物认定、优先审评、加速审批等多项措施加快新药审核速度，提高批准效率。在 2019 年批准的 48 个新药中，17 个新药（占 2019 年获批新药总数的 35%）获得快速通道资格，13 个新药（占 27%）获得突破性治疗药物认定，28 个新药（占 58%）获得优先审评资格，9 个新药（占 19%）获得加速审批资格。

2. 创新医疗器械

2019 年，FDA 通过上市前批准（Premarket Approval，PMA）程序共批准 32 个新型医疗器械[①]（归类为 Original 的产品），包括全球首个前列腺特异性抗原的即时检测试剂盒（Sangia 公司）、获得“突破性设备”（Breakthrough Device）认定的心力衰竭治疗设备 OPTIMIZER Smart（Impulse Dynamics 公司）。

2019 年，医疗器械产品研发的重点之一是依托人工智能（Artificial Intelligence，

---

① 通过 PMA 程序批准的产品类型包括 Original、Supplements、30-Day Notice 等，其中 Original 指的是全新产品和已批准产品重大改变导致的新产品，该类产品被本报告列为新的医疗器械。

AI）技术开发新型医疗器械。其中，人工智能医学影像辅助诊断设备最受关注。5月，FDA 批准了新加坡公司 Biofourmis 的云计算软件 RhythmAnalytics，传统的心律失常检测方法容易出现假阳性，误诊率接近 50%，RhythmAnalytics 从具有心电图（ECG）监测功能的可穿戴设备和医疗设备中收集了 100 万份心电图记录，建立了先进的深度学习模型，可以帮助心脏病学专家准确检测心律失常。9 月，FDA 批准了西门子医疗的人工智能胸部影像辅助诊断产品 AI-Rad Companion Chest CT，这是基于云的解决方案，AI-Rad Chest CT 能精准区分胸部结构，并标记和判断潜在异常，可对放射科医生易忽略的异常区域进行标记，运用人工智能技术进行分析，生成标准、可复制的量化报告，可帮助医生更快、更准地解读与疾病有关的潜在变化。10 月，FDA 批准佳能医疗的高级智能 Clear-IQ 引擎（Advanced Intelligent Clear-IQ Engine，AiCE），配合该公司的超高分辨率 Aquilion Precision CT 系统使用，AiCE 采用深度卷积神经网络进行图像重建，比常规CT的分辨率高2倍，可极大地提升图像的精确度。

3. 临床指南

临床指南是基于临床医学的最佳研究证据和实践经验，针对特定疾病患者而制定的护理和治疗建议。临床指南基于对某些临床问题和研究证据的系统评价，强调特定疾病临床决策时应采纳依据的证据强度。临床指南包括各类推荐建议和意见，如治疗方案的利弊分析、治疗方法的价值判断等。

2019 年，美国 FDA 共发布 102 份指导原则草案（Draft）和 116 份指导原则终稿（Final），其中 35 份草案和 21 份终稿涉及临床医学领域，包括抗生素使用（7 份）、临床医学指南（33 份）、临床药理学（6 份）、GCP（10 份）。在临床医学研究及药物器械产品开发的过程中，FDA 关注真实世界对药物、器械研究的影响，注重临床试验的安全性和有效性；疾病方面，FDA 关注肿瘤、心血管疾病、儿童罕见病等；技术方面，FDA 关注再生医学、基因治疗、医疗软件等领域（2019 年 FDA 出台的临床指南将在第二章中介绍）。

二、国内临床医学研究发展现状

近年来，我国积极推进临床研究机构建设，多方位促进临床研究协同创新。随着医学实验室、药物临床试验机构、国家临床医学研究中心等平台建设工作不断推进，我国临床医学研究规模不断扩大，质量不断优化，研究能力与产出逐步提升。

（一）研究论文

基于 Web of Science 的 Medline 和核心合集，以及中国知网的数据，本节从研究论文产出方面梳理 2019 年我国临床医学研究现状。

1. 我国临床医学研究论文数量快速增长

2010—2019 年，我国在临床医学研究领域共发表论文 38.85 万篇，其中 2019 年为 59 394 篇。与全球整体变化趋势相比，我国临床医学研究论文数量呈现快速增长趋势，全球占比逐年增加，从 2010 年的 5.32% 增至 2019 年的 14.63%（图 1-10）。2019 年的论文数量较去年同期增长 34.1%[①]。从研究对象的年龄分布来看，我国与国际趋势基本一致，针对老年人群、中年人群、成人的论文数量远多于其他年龄组（图 1-11）。从医学研究应用目标来看，针对病理、治疗和诊断方面的临床医学研究居多；针对预防和康复方面的研究较少（图 1-12）。

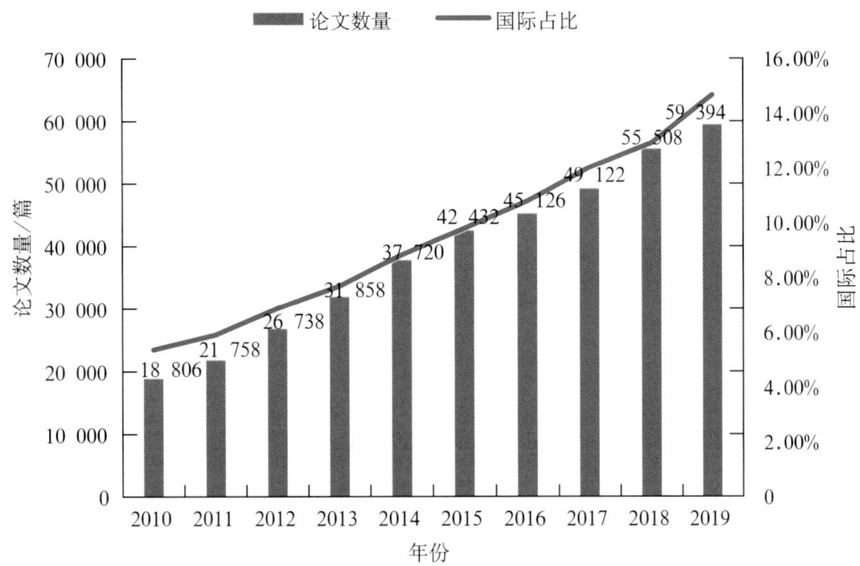

图 1-10　2010—2019 年中国临床医学研究论文数量年度变化趋势

（数据来源：Medline 数据库）

① 此处与《2019 中国临床医学研究发展报告》中的统计数据进行比较。基于 2019 年 9 月 24 日的统计结果，2018 年我国临床医学研究论文数量为 44 279 篇。

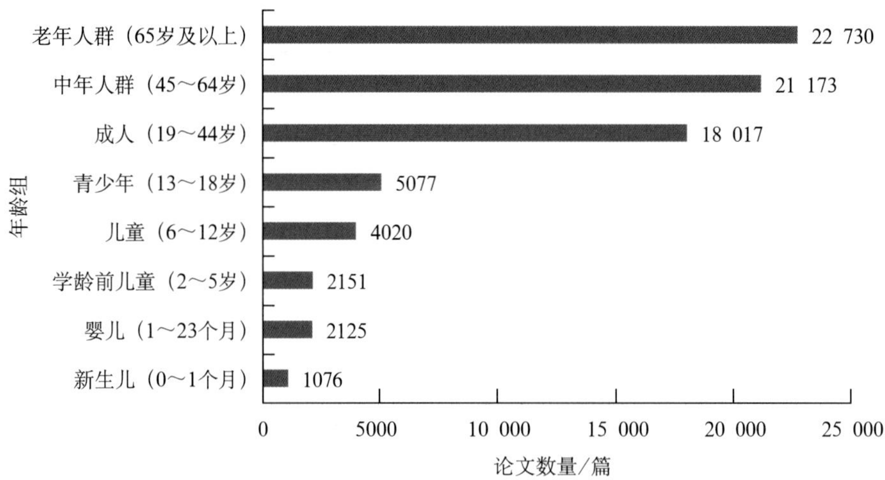

图 1-11　2019 年中国各年龄组临床医学研究论文数量

（数据来源：Medline 数据库）

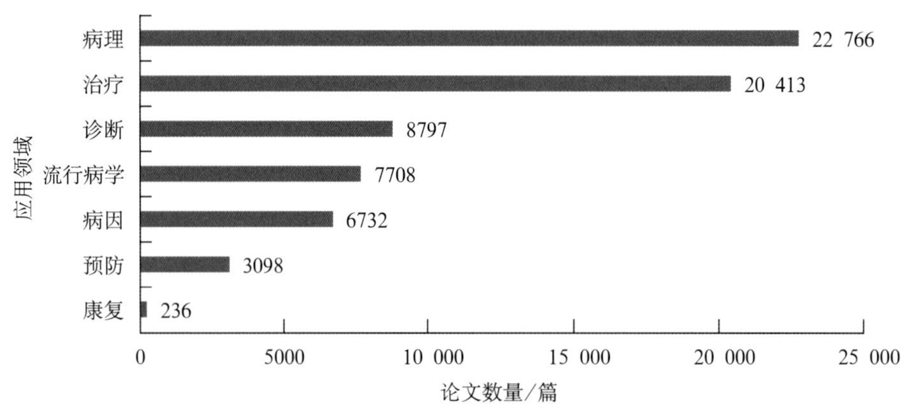

图 1-12　2019 年中国不同临床医学应用领域研究论文数量

（数据来源：Medline 数据库）

中国知网检索结果显示，2019 年，我国“医药卫生科技”类核心期刊上共发表论文 62 527 篇[①]，论文数量排名前 3 位的机构是郑州大学第一附属医院、四川

① 在中国知网文献分类目录中勾选：医药卫生方针政策与法律法规研究、医学教育与医学边缘学科、中医学、中西医结合、临床医学、感染性疾病及传染病、心血管系统疾病、呼吸系统疾病、消化系统疾病、内分泌腺及全身性疾病、外科学、泌尿科学、妇产科学、儿科学、神经病学、精神病学、肿瘤学、眼科与耳鼻咽喉科、口腔科学、皮肤病与性病、特种医学、急救医学、军事医学与卫生，检索 2019 年发表的核心期刊论文。检索日期：2020 年 4 月 29 日。

大学华西医院、中国医学科学院北京协和医院，分别发表论文 704 篇、623 篇、593 篇。

2. 肿瘤和消化系统疾病是我国临床医学研究的热点领域

2019 年，我国发表于国际期刊的临床医学论文主要集中在肿瘤、消化系统疾病、心血管疾病、糖尿病与肾脏疾病及肌肉骨骼疾病等领域。肿瘤相关论文 18 760 篇，消化系统疾病 4572 篇、心血管疾病 2778 篇，糖尿病与肾脏疾病 2484 篇，肌肉骨骼疾病 1863 篇，是临床医学研究论文数量较多的 5 个疾病领域（图 1–13）。

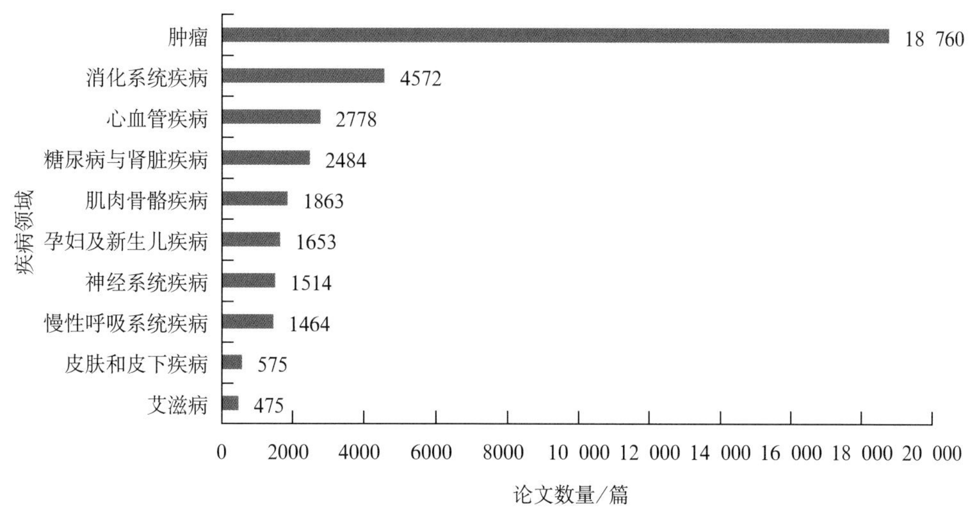

图 1–13　2019 年中国临床医学研究论文数量较多的 10 个疾病领域

（数据来源：Medline 数据库）

3. 高水平研究论文数量稳定增长但与发达国家仍有差距

2010—2019 年，我国在 *NEJM*、*Lancet*、*JAMA*、*BMJ* 四大医学期刊上发表临床医学研究论文 1452 篇，位列全球第十。我国的高水平临床研究论文数量整体呈上升趋势，全球占比也逐年上升，由 2010 年的 7.58% 上升至 2019 年的 13.02%（图 1–14）。

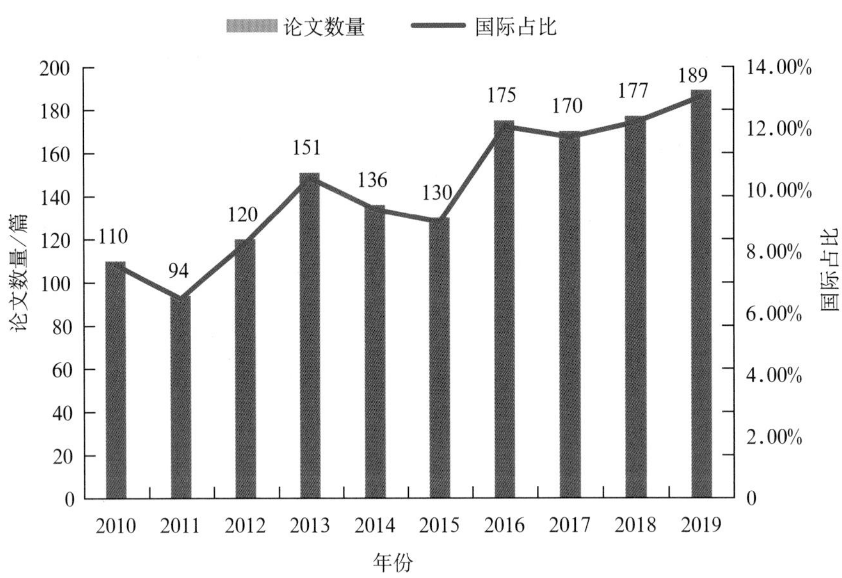

图 1-14　2010—2019 年中国在 *NEJM*、*Lancet*、*JAMA*、*BMJ* 上发表论文的情况

（数据来源：Web of Science 数据库）

2016 年以来，中华医学会面向全国医药卫生领域期刊，遴选“中华医学百篇优秀论文”。2019 年 8 月公示的“2019 年中华医学百篇优秀论文入选名单”涵盖的疾病领域包括内科（30 篇）、外科（19 篇）、妇科与儿科（9 篇）、五官科（4 篇）、医疗技术（9 篇）、肿瘤科（8 篇）、公共卫生及护理（13 篇）、其他领域（8 篇）。

4. 我国研究机构与国际顶尖机构仍有差距

北京大学、香港中文大学、复旦大学 2019 年在 *NEJM*、*Lancet*、*JAMA*、*BMJ* 四大医学期刊上发表的论文较多（表 1-6）。但整体来看，我国研究机构与国际顶尖机构相比还有较大差距（具体数据见本章表 1-2），排名第一的北京大学在四大医学期刊上发表论文的数量不到哈佛大学的 1/13。

表 1-6　2019 年在 *NEJM*、*Lancet*、*JAMA*、*BMJ* 上发表论文数量前 10 位的中国研究机构

排名	机构	论文数量 / 篇
1	北京大学	33
2	香港中文大学	18
3	复旦大学	16

续表

排名	机构	论文数量 / 篇
4	中山大学	14
5	中国医学科学院北京协和医学院	13
6	上海交通大学	13
7	华中科技大学	12
8	四川大学	11
9	香港大学	10
10	浙江大学	9

数据来源：Web of Science 数据库。

（二）临床试验

基于国家药品监督管理局建立的药物临床试验登记与信息公示平台（简称“药物公示平台”）和 ClinicalTrials.gov 数据库上登记的临床试验，本节统计分析了 2019 年我国开展临床试验的情况。

1. 国内平台登记的药物临床试验数量持续增长

药物公示平台由原国家食品药品监督管理总局药品审评中心（Center for Drug Evaluation，CDE）建立，凡获国家药品监督管理局（National Medical Products Administration，NMPA）临床研究批件，并在我国进行的临床研究均应按要求在平台上进行临床研究登记与信息公示。2019 年，药物公示平台上公示的临床试验有 2313 项，较 2018 年同期增长 4%（图 1–15）。

从临床试验阶段分布来看，Ⅰ期至Ⅳ期药物临床试验登记数量均呈现上升态势，Ⅰ期临床试验数量从 2018 年的 516 项增加为 629 项，增长率为 22%；Ⅱ期临床试验数量从 2018 年的 150 项增加为 218 项，增长率为 45%；Ⅲ期临床试验数量从 2018 年的 245 项增加为 297 项，增长率为 21%。Ⅳ期临床试验数量变化幅度不大，2018 年为 23 项，2019 年为 26 项（图 1–16）。

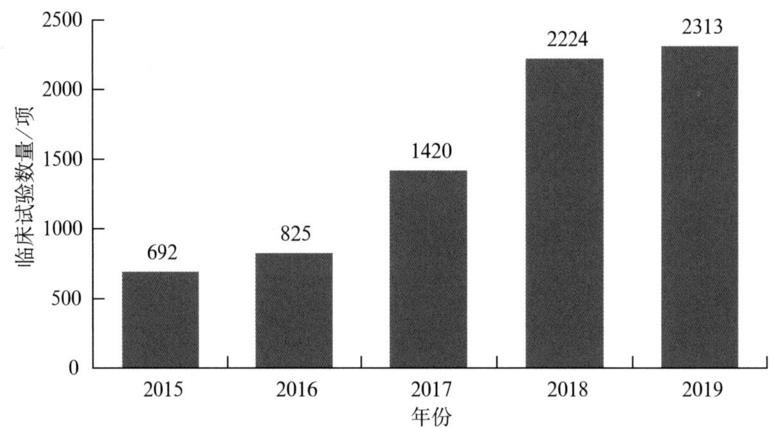

图 1-15　2015—2019 年中国药物临床试验数量年度变化趋势①

（数据来源：NMPA 药物公示平台②）

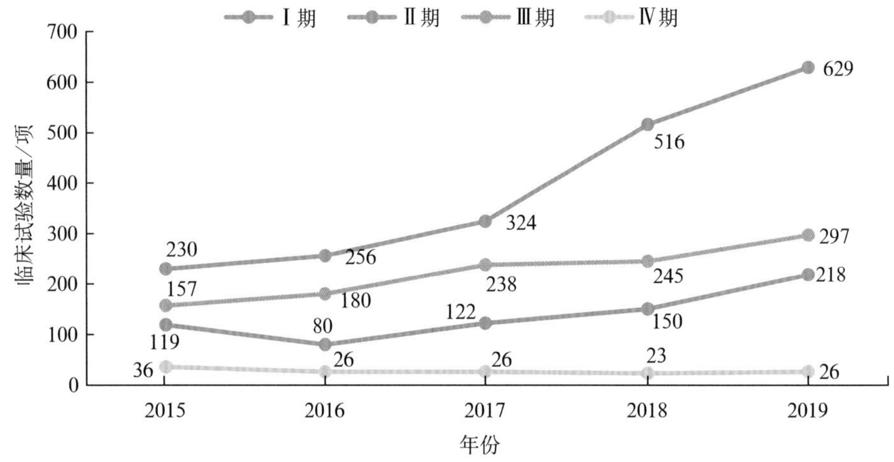

图 1-16　2015—2019 年中国Ⅰ期至Ⅳ期药物临床试验数量变化趋势③

（数据来源：NMPA 药物公示平台。注：图中仅统计明确标注临床分期的试验，临床分期未标注的试验图中不显示）

① NMPA 药物公示平台中的年份是指临床试验的登记年，由于临床试验登记数据调整，本图的数据与 2017 年报告中有所差异。

② 检索日期：2020 年 4 月 5 日。

③ 因为国外获批上市的药物进入中国市场需进行Ⅲ期验证性临床试验，因此图 1-16 中Ⅲ期临床试验数量高于Ⅱ期临床试验数量。

从药物类型来看，2019 年我国登记开展的化学药物临床试验为 1765 项，相比 2018 年减少了 3%；化学药物临床试验登记数量占当年药物临床试验登记总数的比例从 2018 年的 82% 下降至 2019 年的 76%。生物制品、中药和天然产物的临床试验登记数量较 2018 年明显增长，其中生物制品临床试验登记数量从 2018 年的 353 项增长至 2019 年的 466 项，增长率为 32%，生物制品登记数量占当年药物临床试验登记总数的比例也从 2018 年的 16% 上升至 2019 年的 20%；中药和天然产物从 2018 年的 51 项增长至 2019 年的 82 项，占比从 2018 年的 2% 上升至 2019 年的 4%（图 1-17）。

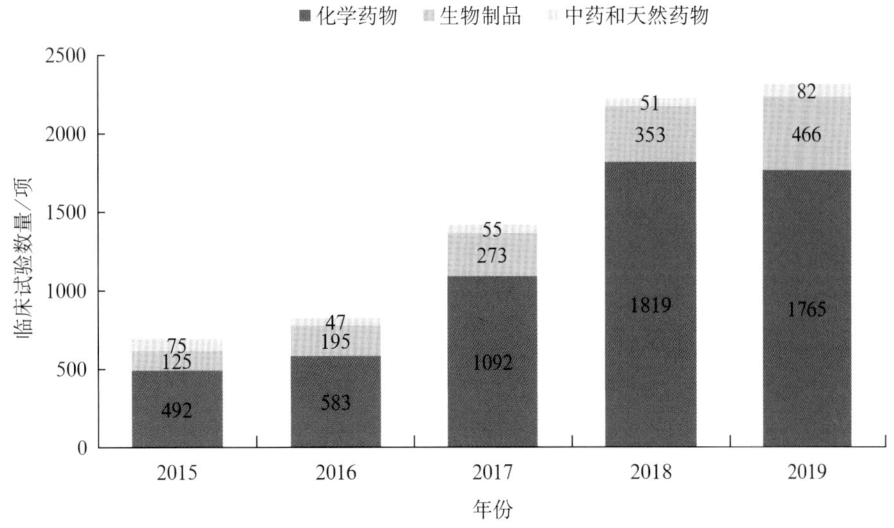

图 1-17　2015—2019 年中国药物临床试验的药物类型分布

（数据来源：NMPA 药物公示平台）

同时，在中国开展的国际多中心临床试验也增长迅速。国际多中心临床试验从 2015 年的 60 项增长至 2019 年的 171 项，年平均增长率为 46%（图 1-18），但大部分国际多中心临床试验由跨国制药企业或外资企业牵头开展，我国医药企业和临床研究机构主要以合作形式参与。2019 年，我国本土企业牵头开展的国际多中心临床试验有 57 项，比 2018 年的 34 项增加了 23 项（附录 E）。

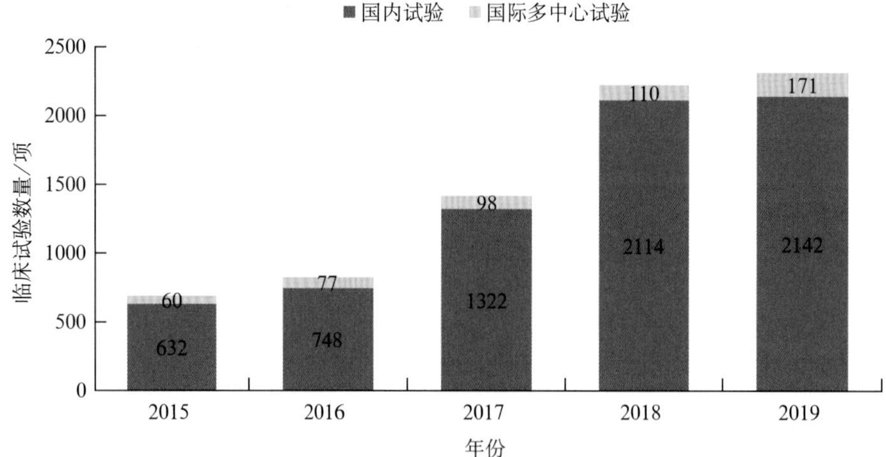

图 1-18　2015—2019 年中国开展的临床试验与国际多中心临床试验变化趋势

（数据来源：NMPA 药物公示平台）

从临床试验申办单位所在省（区、市）来看，北京、上海、江苏居前 3 位，分别为 496 项、339 项、208 项。居前 10 位的其余省（区、市）依次为湖南、广东、河南、湖北、山东、浙江、吉林（表 1-7）。从地域分布来看，华东地区和华北地区开展临床试验最多，分别为 842 项和 633 项（表 1-8）。

表 1-7　2019 年药物临床试验登记省（区、市）分布

排名	省（区、市）	登记数量 / 项	同比变化情况
1	北京	496	8.8%
2	上海	339	8.3%
3	江苏	208	−12.6%
4	湖南	155	6.9%
5	广东	114	22.6%
6	河南	110	44.7%
7	湖北	100	−3.8%
8	山东	97	−2.0%
9	浙江	91	15.2%
10	吉林	77	−23.8%

数据来源：NMPA 药物公示平台。

表 1–8　2019 年药物临床试验登记地区分布

地区	省（区 / 市）	登记数量 / 项
华东	上海、江苏、浙江、安徽、福建、江西、山东	842
华北	北京、天津、河北、山西、内蒙古	633
华中	河南、湖北、湖南	365
华南	广东、广西、海南	158
东北	辽宁、吉林、黑龙江	118
西南	重庆、四川、贵州、云南、西藏	144
西北	陕西、甘肃、青海、宁夏、新疆	20

从疾病领域来看，肿瘤、代谢系统疾病、心血管系统疾病、呼吸系统疾病、传染病、神经系统疾病、消化系统疾病、自身免疫疾病、精神系统疾病、血液系统疾病的临床试验数量较多。肿瘤领域的临床试验数量达 541 项；代谢系统疾病和心血管系统疾病分别为 300 项和 276 项（图 1–19）。

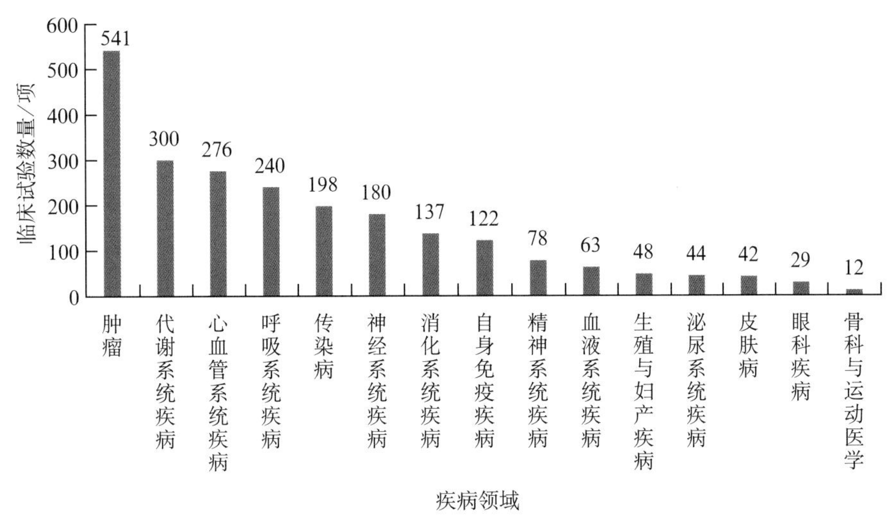

图 1–19　2019 年中国药物临床试验的主要疾病领域分布

（数据来源：NMPA 药物公示平台）

2. 国际平台临床试验登记数量快速增长

ClinicalTrials.gov 数据库显示，我国登记的临床试验数量稳步提升，由 2018 年的 1915 项增至 2019 年的 2287 项，增幅为 19.4%（图 1-20）。

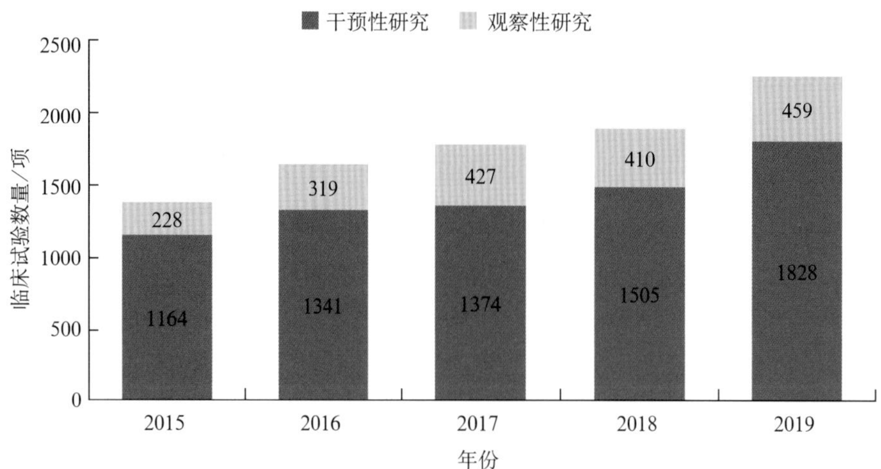

图 1-20　2015—2019 年中国在 ClinicalTrials.gov 数据库登记的临床研究数量年度变化

（数据来源：ClinicalTrials.gov 数据库）

2019 年，我国在 ClinicalTrials.gov 数据库登记的临床试验中，干预性研究有 1828 项，全球占比为 8.8%，与 2018 年相比有所增长（图 1-21）；观察性研究为 459 项，全球占比为 7.6%，与 2018 年基本持平（图 1-22）。

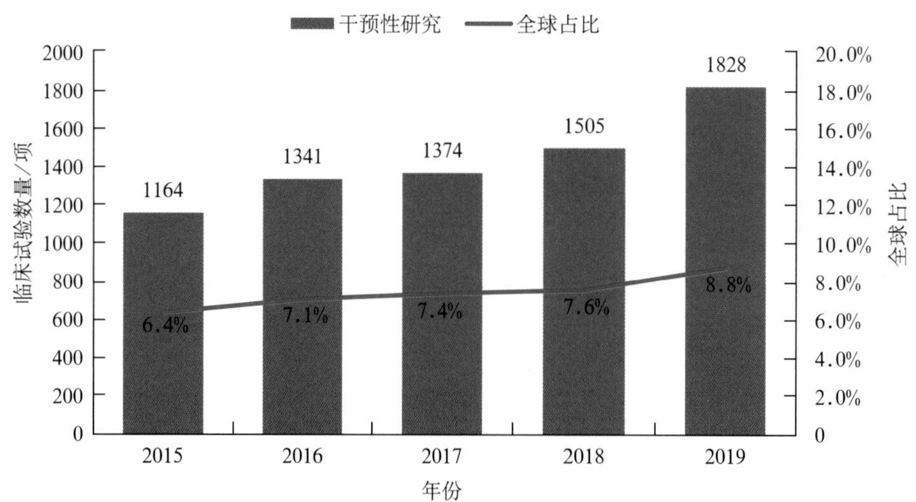

图 1-21　2015—2019 年中国在 ClinicalTrials.gov 数据库登记的干预性研究数量及全球占比

（数据来源：ClinicalTrials.gov 数据库）

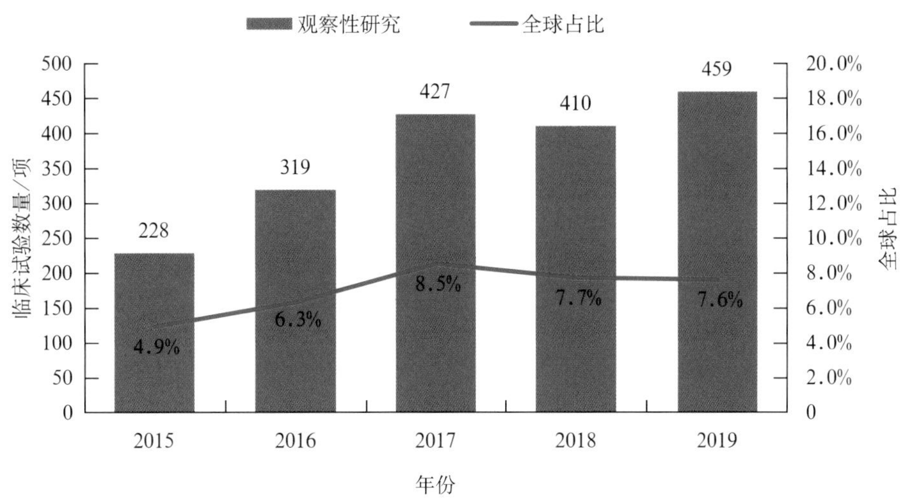

图 1-22　2015—2019 年中国在 ClinicalTrials.gov 数据库登记的观察性研究数量及全球占比①

（数据来源：ClinicalTrials.gov 数据库）

北京、上海、广东是我国在 ClinicalTrials.gov 数据库登记临床试验数量最多的省（区、市），2019 年分别开展临床试验 666 项、541 项、379 项，其余依次为浙江、江苏、天津、湖北、湖南、山东、四川等（表 1-9）。

表 1-9　2019 年 ClinicalTrials.gov 数据库上登记的中国临床试验省（区、市）分布

序号	省（区、市）	总数 / 项	干预性研究 / 项	观察性研究 / 项
1	北京	666	543	123
2	上海	541	454	87
3	广东	379	320	59
4	浙江	224	183	41
5	江苏	210	183	27
6	天津	146	130	16
7	湖北	125	98	27
8	湖南	120	114	6
9	山东	118	92	26
10	四川	107	97	10
11	河南	107	95	12

① ClinicalTrials.gov 数据库中的年份是临床研究的开始年。

续表

序号	省（区、市）	总数/项	干预性研究/项	观察性研究/项
12	吉林	87	82	5
13	重庆	87	74	13
14	福建	85	68	17
15	辽宁	85	70	15
16	山西	69	60	9
17	河北	66	56	10
18	陕西	65	48	17
19	安徽	53	49	4
20	黑龙江	48	37	11
21	江西	42	38	4
22	广西	33	31	2
23	云南省	28	27	1
24	甘肃	20	17	3
25	新疆	19	19	0
26	内蒙古	18	13	5
27	贵州	14	12	2
28	海南	12	8	4
29	宁夏	12	10	2
30	青海	8	5	3

（三）临床研究机构

截至 2019 年年底，我国通过中国合格评定国家认可委员会（China National Accreditation Service for Conformity Assessment，CNAS）认定的医学实验室共 429 家，通过美国病理学家协会[①]（College of American Pathologists，CAP）认证的临床检验实验室 71 家，国家药品监督管理局认定的具有药物临床试验机构资质的医疗机构共

① 美国病理学家协会（College of American Pathologists，CAP）是美国的一个非营利性临床实验室认定机构，它依据美国临床检验标准化委员会的业务标准和操作指南，以及 1988 年的美国临床实验室改进规范，对临床实验室各个学科制定了具体的检查单，通过严格要求确保实验室符合质量标准，是国际公认的权威的实验室质量认证组织。数据检索自：https：//webapps.cap.org/apps/cap.portal？_nfpb=true&_pageLabel=accrlabsearch_page&hideNavFrame=Y。

256 家。我国已在 20 个疾病领域建设了 50 家国家临床医学研究中心。本节从医学实验室、药物临床试验机构、国家临床医学研究中心 3 个方面对我国临床医学研究机构进行梳理。

1. 医学实验室

目前[①]，中国合格评定国家认可委员会认定的 429 家医学实验室（附录 C）中，所在地分布数量排名前 10 位的省（区、市）为：上海（43 家）、北京（42 家）、广东（34 家）、江苏（31 家）、浙江（30 家）、湖北（20 家）、天津（20 家）、山东（18 家）、辽宁（16 家）、四川（16 家）。

美国病理学家协会对临床检验实验室的认证标准主要参照美国临床检验中心的业务标准和操作指南。目前，获得 CAP 认证的中国临床检验实验室共 71 家（附录 D），主要分布在北京（21 家）、上海（20 家）、广东（6 家）、浙江（6 家）、江苏（4 家）、四川（4 家）、天津（3 家）、湖北（2 家）、内蒙古（1 家）、福建（1 家）、辽宁（1 家），其中 22 家机构同时获得了 CNAS 与 CAP 的双重认证。

2. 药物临床试验机构

2019 年，共有 256 家药物临床试验机构获得国家药品监督管理局认证，其中广东省获得认证的机构数量最多，共有 42 家机构获得资格认证（图 1–23）。

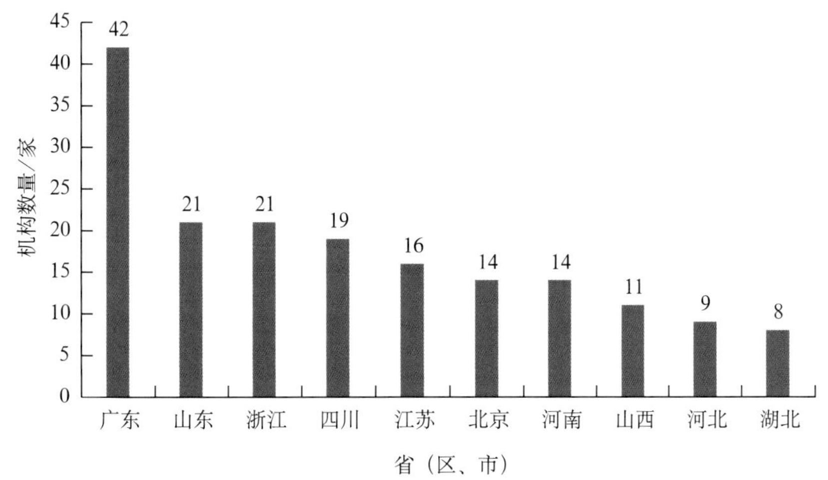

图 1–23　2019 年中国获资格认证的药物临床试验机构地区分布排名前 10 位的省（区、市）

（数据来源：国家药品监督管理局网站）

① 检索时间：2020 年 4 月 15 日。来源：https：//las.cnas.org.cn/LAS/publish/externalQueryML.jsp。

在药物临床试验方面[①]，北京的中国医学科学院肿瘤医院、上海的公共卫生临床中心、湖北的武汉市金银潭医院等是各省（区、市）开展临床试验较多的机构（表1-10）。

表 1-10　2019 年中国主要省（区、市）临床研究机构登记的药物临床试验数量

省(区、市)	序号	主要研究者所在单位[②]	药物临床试验登记数量 / 项
北京	1	中国医学科学院肿瘤医院	61
	2	中国医学科学院北京协和医院	48
	3	北京大学肿瘤医院	43
	4	北京大学第一医院	35
	5	北京大学人民医院	29
上海	1	上海市公共卫生临床中心	58
	2	复旦大学附属肿瘤医院	37
	3	上海市徐汇区中心医院	33
	4	同济大学附属东方医院	31
	5	复旦大学附属华山医院	27
江苏	1	徐州市中心医院	19
	2	徐州医科大学附属医院	19
	3	苏州大学附属第一医院	19
	4	南京高新医院	14
	5	中国人民解放军第八一医院	13
湖南	1	长沙市第三医院	28
	2	中南大学湘雅医院	18
	3	中南大学湘雅三医院	16
广东	1	中山大学附属肿瘤医院	25
	2	广东省人民医院	14
	3	广州市番禺区中心医院	14

① 因北京、上海、江苏登记的药物临床试验数量较多，表格中统计北京、上海、江苏药物临床试验登记数量排名前 5 位的研究者所在单位，统计湖南、广东、河南、湖北、山东、浙江、吉林药物临床试验登记数量排名前 3 位的研究者所在单位。

② “主要研究者所在单位”是指药物临床试验登记与信息公示平台中“研究者信息”部分“主要研究者”的单位名称。

续表

省(区、市)	序号	主要研究者所在单位[②]	药物临床试验登记数量 / 项
河南	1	河南省疾病预防控制中心	22
	2	新郑市人民医院	14
	3	河南（郑州）中汇心血管病医院[原名：河南（郑州）弘大心血管病医院]	11
湖北	1	武汉市金银潭医院（原名：武汉市传染病医院）	50
	2	华中科技大学同济医学院附属协和医院	15
	3	华中科技大学同济医学院附属同济医院	10
山东	1	济南市中心医院	40
	2	青岛大学附属医院	18
	3	沂源县人民医院	17
浙江	1	浙江大学医学院附属第二医院	21
	2	浙江大学医学院附属第一医院	19
	3	湖州市中心医院	13
吉林	1	吉林大学第一医院	38
	2	长春中医药大学附属医院	20
	3	吉林省肿瘤医院	11

3. 国家临床医学研究中心

国家临床医学研究中心（简称“临床中心”）是面向我国疾病防治需求，以临床应用为导向，以医疗机构为主体，以协同网络为支撑，开展临床研究、协同创新、学术交流、人才培养、成果转化、推广应用的技术创新与成果转化类国家科技创新基地。2019 年，科技部等管理部门认定了第四批共 18 家国家临床医学研究中心的建设依托单位，对建设期满三年的第一批、第二批共 21 家国家临床医学研究中心开展了运行绩效评估，围绕总体目标加快推进国家临床医学研究中心建设进程。50 家临床中心在人才培养、辐射带动、技术推广等方面成绩显著。

（1）建设情况

2019 年 5 月 21 日，科技部等管理部门发布了《关于认定第四批国家临床医学研究中心的通知》（国科发社〔2019〕177 号），公布第四批临床中心共涵盖 9 个疾病领域 / 临床专科，涉及 18 家依托单位，分别为：感染性疾病（3 个）、儿童健康与疾病（2个）、骨科与运动康复（1个）、眼耳鼻喉疾病（3个）、皮肤与免疫疾病（2个）、血液系统疾病（3个）、中医（2个）、医学检验（1个）、放射与治疗（1个）。

截至2019年年底，我国已在20个疾病领域/临床专科布局建设了50家临床中心，各临床中心根据自身发展需求和发展方向设置了组织架构，制定了相关管理规章制度，组建了学术委员会和伦理委员会。50家临床中心办公场地面积累计达16.75万平方米。根据学科建设和临床需求，临床中心设有临床检验、病理研究、细胞生物学、干细胞、分子生物学、蛋白质组学、动物模型等技术平台及研究型病房，用于基因组学和遗传学、细胞及动物培养、组学信息分析及传输、生物影像分析、药物及医疗器械研发等。

为进一步充实完善国家临床医学研究创新网络，规范临床中心分中心建设，2019年12月31日，科技部办公厅、国家卫生健康委办公厅、军委后勤保障部办公厅、国家药监局综合司发布了《关于规范国家临床医学研究中心分中心建设的指导意见》（简称《意见》）。《意见》明确了国家临床医学研究中心分中心的功能定位：旨在面向国家和区域临床医学科技创新需求，在国家临床中心的指导、管理和支持下，协同国家临床中心开展临床研究、学术交流、人才培养、成果转化和推广应用。《意见》明确了重大疾病领域（心血管疾病、恶性肿瘤、神经系统疾病、呼吸系统疾病、代谢性疾病、精神心理疾病、感染性疾病、老年疾病）须在各省级行政区域建设分中心，实现省级行政区域全覆盖，其他疾病领域/临床专科根据需求在省级行政区域建设分中心。

（2）临床医学研究

临床中心的重点任务之一是整合研究资源，按照创新链条进行一体化布局，开展临床循证研究、转化应用研究、推广科普研究及疾病防控策略研究。

2019年，50家临床中心共主持/参与临床试验2245项，其中药物临床试验1350项、医疗器械临床试验192项，其他临床试验（干预研究、比较研究、健康队列研究等）703项（表1-11）；前瞻性研究2118项，回顾性研究61项；Ⅰ期临床试验294项，Ⅱ期临床试验369项，Ⅲ期临床试验825项，Ⅳ期临床试验68项；国际多中心临床试验322项，国内多中心临床试验354项；牵头国际多中心临床试验74项，牵头国内多中心临床试验153项。

表 1–11　2019 年 50 家临床中心开展的临床研究情况

疾病领域	临床试验 / 项	药物临床试验 / 项	医疗器械临床试验 / 项	其他临床试验 / 项
心血管疾病	147	33	48	66
神经系统疾病	16	15	—	1
慢性肾病	31	13	4	14
恶性肿瘤	520	448	17	55
呼吸系统疾病	80	38	4	38
代谢性疾病	16	9	—	7
精神心理疾病	45	31	3	11
妇产疾病	58	13	4	41
消化系统疾病	84	29	8	47
口腔疾病	107	3	24	80
老年疾病	664	520	42	102
感染性疾病	27	14	7	6
儿童健康与疾病	174	25	1	148
骨科与运动康复	32	1	16	15
眼耳鼻喉疾病	58	34	16	8
皮肤与免疫疾病	15	12	—	3
血液系统疾病	229	188	2	39
中医	20	5	—	15
医学检验	16	—	—	16
放射与治疗	25	13	6	6
合计 *	2245	1350	192	703

*：部分临床研究由多个临床中心共同参与，故合计总数与子领域之和不同。

（3）人才队伍

临床中心不断完善人才结构，逐渐形成包括临床研究、流行病学方法设计、数据管理和统计分析、项目组织管理、信息平台开发 / 测试 / 维护、样本库管理等多领域的专业化人才团队。2019 年，临床中心持续加大人才培养力度，注重复合型专业人才培养，积极推进人才交流合作，多方位打造高水平临床研究人才团队。截至 2019 年年底，50 家临床中心共有工作人员 19 595 人，其中院士 81 人，正高级人员（不含院士）2668 人，副高级人员 2732 人。

国家精神心理疾病临床医学研究中心（北京大学第六医院）重视“团队型人才”培养及“核心专家—研究骨干—培养对象”三级人才团队构建，培养集临床专业、研究方法、项目管理于一身的复合型人才和多层次人才。2019 年，中心加大力度开展特色化团队建设，优化了 5 个重点临床研究专业团队（心境障碍临床研究团队、精神分裂症研究团队、儿童精神障碍研究团队、临床心理学研究团队、中西医结合研究团队）；完善了团队培养机制建设及人才选拔、绩效奖励等相关制度，鼓励人才持续深造；狠抓临床研究专门人才尤其是方法学团队的培养，形成了 1 支“医学—工学—管理—财务”相结合的复合型团队；重视顶尖临床专家的作用，采用院内集中、柔性引进、定向合作等方式，组建了临床医学、方法学和伦理学 3 个顾问委员会。2019 年度新引进高层次人才开展精神药理学、组学等学科研究，并每人匹配 100 万元研究启动经费。

国家妇产疾病临床医学研究中心（北京大学第三医院）在人才梯队建设方面提出“抓两头，带中间”，以高层次人才和优秀青年人才为重要抓手，加大人才培养和引进力度，建立基础—临床—公共卫生复合型人才梯队。引进加拿大哥伦比亚大学、澳大利亚阿德莱德大学、美国约翰·霍普金斯大学等国际大学及研究机构的国际学者作为中心客座教授。

国家消化系统疾病临床医学研究中心（首都医科大学附属北京友谊医院）持续推进与国际知名高校、研究院所和医疗机构建立战略伙伴关系，为中青年骨干提供更多交流学习和科学研究的机会。2019 年，该中心共有 50 名骨干成员先后参加美国肝病研究学会年会、欧洲肝病年会、亚太肝病学会年会、欧洲结直肠外科年会、美国结直肠外科年会、国际肥胖外科联盟学术会议等国际会议，安排了 8 名成员赴美国、荷兰、日本、中国香港等地的医疗学术机构进行深造学习。2019 年，该中心举办两期“友谊—杜克”临床研究方法学培训班（Clinical Research Training Program，CRTP），紧密结合医务人员临床科研工作中的实际问题，采用线上线下（Online and Offline，OAO）相结合的教学模式，通过六周网络学习、三周外籍教授远程在线互动及一周面对面研讨会，使临床医务人员及相关研究人员获得标准化的临床研究技能培训。

国家儿童健康与疾病临床医学研究中心（浙江大学医学院附属儿童医院）制定高层次人才引育五年规划，重点加强“临床百人”、博士后、特聘研究员和副研究员的引进，选送青年骨干人才赴世界一流大学进行学术交流和培训。临床中心采取“一人一议”政策，引进高水平的儿科专家、高起点的科研人才，并制定了“4550”计划，计划 3 年内选拔 50 名中青年骨干赴国际一流儿童医院培训、进修或合作研究，提升中心依托单位整体科研水平。此外，该中心还与英国帝国理工大学合作，创新性地实践“5+1”（5 年浙江大学本科培养 +1 年帝国理工大学硕士研究生培养）儿科医学生联合培养方式。

（4）辐射带动

截至 2019 年年底，50 家临床中心共建设网络成员单位 10 138 个[①]，涉及 6069 个单位和机构，分布于全国 33 个省（区、市）及特别行政区，其中综合医院和专科医院 5686 个，社区卫生服务中心、公司企业、高校、研究机构、事业单位等其他机构 4452 个（表 1-12）。

表 1-12　临床中心网络成员单位分布情况（按地区分布）

地区	网络成员单位 / 个	地区	网络成员单位 / 个
北京市	392	湖南省	269
天津市	98	广东省	368
河北省	282	广西壮族自治区	143
山西省	232	海南省	49
内蒙古自治区	168	重庆市	222
辽宁省	206	四川省	275
吉林省	104	贵州省	135
黑龙江省	142	云南省	149
上海市	192	西藏自治区	9
江苏省	381	陕西省	225
浙江省	249	甘肃省	173
安徽省	201	青海省	60

① 由于统计口径发生变化，2019 年度未统计 4000 余个乡镇卫生中心，因此网络成员单位数量较 2018 年有所减少。

续表

地区	网络成员单位 / 个	地区	网络成员单位 / 个
福建省	196	宁夏回族自治区	68
江西省	99	新疆维吾尔自治区	146
山东省	337	香港特别行政区	3
河南省	297	澳门特别行政区	2
湖北省	197		

国家呼吸系统疾病临床医学研究中心（广州医科大学附属第一医院）联合全国呼吸学会、呼吸医师协会启动肺功能检查与临床应用规范化培训万里行项目，建设并完善全国肺功能检查规范化培训体系及质控协同研究网络，开展覆盖全国范围的肺功能规范化培训，全面提高我国肺功能检查质控水平。截至 2019 年 11 月，该中心已在全国建立 55 家“肺功能规范化培训中心”，并形成了培训示范基地及网络合作联盟，培养了 207 位培训导师，开展了 281 场培训会议，约 17 000 人经考核取得了证书。

国家慢性肾病临床医学研究中心（南方医科大学南方医院）为了促进肾脏病领域信息化建设，联合中国疾病预防控制中心建立了“中国肾脏病大数据协作网”，成立了中国生物信息与健康医疗大数据协会肾脏病学专委会和标准化委员会，共有 32 家三级甲等医院参加，一期试运行已启动 15 家。

国家代谢性疾病临床医学研究中心（上海交通大学医学院附属瑞金医院）逐步推进“代谢性药物产学研联盟”建设，初步建成了由“上游—药物研发基地、中游—药物临床试验基地、下游—药物开发及生产基地”三环联动的产学研模式。在上游，与上海药物所、上海市内分泌代谢病研究所、上海交通大学等研究机构开展了药物作用位点、化合物改造、化合物新的适应证研发等研究，在小檗碱、鹰嘴豆等传统中药药理作用等方面的研究取得了初步成效；在中游，与上海医药临床研究中心等临床研究机构在数据管理、伦理委员会建设等方面建立了紧密的合作关系；在下游，与通化东宝、太阳药业、江苏恒瑞等国内著名药物研发企业达成长期合作意向，同时与上药集团建立了战略同盟，共同合作开展传统药物药效、药动学再评价及药物经济学研究，在糖尿病常用药物“二甲双胍”“胰岛素针剂”“口服胰岛素”“长效胰岛素”等临床研究及后续的产品开发方面取得初步成效。

国家口腔疾病临床医学研究中心（四川大学华西口腔医院）通过开展大数据循证研究和转化、精准医学研究，建立与推广数字化临床体系和“互联网 +”预防、推广、支援体系。临床中心牵头建立亚洲牙科中心、中国口腔医学研究实验室联盟、香港大学伙伴实验室，并创建了由 216 家医疗机构组成的医联体，覆盖全国 21 个省（区、市），充分发挥国家队的引领辐射作用，通过口腔专科共建、双向转诊、学术交流等多种方式促进优质口腔医疗资源下沉，提升医联体成员单位人才队伍建设水平、口腔医疗服务能力、口腔医疗服务体系整体效率和学科水平。

国家眼耳鼻喉疾病临床医学研究中心（上海市第一人民医院）在眼病诊疗普及推广方面，建立了覆盖华东地区并辐射全国的协同创新网络，依托上海市眼病防治中心形成公共卫生及临床研究服务技术支撑平台，2019 年成立了上海市视觉健康中心（上海市儿童青少年近视防治技术中心）。该中心与国家代谢性疾病临床医学研究中心（上海交通大学医学院附属瑞金医院）签署战略合作约定，对代谢性眼病的规范化预防、筛查和治疗进行进一步提升。该中心响应“中国制造 2025”的国家号召，整合临床眼科和国内光学工程资源优势，借鉴哈佛大学光医学中心“临床前探索—专利研发—样机孵育和市场化—临床应用推广”的模式，筹建上海眼视觉与光医学工程技术研究中心（简称“眼科工程中心”），聚焦眼科高端光学相关仪器设备和技术的研发及应用推广。

（5）技术推广

2019 年，50 家临床中心共开展继续教育和适宜技术培训 2377 次，培训总人数达 35.96 万人次，累计推广疾病预防、监测诊断、决策管理、标准化操作等专业技术 1107 项。此外，临床中心通过线上平台、应用程序等形式开展线上技术推广，注册用户达 154.21 万人，点击率达 1788.31 万次。

国家心血管疾病临床医学研究中心（首都医科大学附属北京安贞医院）开展了促进心血管医疗质量同步化的系列工作，包括建立心血管病医疗质量指标体系，将评价结果定期反馈给医生、医院和卫生行政部门，以建立良性循环的医疗质量改进模式。其中，2019 年心房颤动综合管理专项能力培训项目在全国共举办 42 场专题培训班。“全国心血管疾病管理能力评估与提升工程（CDQI）”项目在 2019 年 11 月 22 日召开的中华医学会第二十一次全国心血管年会（CSC2019）上正式启动。

国家神经系统疾病临床医学研究中心（首都医科大学附属北京天坛医院）成立全球首家神经疾病人工智能研究中心，自主研发天泽·脑血管病诊疗辅助决策系统，通过人工智能技术自动分析神经影像资料，结合临床信息实现缺血性卒中病因分型和发病机制的自动化判断，基于知识库中的临床指南循证医学证据辅助缺血性卒中急性期管理和二级预防决策支持。该中心于 2019 年 6 月举行“天泽 · 脑血管病诊疗辅助决策系统”的发布仪式，并启动“基于人工智能的脑血管病临床诊疗辅助决策系统的医疗质量改进研究—金桥工程 II”启动仪式。

国家呼吸系统疾病临床医学研究中心（广州医科大学附属第一医院）创新性地建立自主呼吸麻醉微创胸外科治疗技术，手术过程中避免使用肌松药，患者能够保持自主呼吸，术中镇痛效果更好，术后恢复情况改善。中心长期致力于将研究成果推广，建立了首个覆盖全球且获得英国皇家外科学院认证的规范化培训平台，截至 2019 年 11 月，技术体系在国内 220 余家三甲医院推广和巡讲，技术培训规模达 5600 人次；开展 10 期国际培训班，培训了来自美国、澳大利亚、欧洲等国家和地区的胸外科及麻醉医师 400 余人。

（6）国际交流

国家临床医学研究中心的任务之一是：积极开展疾病防控领域国际科技交流与合作，不断推进重大疾病国际科技合作研究网络的建设，打造国际化临床科研攻关团队。2019 年，50 家临床中心组织召开学术交流会议 561 场，其中国际会议 141 场，国内会议 420 场；参会人数累计约 33.10 万人次。

国家恶性肿瘤临床医学研究中心（中国医学科学院肿瘤医院）先后与 *Lancet Oncology* 主编 David Collingridge、*EBioMedicine* 主编 Duc HongLe、WHO 国际癌症研究署 Gary Clifford、英国伦敦大学学院癌症研究所所长 Tariq Enver、WHO 国家癌症研究机构教授 Florence Le Calvez-Kelm 等国际专家团队进行交流合作。2019 年 5 月 1 日，该中心与美国耶鲁癌症中心签署合作协议，将在临床研究、转化研究、信息交换、教育培训等各方面进行全方位合作。

国家精神心理疾病临床医学研究中心（首都医科大学附属北京安定医院）持续开展心理学领域的国际交流与合作，实施“中挪精神动力学心理治疗师与督导师连续培训项目及培训模式的本土化推广和应用”（中挪项目）、“多学科网络联动干预的儿童青少年心理健康服务体系建设及专项人才培养项目”（中英项目）、“中欧心理治疗培训和执业质量评估体系标准建设及治疗性微社区模式探索项目”（中欧项目）等项目。

国家消化系统疾病临床医学研究中心（首都医科大学附属北京友谊医院）持续

推行消化领域品牌项目“北京国际消化疾病论坛”。2019 年，第 16 届北京国际消化疾病论坛共有来自美国、德国、法国、荷兰、韩国、日本、新加坡、“一带一路”沿线国家及我国消化疾病领域的 300 余位顶级专家进行专题报告和手术演示，国内 3000 余人参会，互联网直播 4 万多人次。临床中心成功举办第 4 届“一带一路”高级消化内镜国际大讲堂，共有来自越南、泰国、马来西亚等 6 个国家的 11 名学员参加，内容以消化内镜规范化诊治为中心，采取讲课—模拟—手把手等形式，将消化内镜先进技术推广到“一带一路”地区。

国家儿童健康与疾病临床医学研究中心（浙江大学医学院附属儿童医院）依托单位已建成国家出生缺陷诊治国际科技合作示范基地，与美国埃默里大学合作建立国内首个遗传性出生缺陷疾病国际联合实验室，与加拿大多伦多大学合作建立浙江大学联合遗传学研究所，成立医学遗传与基因组学中心。

国家放射与治疗临床医学研究中心（复旦大学附属中山医院）于 2019 年主办国际会议东方心脏病学会议（第十三届），参与国家涉及德国、日本、英国、美国、法国、韩国等，参与人数达 14 000 余人。

（四）成果转化

随着我国临床医学研究的规范化和专业化程度不断提高，创新药物和医疗器械审评审批政策改革的不断深入与优化，2019 年我国在医药领域取得了丰硕成果。本节主要从国家药品监督管理局 1 类新药的批准与上市情况、医疗器械的注册与上市情况、创新医疗器械特别审批情况、国家药品监督管理局及国家级医学学会等发布的临床指南等方面，对 2019 年我国临床医学研究成果的转化情况进行了梳理。

1. 创新药物

国家药品监督管理局（NMPA）发布的《2019 年度药品审评报告》指出，2019 年我国在新药审评审批领域取得了丰硕的成果，提升了药物的可及性。药审中心共批准新药临床研究（Investigational New Drug，IND）申请 926 件，审评通过新药上市申请（New Drug Application，NDA）164 件，审评通过简化新药申请（Abbrevitive New Drug Application，ANDA）654 件。NMPA 药品审评中心通过上市 1 类创新药 10 个[①]，通过进口原研药 58 个品种（含新适应证）。这些药物主要集中在肿瘤、感

① 此处按药品批准文号统计，同一药物分子可以不同剂型申请多个批准文号。

染性疾病、循环系统疾病、免疫系统疾病等领域。

在肿瘤领域，NMPA 通过优先审评程序批准苏州盛迪亚生物医药有限公司的程序性死亡受体 1（PD-1）抑制剂卡瑞利珠单抗（商品名：艾立妥，也称为艾瑞卡），用于复发 / 难治性霍奇金淋巴瘤的三线治疗；通过优先审评程序批准百济神州有限公司的 PD-1 抑制剂替雷利珠单抗（商品名：百泽安），适应证为复发 / 难治性霍奇金淋巴瘤，该药物旨在避免与巨噬细胞表面 FcγR 受体的结合进而激活巨噬细胞的吞噬作用，以减少其对 T– 效应细胞的负面影响，用于治疗复发 / 难治性霍奇金淋巴瘤的完全缓解率高达 61.5%，为国内已上市同类 PD-1 的 2 ～ 3 倍；批准再鼎医药的甲苯磺酸尼拉帕利胶囊（商品名：则乐），该药物为高选择性的多聚腺苷 5″ 二磷酸核糖聚合酶（PARP）抑制剂创新药物，适用于铂敏感的复发性上皮性卵巢癌、输卵管癌或原发性腹膜癌成人患者在含铂化疗达到完全缓解或部分缓解后的维持治疗；批准江苏豪森药业集团有限公司的甲磺酸氟马替尼片，该药物为我国首个具有自主知识产权的小分子 Bcr-abl 酪氨酸激酶抑制剂，适用于治疗费城染色体阳性的慢性髓性白血病慢性期成人患者。

在神经疾病领域，NMPA 有条件批准了上海绿谷制药有限公司的阿尔茨海默病治疗新药甘露特纳胶囊（别名：GV-971）的上市注册申请，该药物是我国自主研发的国际首个靶向脑—肠轴的阿尔茨海默病治疗创新药物，主要通过重塑肠道菌群平衡，抑制肠道菌群特定代谢产物的异常增多，减少外周及中枢炎症，降低 β 淀粉样蛋白沉积和 Tau 蛋白过度磷酸化，改善认知功能障碍。GV-971 的作用机制还需进一步深化研究，其长周期疗效仍待检验。NMPA 要求申请人上市后继续进行药理机制方面的研究和长期安全性有效性研究，完善寡糖的分析方法，按时提交有关试验数据。

在代谢疾病领域，NMPA 通过优先审评审批程序批准聚乙二醇洛塞那肽注射液（商品名：孚来美）上市，用于成人改善 2 型糖尿病患者的血糖控制，该药物是长效 GLP-1 受体激动剂，可促进葡萄糖依赖的胰岛素分泌，配合饮食控制和运动，单药或与二甲双胍联合，用于改善成人 2 型糖尿病患者的血糖控制。

在抗感染药物方面，NMPA 批准了上海同联制药有限公司的可利霉素片（商品名：必特），该药物是中国医学科学院医药生物技术研究所采用“合成生物学技术”研制的新抗生素，我国拥有完全自主知识产权并且掌握该品种的关键核心技术。除对耐药的革兰阳性菌等有效外，可利霉素片对产 β– 内酰胺酶的细菌、部分革兰阴性菌及白色念珠菌也有较好的活性。

在皮肤五官科，NMPA 批准了广东中昊药业有限公司的本维莫德乳膏，这是具有我国自主知识产权的全球首创治疗银屑病药物，具有全新结构和全新作用机制，适用于局部治疗成人轻至中度稳定性寻常型银屑病。

在麻醉领域，NMPA 批准了江苏恒瑞医药股份有限公司的注射用甲苯磺酸瑞马唑仑，该药物是在苯磺酸瑞马唑仑的基础上开发出来的甲苯磺酸盐类化合物，具有水溶性及半衰期短的特点，与同类产品相比，起效快，代谢迅速且代谢产物活性低，无蓄积作用，对心血管和呼吸系统抑制程度低，具有良好的安全性和有效性。

2. 医疗器械

2019 年，NMPA 批准境内第三类医疗器械注册 3179 项，其中国产第三类医疗器械注册 1533 项。从注册形式看，首次注册 1067 项，占全部境内第三类医疗器械注册数量的 33.6%，延续注册 1465 项，占全部境内第三类医疗器械注册数量的 46.1%；许可事项变更注册 647 项，占全部境内第三类医疗器械注册数量的 20.3%。从产品类型看，注册的境内第三类医疗器械除体外诊断试剂外，共涉及《医疗器械分类目录》中 19 个子目录的产品。注册数量前 5 位的境内第三类医疗器械分别为：无源植入器械、注输、护理和防护器械、神经和心血管手术器械、医用成像器械和有源手术器械。

2019 年，按照《创新医疗器械特别审查程序》，NMPA 共收到创新医疗器械特别审批申请 179 项，36 项获准进入特别审查程序，收到优先申请 31 项，12 项获准予以优先审批，共批准 19 个创新医疗器械产品上市。这些创新产品的核心技术都有我国的发明专利权或发明专利申请，产品主要工作原理或作用机制为国内首创，具有较好的临床应用价值，其中包括上海联影医疗科技有限公司的正电子发射及 X 射线计算机断层成像扫描系统（世界首台全景动态 PET-CT）、重庆永仁心医疗器械有限公司的植入式左心室辅助系统（我国首个植入式心室辅助产品）、南京沃福曼医疗科技有限公司的一次性使用血管内成像导管（我国首个血管内成像导管产品）等。

3. 临床指南

2019 年，NMPA 共发布 31 份指南文件，分别对肿瘤诊断、疫苗临床研究、辅助生殖、医疗器械等技术产品的管理与注册审批做出明确规定。国家卫生健康委员会共发布71份诊疗指南、行业规范等文件，涵盖肿瘤、罕见病等疾病领域。

2019年，中华医学会在中文期刊上发表临床医学指南28份、专家共识20份，涉及的疾病领域包括肿瘤（乳腺癌、直肠癌等）、心血管疾病、代谢系统疾病（2型糖尿病、肝硬化等）、慢性呼吸系统疾病。

第二章　2019 年国内外临床医学研究政策与法规

为了进一步规范临床医学研究、保障受试者的权益、促进临床研究成效，国内外相关政府部门和管理机构于 2019 年发布了系列临床医学研究的相关政策法规，本章主要对相关政策文件进行介绍。

一、国际临床医学研究的政策与法规

本部分概述了美、欧、英、日等国家（地区）2019 年在临床医学研究方面发布的法律法规、管理条例、指导原则等文件。

（一）临床医学研究的政策文件和指导原则

2019 年，各国政府机构关注的重点包括传染病疫苗、临床数据管理等。美国总统签署行政令，欧盟委员会（European Commission，EC）启动传染病疫苗研究项目，讨论疫苗相关的实施计划和监管措施。在欧盟《通用数据保护条例》生效、美国 FDA《真实世界证据方案框架》发布后，为了支持临床试验开展，提高临床试验的成功率，医药监管部门针对实施细节发布了若干指导原则文件。监管部门也针对研究策略的制定、有效性评价等提出了若干指导意见。

1. 疫苗的研发和接种

（1）美国总统签署现代化疫苗研发与接种的行政令

2019 年 9 月，美国总统特朗普签署 13887 号行政令《实现美国流感疫苗现代化以促进国家安全和公共卫生》(*Executive Order on Modernizing Influenza Vaccines in the United States to Promote National Security and Public Health*)。行政令要求成立国家流感疫苗工作组，推动流感疫苗企业现代化，并指定相关联邦机构为实现该目标而采取具体举措[①]。人类卫生与公共服务部（Department of Health and Human Services，HHS）、国防部（Department of Defense，DOD）、退伍军人事务部（Veterans Affairs，VA）等11个行政部门参与了该行动。HHS、DOD、国立卫生研究院（National Institutes of Health，NIH）与VA负责支持特色佐剂的临床研究、开发改良疫苗、减少所需抗原剂量、扩大疫苗供应；DOD、VA、美国疾病预防控制中心（Centers for Disease Control and Prevention，CDC）与HHS负责开展疫苗有效性的流行病学研究，使用DOD的临床研究网络评估流感疫苗的有效性，同时改善评估方法。

该行政令旨在提高美国应对流感大流行的能力，支持通用流感疫苗研发替代季节性疫苗研发。在技术方面，FDA将审核传统的基于细胞的疫苗和其他新型流感疫苗。相比通过鸡蛋制造的传统流感疫苗，新流感疫苗和新平台虽然制造成本更高，但其效率也更高[②]。

2019年，HHS发布的《疫苗研究和审查办公室的疫苗研究数据集提交要求》（*Submitting Study Datasets for Vaccines to the Office of Vaccines Research and Review*）[③]中指出，疫苗研发人员和临床研究申办方应按照标准向FDA生物学评估和研究中心（Center for Biologics Evaluation and Research，CBER）、疫苗研究与审查办公室（Office of Vaccine Research and Review，OVRR）提交不同种类、不同内容的数据集，以提高生物制剂的审查效率。同时，对疫苗试验、疫苗安全性、临床终点及有效性、免疫原性、伴随用药、母婴试验等数据的提交提出了相关要求。

（2）欧盟委员会提出疫苗接种行动计划

确保所有欧盟公民都能公平获得疫苗、打击虚假信息、提高对疫苗的信心是欧洲委员会和欧盟成员国的共同目标。虽然疫苗接种政策属于各国政府的管理权限，但欧盟委员会仍然大力协调欧洲国家进行政策和计划的部署，鼓励成员国制定和实施国家疫苗接种计划，并采取相关措施提高接种覆盖率，进行常规疫苗接种

① Executive order on modernizing influenza vaccines in the United States to promote national security and public health [EB/OL].（2019－09－19）[2020－08－17]. https：//www.whitehouse.gov/presidential-actions/executive-order-modernizing-influenza-vaccines-united-states-promote-national-security-public-health/.

② Amy Maxmen. Trump signs order to improve flu-vaccine development [EB/OL].（2019－09－19）[2020－08－17]. https：//www.nature.com/articles/d41586－019－02831-x.

③ Submitting study datasets for vaccines to the office of vaccines research and review [EB/OL].（2019－12－20）[2020－08－17]. https：//www.fda.gov/regulatory-information/search-fda-guidance-documents/submitting-study-datasets-vaccines-office-vaccines-research-and-review.

状况检查。2018 年，欧盟委员会联合 20 多个国家的卫生部门、国际政策制定者、研究所、医药企业、社会团体启动“欧盟联合疫苗行动”（European Joint Action on Vaccination，EU-JAV），促进欧洲成员国在疫苗方面的长期合作。2019 年 3 月，欧盟委员会发布了疫苗计划路线图，以加强欧盟成员国间的疫苗合作、解决疫苗不足、改善疫苗采购程序、推动协同创新[①]。

2019 年 9 月，欧盟委员会与 WHO 在全球疫苗接种峰会上提出“全民疫苗接种十项行动”[②]，并将其作为欧盟各国未来疫苗计划的主要工作内容，包括：促进全球政府部门对疫苗接种的承诺，并通过有效的合作伙伴关系持续保持高水平的疫苗接种覆盖率，进而保护所有地区的居民；确保所有国家都已经制定并实施了国家免疫战略；为可通过疫苗预防的疾病建立强大的监测系统；提高公众对疫苗接种的信心，设计和实施循证干预措施；利用数字技术加强对疫苗接种效果的监控；持续开展研究，不断产生能够改善疫苗有效性、安全性和疫苗接种计划的数据；通过资金资助和激励模式支持新型疫苗和给药方式的研究、开发和创新；改善疫苗可获得性，优化疫苗的监测、预测、购买、交付、库存系统，强化利益相关方之间的协作，充分发掘和利用现有生产能力，缓解疫苗缺乏的风险；授权各级医疗保健专业人员和媒体向公众提供有效、透明、客观的信息，打击虚假和误导信息；将疫苗接种整合至“2030 年免疫议程”和“全球健康与发展议程”中。

2. 生物样本及临床试验入组管理

（1）欧盟委员会发布针对生物样本立法的评估报告

欧盟成员国每年共有约 1400 家血液机构处理 2000 万次献血，2600 万人接受输血，每天发生约 4000 次角膜、骨骼、皮肤、心脏瓣膜等组织或细胞捐赠。欧洲每年基于血液、组织、细胞的直接收入约 60 亿欧元，其衍生的医疗服务价值更大。

欧盟委员会于 2019 年 10 月发布工作报告《针对血液、组织、细胞的立法评估》（*Evaluation of the Union Legislation on Blood*，*Tissues and Cells*），首次对 2002

---

① European Commission. Roadmap for the implementation of actions by the European Commission Based on the commission communication and the council recommendation on strengthening cooperation against vaccine preventable diseases [EB/OL]. (2019−03−01) [2020−08−17]. https：//ec.europa.eu/health/sites/health/files/vaccination/docs/2019−2022_roadmap_en.pdf.

② Ten actions towards vaccination for all [EB/OL]. [2020−08−17]. https：//ec.europa.eu/health/eunewsletter/240/newsletter_en.

年（针对血液的指南，Directive 2002/98/EC）和 2004 年（针对组织和细胞的指南，Directive 2004/23/EC）的安全标准进行评估，综合审查相关法案和安全标准的有效性、效率、相关性、连贯性及对欧盟的附加价值[①]。

评估报告关注血液、组织、细胞（Blood，Tissues and Cells，BTC）从捐赠到临床应用整个链条中的严重不良反应（Serious Adverse Reaction，SAR）、严重不良事件（Serious Adverse Event，SAE）、造成伤害的风险。评估报告指出，当前欧盟的法律尚未跟上科学技术的发展速度，需要加强跟踪和监管的内容包括检测捐赠者和受赠者之间病毒传播的新方法、突破性遗传病检测技术、创新的 BTC 处理方法、临床实践涉及但现行法律未涵盖的患者和捐赠人群。未来的法律法规应充分考虑因科技发展和商业运作可能增加的风险，解决安全、质量、充足性等关键问题。例如，如何管理未经证实的临床疗效声明、如何应对越来越多针对生物样品的商业需求、如何识别欧盟为满足 BTC 需求而面临的潜在威胁等。

（2）美国 FDA 支持扩大临床试验人群的多样性

长期以来，临床试验面临着入组率不高、入组人群代表性不足等问题。2019 年 6 月，FDA 发布了《增强临床试验人群多样性的标准筛查、注册实践和试验设计指南（草案）》（*Enhancing the Diversity of Clinical Trial Populations — Eligibility Criteria，Enrollment Practices，and Trial Designs Guidance for Industry*）（简称《指南草案》），建议临床试验的申办者在符合科学原则和临床允许的情况下，扩大受试者的入选范围，提升代表性人群的参与度[②]。

很多新药临床研究在缺乏科学依据的情况下，默认排除了老人、孕妇、儿童、合并症患者或正在服用其他药物的患者。FDA 认为，“没有充分的临床或科学依据而把某些人群排除在试验之外”可能导致临床研究人员错过重要的安全信息或者导致研究结果缺乏普适性。

FDA 在《指南草案》中针对提升临床试验多样性提出了若干建议，建议临床研

① Evaluation of the Union legislation on blood，tissues and cells [EB/OL].（2019−10−10）[2020−08−17]. https：//ec.europa.eu/health/sites/health/files/blood_tissues_organs/docs/swd_2019_376_en.pdf.

② Enhancing the diversity of clinical trial populations—eligibility criteria，enrollment practices，and trial designs guidance for industry [EB/OL].（2019−10−25）[2020−08−18]. https：//www.fda.gov/regulatory-information/search-fda-guidance-documents/enhancing-diversity-clinical-trial-populations-eligibility-criteria-enrollment-practices-and-trial.

究人员审查每个排除标准，如果某些排除标准对于保障患者安全和实现研究目标无影响或不必要，则删除和修改这些排除标准。在某些情况下，临床研究人员应设计研究方案，允许高风险人群在专业研究场所参与特定研究，知情同意书中应明确说明参与者会面临的风险。

由于罕见病患病群体相对较小，地理位置分散，再加上患者的旅行限制，因此，临床研究人员需要在相关疾病的招募和随访过程中投入更多精力。关于罕见病的临床试验，FDA 建议临床研究人员和药物开发商在试验设计早期与患者合作，前瞻性地收集患者对试验设计方案的意见和态度。此外，在临床试验后期应有选择性地推行早期患者再注册计划，即招募参与早期临床试验的患者再次参加Ⅲ期试验。患者再注册可能扩大罕见病的受试人群范围，有利于全面分析药物的安全性和有效性。

另外，FDA 还建议药物研发人员在早期临床试验中提供开放标签（Open-lable）的扩展研究，确保所有研究参与者（包括接受安慰剂治疗的人）都有机会获得研究性治疗，以提高患者参与临床试验的积极性。

（3）美国 FDA 鼓励患者参与医疗器械临床研究

通过医疗器械测试并确定其收益和风险状况是医疗器械评估工作的核心，患者的意见在整个过程中具有重要的价值。通常情况下，医疗器械开发商、医疗机构、临床研究人员、FDA 等负责推进医疗器械设计和测试等方面的工作，但这一过程往往没有纳入患者的意见。2019 年 9 月，美国 FDA 发布了《患者参与医疗器械临床研究的设计和实施指导原则》（*Patient Engagement in the Design and Conduct of Medical Device Clinical Investigations*）[①]，旨在充分提高患者参与度和采集患者意见，从患者层面提取相关信息，完善医疗器械设计，加快临床试验进程。

FDA 提出了“患者顾问”（Patient Advisors）的概念，包括曾经历过疾病，可以承担咨询服务工作，有能力改善临床研究设计但未直接参与临床研究的人群。例如，曾参与类似医疗器械临床研究的人群、曾申请但未被选入其他临床研究的人群、特定疾病人群的代表、无法提供治疗但参与医疗过程的相关人员(如看护人员)等。FDA 建议申办者在临床研究规划过程中尽早确定患者顾问。患者参与能够辅助完善知情同意书，拓宽随访和数据收集途径，从患者角度阐述临床终点和潜在治疗

---

① Patient engagement in the design and conduct of medical device clinical investigations [EB/OL].（2019-09-23）[2020-08-18]. https：//www.fda.gov/regulatory-information/search-fda-guidance-documents/patient-engagement-design-and-conduct-medical-device-clinical-investigations.

意义；帮助研究人员在临床应用中充分掌握患者报告结果；有助于在临床研究中进行患者偏好设计的评估和测试。

3. 临床数据的使用与管理

（1）欧洲药品管理局和美国 FDA 发布药物安全数据收集优化指南

人用药品注册技术要求国际协调会（International Council for Harmonisation of Technical Requirements for Pharmaceuticals for Human Use，ICH）的《E19：安全性数据收集的优化》指导原则要求选择性地采用数据收集方法，了解药物的安全性，减少非严重不良事件。2019 年 3 月和 6 月，欧洲药品管理局（European Medicines Agency，EMA）和美国 FDA 先后发布文件《ICH 关于药物安全数据性收集优化的指南》（*ICH Guideline E19 on Optimisation of Safety Data Collection-Step 2b*）①②，促进安全数据的选择性收集，减少临床研究人员和参与者的风险和负担。

E19 指导原则适用于药品开发后期和药品批准后的安全数据收集。在临床试验的早期阶段，研究人员尽可能全面地收集安全性数据，以阐明不良事件的发生频率和严重反应，甚至明确各个患者之间的潜在差异。但在进入新药批准阶段后，如果研发者已经与监管机构达成共识并获得充足的安全性数据，则可以有选择性地收集安全数据。适用于选择性收集的数据包括非严重不良反应、常规实验室检测、用药信息、身体检查、心电图等。当申办者针对临床试验进行选择性安全数据收集时，应提供科学依据和相关信息，包括药物是否获得监管机构批准；药物安全和风险相关的数据、试验中使用的剂量、给药方案、剂型、给药途径，以及治疗持续时间是否与早期研究一致；早期临床试验受试者的人群特征；早期临床试验的安全数据；本次试验与早期试验方案的一致性；早期试验的数据统计方法；药品的作用机制；已获批同类药物的安全性数据；开展选择性安全数据收集的原因等。

（2）美国 FDA 支持临床试验中应用真实世界数据和真实世界证据

2019 年 5 月，FDA 发布了《在药物和生物制品申请过程中使用真实数据和真实证据的行业指南》（*Submitting Documents Using Real-World Data and Real-World*

---

① ICH guideline E19 on optimisation of safety data collection-Step 2b [EB/OL].（2019-03-29）[2020-08-18]. https：//www.ema.europa.eu/en/ich-guideline-e19-optimisation-safety-data-collection-step-2b.

② E19 Optimisation of Safety Data Collection [EB/OL].（2019-10-25）[2020-08-18]. https：//www.fda.gov/regulatory-information/search-fda-guidance-documents/e19-optimisation-safety-data-collection.

Evidence to FDA for Drugs and Biologics Guidance for Industry）①，鼓励临床试验申办者以统一的格式使用真实世界数据（Real-World Data，RWD）和真实世界证据（Real-World Evidence，RWE）。RWD 和 RWE 可以作为 IND、NDA、生物制品生产申请（Biologics License Application，BLA）提交材料的一部分。

统一的标准化格式有助于 FDA 药物评价与研究中心（CDER）、生物学评估和研究中心（CBER）跟踪 IND、NDA 或 BLA 中的 RWE 数据，RWE 的常见用途包括支持临床医学研究目标；作为单臂试验的外部对照；为支持疗效补充观察性研究提供参照数据；用于上市后要求的临床试验或观察性研究。RWE 和 RWD 来源主要包括电子病历记录、医疗报销单/账单数据；产品登记表；移动设备等其他数据源。FDA 计划利用格式化的 RWE 信息进行内部跟踪和监测，通过这一举措提高 RWE 的一致性和监管可预测性。

（3）欧盟多家机构呼吁临床试验申办者公开临床试验结果

2019 年 6 月，欧盟委员会、EMA、欧洲药品局总部（Heads of Medicines Agencies，HMA）发表了联名信“Letter to Stakeholders Regarding the Requirements to Provide Results for Authorised Clinical Trials in EudraCT”②，提醒所有在欧盟地区开展临床试验的申办者应尽到义务，在欧盟临床试验数据库（EudraCT）公开已结束的试验结果。公开临床试验对于保护和促进公共卫生系统至关重要，及时公开临床试验信息意味着向受试者做出保证，有助于提升受试者的社会责任感。对于已经投放市场或用于进一步临床试验的药物而言，公开临床试验能够帮助患者和医疗保健服务人员获取更多药物信息。

自 2014 年 7 月起，临床试验申办者被要求在临床试验结束后一年内（儿科临床试验结束后 6 个月内）通过 EudraCT 发布所有临床试验的方案和结果。截至 2019 年 4 月，EudraCT 收录了 57 687 项临床试验，27 093 项已完成，其中 18 432 项应公

① Submitting documents using real-world data and real-world evidence to FDA for drugs and biologics guidance for industry [EB/OL].（2020−04−29）[2020−08−18]. https：//www.fda.gov/regulatory-information/search-fda-guidance-documents/submitting-documents-using-real-world-data-and-real-world-evidence-fda-drugs-and-biologics-guidance.

② European Commission Directorate General for Health and Food Sacety . Letter to stakeholders regarding the requirements to provide results for authorised clinical trials in EudraCT [EB/OL].（2019−06−01）[2020−08−18]. https：//eudract.ema.europa.eu/docs/guidance/1R%20-%20Joint%20letter%20signed%20by%20EC，%20EMA，%20HMA_en.pdf.

布临床试验结果。但 68.2%（12 577 项）临床试验的申请者按要求公布了临床试验结果，其余 31.8% 未按照要求公布结果。非商业申请者（如学术机构等）的报告合规性远低于商业机构（即企业），前者公示临床试验的报告率为 23.6%，后者则达到了 77.2%。学术机构和小规模企业往往缺乏公布临床结果的意识和动力，欧盟监管机构正在商讨相关措施来确保临床试验申请者履行该义务。欧盟监管机构的第一步措施就是通过发布联名信向临床试验申请者宣传公开临床试验结果的重要性。

4. 临床试验的设计与实施

（1）美国 FDA 支持人类药物和生物制品的富集化临床试验策略

富集化（Enrichment）是精准医学发展的重要因素之一。富集化策略是指根据一种或多种特征募集临床试验参与者，以证明药品或生物制品在特定人群中的安全性和有效性。通过这一策略，药品和生物制品在特定人群（如拥有同一生物标志物特征的人群）中的效果更易被检测出。基于富集化策略的临床研究结果还能够指导临床实践和真实世界的护理工作，有助于医生对患者进行精准治疗。

2019 年 3 月，FDA 发布了指导文件《支持人类药物和生物制品临床试验的富集化策略》（*Enrichment Strategies for Clinical Trials to Support Approval of Human Drugs and Biological Products*）①，对不同类型的富集化策略进行了定义，提供了潜在可行的临床试验设计案例，并讨论在临床试验富集化策略中的监管问题。

常见的富集化策略应用方向主要包括以下方面。

①减少异质性，建议包括但不限于：仔细定义入组标准，排除对研究药物不耐受的患者；在随机试验开始之前前瞻性地寻找具有依从性的患者，提前让患者熟悉研究内容，排除可能因非医疗原因退出的受试者；淘汰对安慰剂产生积极应答的受试者；排除曾服用具有类似效果药物的受试者。值得注意的是，FDA 也警告不应采取以下策略，如排除患有并发症并可能发生早期死亡的患者（老年人或患有多种疾病的人群等）。

②在预后阶段识别高危患者：临床研究发起者应预估患者的预后情况，选择更容易到达研究终点或在研究中可能出现较大变化的患者。FDA 鼓励在心血管疾病、

① Enrichment strategies for clinical trials to support approval of human drugs and biological products [EB/OL].（2019−03−15）[2020−08−18]. https：//www.fda.gov/regulatory-information/search-fda-guidance-documents/enrichment-strategies-clinical-trials-support-approval-human-drugs-and-biological-products.

癌症、阿尔茨海默病、帕金森病试验中应用这一策略，以降低死亡率和严重事件的发生率。

③选择更易获益的患者：为了提高试验的绝对和相对效果，FDA 利用预测性的富集化策略，选择对研究药物能够产生较显著反应的潜在患者。这一策略有助于临床试验的“概念验证”，并辅助后续的剂量研究。例如，能够响应药物治疗的患者如果仅占所有患者的小部分（如 20%），那么预测性富集化策略有助于开发“具有部分毒副反应”的药物，避免无法从疗法中受益的患者暴露于药物的毒副风险中。

（2）美国 FDA 发布《药物和生物制品临床试验适应性设计行业指导原则》

适应性临床试验可以对所收集的临床证据做出灵活的反应，甚至调整试验设计和入组标准，纳入更多具有关键特征的患者，以更好地预测潜在的获益人群。例如，具有某些分子标志物特征的患者更容易对治疗方法产生不良反应，排除这些患者可以使 FDA 和制药企业获得更多有关患者特征的信息，更安全地开具治疗处方。

2019 年 11 月，FDA 发布《药物和生物制品临床试验适应性设计行业指导原则》（*Adaptive Design Clinical Trials for Drugs and Biologics*，*Guidance for Industry*）（简称《指导原则》）[①]，为 IND、NDA、BLA、补充申请提供指导，提供适应性临床试验的实施建议和有助于药品审评的重要信息，包括适应性设计的详细描述、适应性试验的具体实施部门及其职责、模拟试验设计的参数、保证数据可靠性的数据访问计划等。《指导原则》进一步明确了贝叶斯适应性设计的要求，允许灵活调整提前认定（Prespecification）的统计方法，并建议适应性临床试验计划应当包含统计分析计划，以及数据监督委员会（Data Monitoring Committee，DMC）和适应委员会（Adaptation Committee）等方面的信息。

（3）美国 FDA 提出人类药物和生物制品有效性评价标准

2019 年 12 月，FDA 发布行业指导原则草案《人类药物和生物制品有效性评价指导原则》（*Demonstrating Substantial Evidence of Effectiveness for Human Drug and*

① Adaptive designs for clinical trials of drugs and biologics [EB/OL].（2019−11−29）[2020−08−19]. https：//www.fda.gov/regulatory-information/search-fda-guidance-documents/adaptive-design-clinical-trials-drugs-and-biologics-guidance-industry.

Biological Products）（简称 2019 年版指导原则）[①]，旨在指导准备提交 NDA、生物制品许可证申请或补充申请的医药研究者，更清晰地说明有效性证据。该指导原则是对 1998 年《人类药品和生物制品的临床疗效证据》指导原则（*Providing Clinical Evidence of Effectiveness for Human Drug and Biological Products*）（简称 1998 年版指导原则）的补充和扩展。

2019 年版指导原则讨论了确定有效性的证据，包括试验设计和试验终点，并展示了 FDA 对新药和生物制品及其补充申请证据的预期要求。虽然 2019 年版指导原则并未改变 1998 年版指导原则中的“有效性评价标准”，但其中确定药物有效性所需的证据类型和数量更加丰富与灵活。该 2019 年版指导原则强调，通过以下方式提供药品和生物制品的有效性支持证据：通过两个临床对照研究获得有效性证据；基于临床对照实验的有效性证据再加以验证；使用 FDA 已批准药物，在新招募的人群中比较不同剂量的有效性。在疾病严重威胁生命健康或医疗需求无法得到满足、患病人数有限、人体试验不可行或违反伦理共识的情况下，FDA 建议针对试验设计、试验终点、试验人数、统计方法等进行灵活调整，以满足药物和生物制品的上市需求。

（4）美国 FDA 建议考虑随机临床试验中的多样性

新药试验的目标人群通常包括具有不同预后因素的患者，临床试验应当考虑这种多样性。不同治疗组在预后方面可能存在基线差异，这从而增加了治疗效果估计值的可变性，降低了试验结果的显著性。因此，将预后因素纳入临床试验数据的统计分析中能够更有效地利用数据并量化治疗效果。

2019 年 4 月，FDA 发布了《药物和生物制剂随机临床试验中调整协变量的行业指导原则》（*Adjusting for Covariates in Randomized Clinical Trials for Drugs and Biologics with Continuous Outcomes Guidance for Industry*），建议在连续的临床试验中调整协变量（Covariates），这些变量适用于采用正态理论方法（如两次样本的 T 检验）分析。该指导原则基于 ICH 的《E9：临床试验统计原则》，确定调整协变量的分析方法——协方差分析法（ANCOVA）。

FDA 建议：①临床试验申办者可使用 ANCOVA 调整治疗组之间相关变量基线

① Demonstrating substantial evidence of effectiveness for human drug and biological products [EB/OL].（2020−01−27）[2020−08−19]. https：//www.fda.gov/regulatory-information/search-fda-guidance-documents/demonstrating-substantial-evidence-effectiveness-human-drug-and-biological-products.

的差异，以提高显著性检验、功能、治疗效果评估的准确性；②申办者不能使用 ANCOVA 调整可能受治疗方案影响的变量；③申办者应在方案制定和统计分析计划中前瞻性地确定协变量模型和数字指标；④治疗过程与协变量的相互作用十分重要，即使初步分析显示新药的总体治疗效果明显，仍需关注试验亚组之间的差异；⑤许多临床试验使用基线的相对变化值作为主要临床结局的评价指标，这种临床试验的基线值仍可用于协变量分析。

（5）ICH 发布生物样品分析方法验证指南

开发生物分析方法的目的是确定药物的设计方法、操作条件、局限性和适用性，并优化方法以确保达到预期研究目标。生物基质中化学和生物药物及其代谢产物的浓度测量对于药物开发非常重要。关键的非临床毒代动力学 / 药代动力学研究和临床试验的结果，包括比较生物利用度 / 生物等效性（BA/BE）研究，都是确定药品安全性和有效性的重要依据。因此，对使用的生物分析方法进行详细说明、适当验证和记录，对确保数据可靠性和支持监管决策至关重要。2019 年 2 月，ICH 发布指导草案《M10：生物样品分析方法验证》（*M10 Bioanalytical Method Validation*）（简称 ICH M10），描述了用于注册申请的生物样品分析方法，将相关技术方法和数据结果推广应用于药物的所有临床试验阶段和管理决策中。

在此之前，生物分析人员主要参考的指导意见包括：EMA 2015 版的生物分析方法验证（Bioanalytical Method Validation，BMV）指导原则、FDA 2018 版的 BMV 指导原则、中国药典 2015 版指导原则，以及每年美国内科医生与外科医生协会（Association of American Physicians and Surgeons，AAPS）的生物分析白皮书。2019 年发布的 ICH M10 将统一不同地区的生物分析参考指南。EMA 和 FDA 先后发布了《ICH 关于生物分析方法的验证指南》（*ICH M10 on Bioanalytical Method Validation*）[①②]，中国药品监督管理局药品评审中心也于 2019 年 4 月发布了公开征

① European Medicine Agency. ICH guideline M10 on bioanalytical method validation [EB/OL].（2019−03−13）[2020−08−19]. https：//www.ema.europa.eu/en/documents/scientific-guideline/draft-ich-guideline-m10-bioanalytical-method-validation-step-2b_en.pdf.

② M10 bioanalytical method validation [EB/OL].（2018−06−07）[2020−08−19]. https：//www.fda.gov/media/128343/download.

求 ICH 指导原则《M10：生物样品分析方法验证》意见 [①]。

指导原则旨在提高生物分析数据的质量和一致性，以支持化学和生物药物的开发和上市许可。根据具体的应用范围，生物样品分析方法验证可分为全验证、部分验证和交叉验证。其适用技术和内容包括色谱法分析（液相色谱分析、气相色谱和液相色谱的结合分析等）；配体结合分析；已测样品再分析、部分验证和交叉验证等。生物标志物、免疫原性评估分析方法不在 ICH M10 指导原则的范围内。

（二）重大疾病相关的政策文件

新技术、新方法有望应用于临床并改变重大疾病的患者结局，同时也对疾病管理和临床研究提出了更加精确和严格的要求。2019 年，各国卫生机构和医药监管部门针对重大疾病的临床研究制定或更新更精准的操作指南和评价标准，本部分重点梳理了美国在肿瘤、心血管疾病、肾脏疾病、罕见病等领域的政策文件。

1. 肿瘤

（1）美国 FDA 支持针对肿瘤药物的生殖毒性测试

2019 年 5 月，FDA 发布《肿瘤药物的生殖毒性测试和药物标签建议行业指南》（*Oncology Pharmaceuticals*：*Reproductive Toxicity Testing and Labeling Recommendations Guidance for Industry*）（简称《行业指南》）[②]。目前，每 1000 例孕妇就有 1 例患有癌症，且孕妇的癌症诊治过程比较复杂，但有针对性的研究较少，规模较小。为了在优化癌症治疗的同时最大限度地减少对胎儿的伤害，FDA 计划协助临床试验的申办者评估肿瘤药物对生殖系统的毒性，尤其是对胚胎—胎儿发育（Embryo-Fetal Development，EFD）的影响，以最大限度地降低潜在的风险。

先前的《行业指南》未覆盖生育能力和产前 / 后发育（Pre and Postnatal Development，PPND）的研究。针对某些疾病（如乳腺癌）的药物，研究人员需要

---

① 中国食品药品国际交流中心 . 药品审评中心公开征求 ICH 指导原则《M10：生物样品分析方法验证》意见 [EB/OL].（2019－04－26）[2020－08－19]. http：//www.ccfdie.org/cn/yjxx/yphzp/webin 2019/04/1556522596333542.htm.

② Oncology pharmaceuticals：reproductive toxicity testing and labeling recommendations guidance for industry [EB/OL].（2019－10－18）[2020－08－19]. https：//www.fda.gov/regulatory-information/search-fda-guidance-documents/oncology-pharmaceuticals-reproductive-toxicity-testing-and-labeling-recommendations-guidance.

根据具体情况评估其对生育力和PPND的影响，并在药物获得批准后提交相关结果。

本版《行业指南》根据 3R（减少“Reduce”、改进“Refine”、替换“Replace”）原则促进肿瘤药物的开发。要点如下：①评估各类药物的 EFD 毒性，尤其是针对特定人群的 EFD 毒性；②利用现有信息（如遗传毒性和一般毒性研究的结果、靶标生物学知识及动物实验的可用数据）评估是否需要进行特异的 EFD 研究；③建议对男性和女性避孕药物的有效时间设立标签，以最大限度地降低发育中的胚胎或胎儿的风险。

（2）美国 FDA 发布体外诊断技术在肿瘤研究中的应用指南

2019 年 10 月，FDA 发布《肿瘤学试验中的体外研究诊断：简化提交流程，用于确定行业研究风险的指南》（*Investigational In Vitro Diagnostics in Oncology Trials：Streamlined Submission Process for Study Risk Determination Guidance for Industry*）（简称《指南》）[①]，旨在对肿瘤体外诊断产品的研究申请提交过程进行更精细的管理，以提高相关产品的管理效率，对用于肿瘤药物临床试验的体外诊断（In Vitro Diagnostic，IVD）产品进行分级，即重大风险（Significant Risk，SR）、非重大风险（Non-significant Risk，NSR）、“研究性设备豁免”（Investigational Device Exemption，IDE）3 类。如果 IVD 被认定为 NSR，则仅需要遵循 21 CFR 812.2（b）法律中要求的简化流程完成申请工作；如果被认定为 SR，则需要提交完整的 IDE 申请，临床试验申请者除了向 CDER 或 CBER 提交常规的 IND 材料外，还需要向器械和放射健康中心（Center for Devices and Radiological Health，CDRH）或者 CBER 提交 IDE 申请。

该《指南》指出申请者应考虑以下信息是否适用于简化提交过程。

①《指南》中描述的简化提交流程仅适用于共同研究肿瘤药物和 IVD 的临床试验。不适用于其他疾病领域的共同研发研究计划。

②申请者可以继续使用 Q 提交程序（Q-Submission Program）[②] 向 CDRH 提交“研

① Investigational in vitro diagnostics in oncology trials：streamlined submission process for study risk determination guidance for industry [EB/OL].（2019-10-09）[2020-08-19]. https：//www.fda.gov/regulatory-information/search-fda-guidance-documents/investigational-vitro-diagnostics-oncology-trials-streamlined-submission-process-study-risk.

② Q-Submission（Q-Sub），是指用于追踪收集相互交流的系统。FDA 通过 Q-Sub 项目为申办者和审查人员提供一个关于医疗器械的早期合作和讨论途径。其中包括 Pre-Sub，通过这一途径申办者可以在启动计划前获得 FDA 的反馈信息。

究风险确定”信息（Study Risk Determinations，SRDs），以进行肿瘤药物和 IVD 共同研究。

③《指南》中的简化提交流程不适用于 IND 豁免研究。

④《指南》中的简化提交流程仅可用于新 IND 申请，不适用于已提交 IND 的添加或修改方案。

⑤ FDA 鼓励申请者在前 IND（pre-IND）阶段对此简化提交程序进行讨论。

⑥如果 IVD 试验需要对受试者进行严重威胁健康、安全或福利的侵入性检查，则该试验不符合简化的提交流程。

2. 心血管疾病

美国 FDA 调整心力衰竭药物研发方向

2019 年 6 月，FDA 发布《心力衰竭的药物研发终点行业指导（草案）》（*Treatment for Heart Failure：Endpoints for Drug Development Guidance for Industry*）[①]，其中包含两个关键信息：①如果一个心衰新药在临床试验中被证实能够改善患者症状或身体机能，即使没有显著改善生存期或降低患者住院风险，也有可能获得 FDA 批准；②心衰新药研发必须考虑药物致死效应（Mortality Effect）。

FDA 并不强制要求申请者证明心衰新药生存改善的相关证据，不过申请者必须提供足够的证据来证实新药不会增加患者的死亡风险。本草案中提到的米力农、氟司喹南等案例，这些药物虽然对患者的行动能力和疾病症状产生有利影响，却也增加了患者的死亡率，这也是 FDA 要求心衰新药申请者提交药物致死效应证据的原因。当 FDA 基于药物对患者症状和功能改善进行审批决定时，将根据以下因素来判定申请者是否需要提交额外的药物死亡效应数据：①药理相似的药物疗法是否出现死亡或其他安全性问题；②试验设定的药物暴露时间；③在心衰人群亚组中新药是否导致死亡或其他不良事件。

除此之外，本草案还讨论了心衰药物临床试验的有效性终点，涉及患者的自我感受、身体功能、住院率、院外干预、生物标志物、替代性终点等，也提到了急性心衰和儿童心衰等特定疾病药物研发的注意事项。

---

① Treatment for heart failure：endpoints for drug development [EB/OL].（2020−05−06）[2020−08−19]. https：//www.fda.gov/regulatory-information/search-fda-guidance-documents/treatment-heart-failure-endpoints-drug-development-guidance-industry.

3. 肾脏疾病

美国总统签署促进肾脏健康的行政令

2019 年 7 月，美国总统特朗普签署《改善美国公民肾脏健康的行政令》(*Executive Order on Advancing American Kidney Health*)[①]，旨在改善肾脏疾病患者的生活质量，提供更多治疗选择并降低相关医疗费用。美国的肾脏健康研究计划旨在实现以下 3 个目标：到 2030 年美国晚期肾病患者数量减少 25%；到 2025 年 80% 的晚期肾病患者能够在家中接受透析治疗甚至肾移植（Renal Impairment，RI）；到 2030 年美国可移植的肾脏储备数量增加一倍。

HHS 发布《促进美国肾脏健康》(*Advancing American Kidney Health*) 的报告，提出美国将采取下列措施：改善疾病控制和预防中心（CDC）的工作，追踪和检测所有人群中的慢性肾病患者，支持各州和地方为高风险人群制定公共卫生应对措施；通过 CDC 和美国国立卫生研究院扩大循证研究并实施预防肾脏疾病的方法；支持便携式透析设备的应急支持工作，确保特殊时期患者能够随时获得治疗；与 FDA 合作支持新型肾脏疾病治疗方案开发；通过 KidneyX 发起项目竞标，开发肾脏疾病的预防、管理、治疗新工具。

总统行政令要求 HHS 在科普教育、医疗资源管理、医疗保险、科学技术研究等领域开展相应措施，包括发起一项增强公民了解慢性肾脏疾病的活动（目前 40% 的美国患者可能不清楚自己患有慢性肾病）；改善美国的器官管理系统，大幅增加可移植肾源的供应量；通过工资补助等形式扩大对器官捐助者的支持；与研发团队、FDA、美国肾脏病学会等合作资助可穿戴或可植入人造肾脏的研发。

4. 儿童罕见病

美国 FDA 发布《儿童罕见病药品优先审查凭证的行业指南（草案）》

2019 年 7 月，美国 FDA 发布《儿童罕见病药品优先审查凭证的行业指南（草

① HHS Press Office. HHS launches president Trump's 'advancing American kidney health' initiative [EB/OL].（2019−07−10）[2020−08−19]. https：//www.hhs.gov/about/news/2019/07/10/hhs-launches-president-trump-advancing-american-kidney-health-initiative.html.

案）》（*Rare Pediatric Disease Priority Review Vouchers*）[①]，提供了儿童罕见病的最新定义，并提出获取儿童罕见病优先审查的监管要求。

根据本草案的要求，在儿童罕见病产品的申请过程中，申请者应提供的信息包括药物名称及商品名、药物化学名称、描述性名称；建议剂型和给药途径；对正在或将要研究的儿童罕见病的描述和目前建议使用的药物；药物的活性成分（适用于小分子组成的药物）或主要分子结构特征、药物的物理和化学性质；通过数据支持并解释药物的作用机制，表明罕见病药物的有效性；权威参考文献等。

申请获批后的前 5 年内，申请人每一年都需向 FDA 提交一份《儿童罕见病产品批准后的报告》（*Rare Pediatric Disease Product Post-Approval Report*），内容包括：①美国使用该药品治疗特定儿童罕见病的人口数量（所有 0 ～ 18 岁的人口数量）；②美国对该药品的需求估计；③该药品在国内使用的分布情况。申请者应将此类报告提交给 CDER 或 CBER 的审查部门，以审查儿童罕见病产品的 NDA/BLA。

（三）技术／产品相关的政策文件

随着医药产品（包括药物、医疗器械、新型疗法、医疗软件等）开发技术的不断升级、种类的不断增加，监管机构针对新技术和新产品也出台了相关的管理政策。

1. 再生医学

美国 FDA 发布《严重疾病再生药物治疗的快速审批程序》

美国 FDA 于 2019 年 2 月发布了《严重疾病再生药物治疗的快速审批程序》（*Expedited Programs for Regenerative Medicine Therapies for Serious Conditions*）（简称《快速审批程序》）[②]。《快速审批程序》介绍了再生医学（Regenerative Medicine Advanced Therapy，RMAT）先进疗法的临床研究申请者可使用快速审批程序；描述了再生医学疗法临床开发中需要考虑的因素；通过案例说明有机会获得 CBER 审核人员关注的产品。

---

① Rare pediatric disease priority review vouchers [EB/OL].（2020-04-15）[2020-08-19]. https：//www.fda.gov/regulatory-information/search-fda-guidance-documents/rare-pediatric-disease-priority-review-vouchers.

② Expedited programs for regenerative medicine therapies for serious conditions [EB/OL].（2019-05-06）[2020-08-19]. https：//www.fda.gov/regulatory-information/search-fda-guidance-documents/expedited-programs-regenerative-medicine-therapies-serious-conditions.

《快速审批程序》扩大了 RMAT 的范围，明确指出只要对总体预期的治疗产生重大效果的产品都符合 RMAT 的申请要求，包括细胞疗法、治疗性组织工程产品、人源细胞和组织产品、异种细胞产品、人类基因疗法（包括经过遗传修饰的细胞）、生物装置、生物药物，以及使用此类产品或疗法的组合产品。

申请 RMAT 过程中，申请书应包括对研究产品的描述、符合 RMAT 产品的基本原理、产品适应证治疗现状或严重情况，以及初步的临床证据，以此来证明产品具有解决特定严重疾病的潜力。

FDA 一般在再生疗法的临床研究、历史对照性临床研究、回顾性研究、临床病例报告等评估材料中获得初步临床证据，证明某种再生医学疗法是否符合医疗需求。在确定初步临床证据足以支持 RMAT 申请时，CBER 会审核以下因素，包括但不限于：数据收集的严谨性、结果的一致性、构成数据的患者或受试者的数量、疾病的严重性、稀有性或普遍性。此外，CBER 还会审查研究设计、治疗分配或结果评估的过程中是否存在偏见。与突破性疗法（Breakthrough Therapy）不同，RMAT 不需要申请者提供该药物与现有疗法相比有实质性改善的证据。

2. 基因治疗

日本厚生劳务省发布《基因治疗等临床研究指南》

2019 年 2 月，日本厚生劳务省发布的《基因治疗等临床研究指南》（厚生劳动省公告第 48 号）（简称《指南》）中[①]，定义了基因治疗等临床研究中的注意事项，保障临床伦理监管。《指南》指出，“基因治疗等临床研究”指阐明基因治疗的有效性和安全性研究。《指南》关注的 3 类临床行为包括：①操控基因或将基因导入人体细胞；②用靶向特定碱基序列来修饰人类基因；③将基因改造的细胞注入人体。

开展基因治疗等临床研究应通过临床研究阐明基因治疗的效果，充分预测基因治疗效果是否与其他治疗方法相似甚至更佳；充分预测基因治疗对受试者的益处将大大超过其不利影响。值得注意的是，禁止进行针对人类生殖细胞的基因治疗研究。

《指南》分别规定了参与基因编辑研究的研究人员、研究主任、临床试验经理、研究所及所长的职责；对研究计划的撰写内容提出具体要求；明确基因治疗等临床研究的登记要求；规定在完成基因治疗等临床研究后，主要研究者应立即采取的必

① 基因治疗等临床研究指南 [EB/OL].（2019−02−28）[2020−08−19]. https：//www.mhlw.go.jp/web/t_doc？ dataId=00011220&dataType=0&pageNo=1.

要措施，保护受试者、研究人员及相关人员的权益；基因治疗相关的临床研究结果必须公开发表，并在结果发表后立即向研究机构的负责人报告。

3. 人工智能及数字健康产品

（1）美国 FDA 发布《基于人工智能 / 机器学习软件的医疗器械的审批框架建议》

2019 年 4 月，FDA 发布白皮书《基于人工智能 / 机器学习软件的医疗器械的审批框架建议》[*Proposed Regulatory Framework for Modifications to Artificial Intelligence/Machine Learning*（*AI/ML*）*-based Software as a Medical Device*（*SaMD*）]①，明确人工智能 / 机器学习（AI/ML）相关医疗器械的特征之一是能够利用新获得的数据不断改良算法。

目前，FDA 对于软件类医疗器械的审批流程采用“风险导向”模式，即 FDA 通过评估制造商提交的材料来判断新软件是否会对医疗器械造成潜在影响。由于 AI 算法能够不断利用新数据来精进算法，无须通过传统形式进行软件更新。FDA 希望更新审批框架，使其管理模式适应 AI 技术快速迭代的特性，同时确保医疗器械的安全性和有效性。

2018 年，FDA 批准了应用于糖尿病、脑卒中、脑影像监测的 AI 医疗器械，但这类产品目前仍然使用“锁定算法”（Locked Algorithm），每次使用时设备根据既定的培训数据和验证过程运行，FDA 并未允许此类产品在商用过程中实时自动更新算法。制造商如果需要更新 AI 算法，必须发布更新包，经 FDA 批准后才能投入使用。如果能解除此类 AI 更新的限制，医疗器械类软件会有更大的发展空间，但这也要求监管机构对其有更充分的了解，以确保这些先进技术的收益大于风险。

在新的审批框架中，FDA 提出将根据软件特点免除部分更新的审查，同时讨论“软件预先认证项目”（Software Pre-Cert Program）的布局框架，认证内容包括软件研发、测试、安全监控等流程，以实现对 AI/ML 医疗软件的全流程监管。同时，提出了新的标准，建议审查内容包括产品算法的基本性能、制造商的修改计划、制造商应对算法变化的风险管理能力。

① Proposed regulatory framework for modifications to artificial intelligence/machine learning（AI/ML）-based software as a medical device（SaMD）[EB/OL].（2019－04－02）[2020－08－19]. https：//www.fda.gov/files/medical%20devices/published/US-FDA-Artificial-Intelligence-and-Machine-Learning-Discussion-Paper.pdf.

（2）美国 FDA 发布数字健康产品研发上市相关指导意见

2019 年 9 月，FDA 陆续发布 6 份医疗软件相关的指导意见，推行 FDA 的数字健康创新计划。新发布的 6 份指导意见分别针对医疗软件、设备软件、移动医疗应用、临床决策支持软件、医疗设备中即插即用（Off-the-Shelf，OTS）软件、医疗图像系统等不同软件产品提出指导意见，主要目标在于识别医疗软件的风险层级，并对高风险产品加强审批关注。

《基于 20 世纪治愈法第 3060 节的现有医疗软件政策变更》（*Changes to Existing Medical Software Policies Resulting from Section 3060 of the 21st Century Cures Act*）明确了不用被纳入医疗器械的医疗软件的定义；《临床决策支持软件》（*Clinical Decision Support Software*）指导草案定义了不再属于医疗器械范畴且不受 FDA 监管的临床决策支持软件；《设备软件功能和移动医疗应用政策》（*Policy for Device Software Functions and Mobile Medical Applications*），规范了辅助临床决策支持的软件，这些软件将根据疾病类型而被分为低风险类和高风险类，高风险类成为 FDA 的监管重点；《普遍健康：低风险设备政策》（*General Wellness*：*Policy for Low Risk Devices*）确定了“低风险”设备，即用于常规健康活动且造成极小健康损伤的设备应用范围；《医疗设备中 OTS 软件使用指南》（*Off-the-Shelf Software Use in Medical Devices*）明确了含有 OST 软件的医疗器械评估标准；《医疗设备数据系统、医疗图像存储设备和医疗图像通信设备最终指南》（*Medical Device Data Systems*，*Medical Image Storage Devices*，*and Medical Image Communications Devices*）关注医疗图像储存和通信设备的管理。5 项新增指导意见和 1 项修订草案对《21 世纪治愈法》中医疗软件的豁免条款做出技术修改和澄清，进一步阐述了保障临床决策支持（Clinical Decision Support，CDS）工具适当透明度的措施，提出医疗软件的基本监管框架。

4. 生物仿制药

美国 FDA 发布生物仿制药研发与上市指导意见

生物制品为癌症、风湿性关节炎、糖尿病和多发性硬化症等疾病患者提供了重要的治疗方案，但其研发成本高、周期长、难度大。为解决药品（尤其是生物制品）的高成本问题，FDA 发布了若干指导意见，制定了促进竞争的科学政策，以提高患者对安全有效、高质量和低成本生物仿制药和可互换性（Interchangeability）生物制品的可获得性。

2019年5月，FDA发布指导意见《可互换性生物类似药的上市指导意见》（*Considerations in Demonstrating Interchangeability with a Reference Product Guidance for Industry*）（简称《指导意见》）①，为生物仿制药与原研药“互换”的临床试验设计提供指导方案，这意味着生物仿制药能够在临床研究中代替原研药。《指导意见》提出了生物仿制药与参考制剂可互换性（Interchangeability）的科学参考因素，并针对可互换性生物制品申请或补充申请提供科学建议。FDA补充了可互换性的潜在呈现方式，即在临床应用中，生物制品应对所有患者产生与参考药物相同的临床结果；在对患者多次给药且交替（Alternating）或转换（Switching）使用生物制品和参考药物的过程中，用药风险不得大于单独使用参考药物的风险。

在确定可互换性生物仿制药的指导意见后一周，FDA起草了《治疗性生物类似药研发的质量因素》指导草案[*Development of Therapeutic Protein Biosimilars：Comparative Analytical Assessment and Other Quality-Related Considerations Guidance for Industry*（Draft）]，指导生物仿制药与参考药物的比较分析和研究设计②。生物仿制药的风险评估应包括生物仿制药的属性对药物动力学/药效学、安全性、有效性、免疫原性等临床表现的潜在影响。该指导草案提出了9个评估生物仿制药的因素，包括表达系统、制造工艺、理化性质、功能活性、靶标结合、杂质、参考药物和参考标准、成品药、稳定性，要求比较分析评估时应考虑每个因素的详细数据③。

5. 药械组合产品

（1）美国FDA发布复合型产品的研发指导原则

2019年12月，FDA发布《药物设备和生物药品设备复合型产品桥接的行业指导原则》（*Bridging for Drug-Device and Biologic-Device Combination Products*

① Considerations in demonstrating interchangeability with a reference product guidance for industry [EB/OL].（2020-05-06）[2020-08-18]. https：//www.fda.gov/regulatory-information/search-fda-guidance-documents/considerations-demonstrating-interch angeability-reference-product-guidance-industry.

② Development of therapeutic protein biosimilars：comparative analytical assessment and other quality-related considerations guidance for industry [EB/OL].（2018-03-02）[2020-08-19]. https：//www.fda.gov/regulatory-information/search-fda-guidance-documents/development-therapeutic-protein-biosimilars-comparative-analytical-assessment-and-other-quality.

③ Zachary Brennan. FDA replaces withdrawn biosimilar guidance with new one on quality-related considerations [EB/OL].（2019-05-21）[2020-08-19]. https：//www.raps.org/news-and-articles/news-articles/2019/5/fda-replaces-withdrawn-biosimilar-guidance-with-ne.

Guidance for Industry）（简称《指导原则》），提出“数据桥接”的理念，帮助产品开发人员在组合产品的 IND 和 BLA 中将相关数据桥接（Bridging）。《指导原则》提供了不同药物设备组合产品的桥接方案，包括使用不同的产品设备和相同的药物，或使用相同的设备和不同的药物。FDA 表示，一旦开发者将组合产品的信息连接起来，就能通过这些信息简化开发程序。然而，连接信息的可利用程度取决于组合产品特性。例如，改变复杂生物产品的给药途径可能增加其他安全性和有效性问题，这些情况将不能使用数据桥接。FDA 建议研发人员遵循 5 个步骤来评估和使用数据桥接：①确定不同组合产品的差异；②识别新产品的现有信息；③确定将第一产品的数据连接到第二产品的方法；④确定是否存在空白信息及相关解决方案；⑤找出两个产品之间的其他不同之处，判断数据桥接是否能够有效应用于第二产品。

（2）欧盟 EMA 发布药械组合的质量要求指导草案

“药械组合产品”能够帮助患者通过器械操作来实现某些药物的自我管理，从而减轻患者和医疗系统的负担。随着越来越多的药械组合产品投放市场，监管部门应对药械产品提出更精确、更具体的要求和建议。

2019 年 6 月，EMA 发布《药物—器械组合质量要求的指导草案》（*Guideline on the Quality Requirements for Drug-Device Combinations*）①，提出了药械组合产品研发过程中需要关注的重要信息，以便全面评估药械组合产品概况、关键质量属性和总体控制策略。EMA 的目标是确定医疗器械是否符合通用安全和性能要求（General Safety and Performance Requirements，GSPRs）。对于整体式药械组合（如单剂量预灌装注射器），研发人员可以使用器械制造商提供的相关合格证书来满足 EMA 的评审要求；对于非整体式药械组合，EMA 将根据器械对药品质量、安全性、功效影响等信息，对装置进行欧洲合格认证（Conformite Europeenne，CE）。

二、国内临床医学研究的政策与法规

我国高度重视临床医学研究相关政策与法规的制定。为强化临床医学研究的监督管理、保障临床医学研究质量、保障受试者权益，2019 年，我国围绕临床医学管理、重大疾病研究、医药技术与产品研发等，研究并制定了相应的法律法规、指导

① Quality requirements for drug-device combinations [EB/OL].（2019−03−16）[2020−08−19]. https：//www.ema.europa.eu/en/quality-requirements-drug-device-combinations.

意见和行业指南。

（一）临床医学研究相关的政策文件

本部分整理了国务院等在2019年发布的临床医学研究相关法律法规、管理条例、指南等政策文件，主要包括《中华人民共和国基本医疗卫生与健康促进法》《中华人民共和国药品管理法》《中华人民共和国疫苗管理法》《中华人民共和国人类遗传资源管理条例》等。

1. 健康促进

（1）通过《中华人民共和国基本医疗卫生与健康促进法》

2019年12月28日，第十三届全国人民代表大会常务委员会第十五次会议审议通过了《中华人民共和国基本医疗卫生与健康促进法》（简称《基本医疗卫生与健康促进法》），自2020年6月1日起施行。

《基本医疗卫生与健康促进法》包括十章110条内容，涉及基本医疗卫生服务、医疗卫生机构、医疗卫生人员、药品供应保障、健康促进等布局建设领域，旨在支持药物的研制和生产、推动医疗研究机构建设、建立慢病管理制度、鼓励发展中医药事业。《基本医疗卫生与健康促进法》中规定“加强医学基础科学研究，鼓励医学科学技术创新，支持临床医学发展，促进医学科技成果的转化和应用，推进医疗卫生与信息技术融合发展，推广医疗卫生适宜技术，提高医疗卫生服务质量”。为支持药物研制与生产，将建立以临床需求为导向的健全的药品审评审批制度，支持临床急需药品、儿童用药品和防治罕见病、重大疾病等药品的研制、生产，满足疾病防治需求；建立健全药品研制、生产、流通、使用全过程追溯制度，加强药品管理，保证药品质量。为推动医疗研究机构建设，应基于已建成的医疗卫生机构，合理规划与设置国家医学中心和国家、省级区域性医疗中心，诊治疑难重症，研究攻克重大医学难题，培养高层次医疗卫生人才。为建立慢性非传染性疾病防控与管理制度，应对慢性非传染性疾病及其致病危险因素开展监测、调查和综合防控干预，及时发现高危人群，为患者和高危人群提供诊疗、早期干预、随访管理和健康教育等服务。为鼓励中医药事业发展，坚持中西医并重、传承与创新相结合，发挥中医药在医疗卫生与健康事业中的独特作用；加强中药的保护与发展，充分体现中药的特色和优势，发挥其在预防、保健、医疗、康复中的作用。

《基本医疗卫生与健康促进法》总结了我国医药卫生体制改革的经验，为落实基本医疗卫生与健康促进的战略部署提出了顶层的、制度性的、基本的安排。作为我国卫生与健康领域的首部基础性、综合性法律，《基本医疗卫生与健康促进法》对于推动我国卫生与健康领域法治建设、在卫生与健康工作中落实全面依法治国方略具有基础性和全局性的作用，对于构建中国特色基本医疗卫生制度、全方位全周期保障人民健康、推进健康中国建设具有重要意义。

（2）印发《健康中国行动（2019—2030 年）》

2019 年 6 月 25 日，国务院印发了《关于实施健康中国行动的意见》（国发〔2019〕13 号，简称《意见》），旨在在国家层面指导未来 10 余年疾病预防和健康促进。依据《意见》成立了健康中国行动推进委员会并发布了《健康中国行动（2019—2030 年）》（简称《健康中国行动》）。国务院办公厅印发了《健康中国行动组织实施和考核方案》（国办发〔2019〕32 号）。

“健康中国相关规划”在定位上，从以“疾病”为中心向以“健康”为中心转变；在策略上，从注重“治已病”向注重“治未病”转变；在主体上，从依靠卫生健康系统向社会整体联动转变。《健康中国行动》针对四大慢性疾病（心血管疾病、肿瘤、慢性呼吸系统疾病、糖尿病），以及传染病和地方病发起“攻坚战”，将监测、检测、早诊早治、规范化治疗等建议贯穿于重大疾病防治行动，从个人、社会和政府方面提出了具体的防治防控方案。

为了系统地指导疾病预防和健康促进，《健康中国行动》明确实施 15 项重要行动，并细化落实每项行动的目标、指标和具体任务及职责分工。15 项重要行动包括健康知识普及行动、合理膳食行动、全民健身行动、控烟行动、心理健康促进行动、健康环境促进行动、妇幼健康促进行动、中小学健康促进行动、职业健康保护行动、老年健康促进行动、心脑血管疾病防治行动、癌症防治行动、慢性呼吸系统疾病防治行动、糖尿病防治行动、传染病及其他地方病防控行动。2019 年，卫生健康委等多部门先后印发了《健康中国行动——癌症防治实施方案（2019—2022 年）》和《健康中国行动——儿童青少年心理健康行动方案（2019—2022 年）》。本章“重大疾病相关的政策文件”中将对《健康中国行动——癌症防治实施方案（2019—2022 年）》进行详细描述。

2. 药品管理

修订《中华人民共和国药品管理法》

2019 年 8 月 26 日，第十三届全国人民代表大会常务委员会第十二次会议通过《中华人民共和国药品管理法》（简称 2019 年版《药品管理法》）。12 月 2 日，国家药监局发布关于贯彻实施 2019 年版《药品管理法》有关事项的公告。这是时隔 18 年首次对《药品管理法》进行全面修改，总结了我国药品管理的经验教训，推动了我国与国际药品监督管理的接轨。

2019 年版《药品管理法》由原来的 10 章 104 条调整为 12 章 155 条。从政策文本内容看，2019 年版《药品管理法》强化了药品研制阶段（专设第二章“药品研制和注册”和第三章“药品上市许可持有人”）和上市后（专设第七章“药品上市后管理”）的监督管理，以及药品的保障（专设第九章“药品储备和供应”）。

2019 年版《药品管理法》的亮点之一是鼓励创新研发、加快新药上市。在总则中明确提出“发展现代药和传统药，充分发挥其在预防、医疗和保健中的作用”“鼓励研究和创制新药，保护公民、法人和其他组织机构研究、开发新药的合法权益”，具体包含 6 个方面的举措：①明确方向，重点支持以临床价值为导向、对人体疾病具有明确或特殊疗效的药物创新。鼓励对具有新的治疗机制、治疗严重危及生命的疾病、罕见病等及儿童用药的研制；②健全审评机制，强化审评队伍的能力建设，完善与注册申请人的沟通交流机制，建立专家咨询制度，为药物创新释放制度红利；③进一步优化临床试验，将临床试验由批准制调整为到期默示许可制，将临床试验机构由认证管理调整为备案管理，进一步提高临床试验机构的审评审批效率；④建立关联审评审批，在审评审批药品时，将化学原料药、辅料、直接接触药品的包装材料和容器调整为与制剂一并审评审批；⑤实行优先审评审批，对临床急需的短缺药品、防治重大传染病和罕见病等疾病的新药、儿童专用药开设绿色通道，优先审评审批；⑥建立附条件批准制度[①]，对治疗严重危及生命且尚无有效治疗手段的疾病，以及公共卫生方面急需的药品，前期的临床试验已有数据显示具有疗效并且能预测其临床价值的，可以附条件批准。

---

① “附条件批准制度”为：对正在开展临床试验的用于治疗严重危及生命且尚无有效治疗手段的疾病的药物，经医学观察可能获益，并且符合伦理原则的，经审查、知情同意后可以在开展临床试验的机构内用于其他病情相同的患者。

在临床研究审批方面，2019 年版《药品管理法》将临床试验由批准制调整为到期默示许可制，即“开展药物临床试验，应按照国务院药品监督管理部门的规定如实报送研制方法、质量指标、药理及毒理试验结果等有关数据、资料和样品。国务院药品监督管理部门应当自受理临床试验申请之日起六十个工作日内决定是否同意并通知临床试验申办者，逾期未通知的，视为同意”。

3. 疫苗管理

通过《中华人民共和国疫苗管理法》

2019 年 6 月 29 日，第十三届全国人民代表大会常务委员会第十一次会议表决通过《中华人民共和国疫苗管理法》（简称《疫苗管理法》）。12 月 26 日，国家药监局发布预防用疫苗临床试验不良事件分级标准指导原则。

《疫苗管理法》是目前全世界第一部综合性疫苗管理法，整合了《中华人民共和国药品管理法》《中华人民共和国传染病防治法》《疫苗流通和预防接种管理条例》《疫苗储存和运输管理规范》等法律和行政法规中的相关规定，明确规定对疫苗实行最严格的管理制度。

《疫苗管理法》共 11 章 100 条，覆盖疫苗研制和注册、疫苗生产和批签发制度、疫苗流通、预防接种、异常反应监测和处理、疫苗上市后管理、保障措施、监督管理等。《疫苗管理法》关注的重点包括[①]：①全程电子追溯，制定统一的疫苗追溯和规范，建立全国疫苗信息化追溯协同平台，整合疫苗生产、流通、预防接种等环节，形成完整的追溯数据链，实现疫苗产品来源可查、去向可追、责任可究；②生命周期管理，确立“全程管控”的基本原则，按照全生命周期管理的要求，做出全面而系统的规定；③严惩违法行为，对生产、销售假劣疫苗，申请疫苗注册提供虚假数据及违反相关质量管理规范等违法行为，设置了比一般药品更高的处罚标准；④明确补偿机制，以问题为导向，着力解决广大人民群众普遍关注的疫苗质量安全、预防接种安全、疫苗损害救济等实际问题（如疫苗接种异常等）；⑤鼓励创新发展，支持疫苗基础研究和应用研究，将预防、控制重大疾病的疫苗研制、生产和储备纳入国家战略，根据疾病流行情况、人群免疫状况等制定研发规划，支持多联多价新型疫苗研制，对创新疫苗实行优先审评审批。《疫苗管理法》针对疫苗的临床

① 《中华人民共和国疫苗管理法》解读 [EB/OL].（2019−12−04）[2020−08−19]. http：//www.fuzhou.gov.cn/zgfzzt/ylws/gjmygh/201912/t20191204_3107955.htm.

研究提出了相关要求。疫苗临床试验应当由符合国务院药品监督管理部门和国务院卫生健康主管部门规定条件的三级医疗机构或者省级以上疾病预防控制机构实施或组织实施。国家鼓励符合条件的医疗机构、疾病预防控制机构等依法开展疫苗临床试验。疫苗临床试验申办者应制定临床试验方案，建立临床试验安全监测与评价制度，审慎选择受试者，合理设置受试者群体和年龄组，并根据风险程度采取有效措施，保护受试者合法权益。

4. 人类遗传资源的使用与管理

发布《中华人民共和国人类遗传资源管理条例》

《中华人民共和国人类遗传资源管理条例》①（国令第717号，简称《条例》）于2019年3月20日在国务院第41次常务会议上通过，自2019年7月1日起施行。

人类遗传资源信息是指利用人类遗传资源和资料产生的数据等信息资料，《条例》基于1998年《人类遗传资源管理暂行办法》的施行经验制定，从加大保护力度、促进合理利用、加强规范、优化服务监管等方面对中国人类遗传资源管理做出规定。《条例》在人类遗传资源数据的采集和保藏、利用和对外提供、服务和监督、法律责任等几方面加以强调。

①加大保护力度。我国人类遗传资源的采集首先应合法、方案合理、通过伦理审查，采集前应事先告知资源提供者采集目的、用途、对健康产生的潜在影响，且采集人享有自愿参与和随时退出的权利。国家需加强人类遗传资源保藏工作，加快标准化、规范化的人类遗传资源保藏基础平台和人类遗传资源大数据建设。保藏单位应当对所保藏的人类遗传资源加强管理和监测，采取安全措施，制定应急预案，确保保藏和使用安全，并且保藏单位应当就本单位保藏人类遗传资源情况向国务院科学技术行政部门提交年度报告。

②促进合理利用。科研机构、高等学校、医疗机构和企业利用人类遗传资源开展的研究开发活动，以及成果的产业化，国家应依照法律、行政法规和国家有关规定予以支持。利用我国人类遗传资源开展的临床试验应遵循相关法律法规。国外组织等利用我国人类遗传资源需要遵循我国法律法规，并采取与我国科研机构合作的方式进行。为获得相关药品和医疗器械在我国上市许可，在临床机构利用我国人类

① 中华人民共和国人类遗传资源管理条例 [EB/OL].（2019－05－28）[2020－08－19]. http：//www.gov.cn/zhengce/content/2019－06/10/content_5398829.htm.

遗传资源开展国际合作临床试验、不涉及人类遗传资源材料出境的，不需要审批，但需要在临床试验前向国务院科学技术行政部门进行备案。

③优化服务监管。国务院科学技术行政部门应当及时发布采集、保藏、利用、对外提供我国人类遗传资源的审批指南和示范文本，加强电子政务建设，加强申请人办理审批、备案等事项。聘请生物技术、医药、卫生、伦理、法律等专家组成评审委员会，提供专业意见。

④加强规范。完善相关法律责任，加大处罚力度。未经批准而采集、保藏、利用我国人类遗传资源的机构和个人，处50万元以上500万元以下罚款，违法所得超过100万元的，处违法所得5倍以上10倍以下罚款，并记入信用记录和向社会公示。

5. 临床试验数据的使用与管理

（1）发布《真实世界证据支持药物研发的基本考虑》

为促进各方对真实世界数据的理解、探讨其在药物研发中的应用场景，使用真实世界研究和真实世界证据支持新药研发提供法规层面的指导意见，国家药监局药品评审中心于2019年5月29日发布《真实世界证据支持药物研发的基本考虑（征求意见稿）》（简称《意见稿》）[①]，并向社会公开征询意见。

《意见稿》将真实世界数据定义为与患者使用药物及健康状况有关的和/或来源于各种日常医疗过程所收集的数据。真实世界数据的常见来源包括以下9个系统和平台：卫生信息系统（Health Information System，HIS）、医保系统、疾病登记系统、国家药品不良反应监测哨点联盟（China ADR Sentinel Surveillance Alliance，CASSA）、自然人群队列数据库、组学相关数据库、死亡登记数据库、来自移动设备端的数据、其他数据库（为特殊目的创建的数据库，如国家免疫规划数据库等）。其数据质量通过相关性和可靠性进行评估。

《意见稿》提出的真实世界证据将通过以下6个方面支持药物研发和监管决策。

①罕见病治疗药物。罕见病治疗药物的临床试验面临的最大挑战是对照组选择，由于罕见病通常没有或很少有可选治疗方案，因此以自然疾病队列形成的真实世界数据可以作为非随机单臂试验的外部对照。

① 截至本报告出版前，国家药监局药品评审中心组织对相关意见进行了汇总分析，进一步听取了工业界和临床专家等各有关方的意见，组织召开专家定稿会和内部研讨，于2020年1月发布了《真实世界证据支持药物研发与审评的指导原则（试行）》。

②修订适应证或联合用药范围。对于已经上市且需要扩大适应证的药物，在随机对照临床试验（Randomized Controlled Trial，RCT）不可行时，可使用实用性临床试验（Pragmatic Clinical Trial，PCT）作为候选方案。

③上市后药物的再评价。基于 RCT 获批的药物病例数少且研究时间较短，可能存在安全信息有限等问题，需要利用真实世界数据对自然人群中进行用药方案有效性、安全性，以及经济效益等评估，并根据真实世界数据不断做出决策调整。

④中药医院制剂的研发。我国有较多在临床上被广泛、长期使用却未获批准上市的中药医院制剂，若能将真实世界研究与随机对照临床试验相结合，将可以作为中药医院制剂的科学可行的临床研发路径和监管决策依据。

⑤指导临床研究设计。利用真实世界证据指导临床研究的设计至关重要。例如，从疾病的自然史、目标人群的疾病流行率、治疗的标准化和有效性，以及与有效性相关的关键协变量等为下一步的临床研究设计提供有力证据。

⑥精准定位目标人群。精准医疗旨在更好地预测药物对特定人群（亚组）的治疗收益和风险，真实世界数据的真实世界证据为精准医疗提供了实施基础。生物标记物是靶向治疗药物的临床前和早期临床研究的关键因素。利用人群队列的组学数据、公共基因库信息、相关的临床资料等真实世界数据，可精确定位治疗药物的目标人群。

（2）发布适用 15 个 ICH E 系列指导原则

2019 年 11 月 12 日，国家药监局发布《关于适用〈E1：人群暴露程度：评估非危及生命性疾病长期治疗药物的临床安全性〉等 15 个国际人用药品注册技术协调会（ICH）指导原则的公告》（2019 年第 88 号）。

此次发布的 15 个 ICH E 系列指导原则包括《E1：人群暴露程度：评估非危及生命性疾病长期治疗药物的临床安全性》《E2E：药物警戒计划》《E2F 及示例：研发期间安全性更新报告及示例》《E3 及问答（R1）：临床研究报告的结构与内容及问答》《E4：药品注册所需的量效关系信息》《E5（R1）及问答（R1）：接受国外临床试验数据的种族因素及问答》《E7 及问答：特殊人群的研究：老年医学及问答》《E8：临床试验的一般考虑》《E9：临床试验的统计学原则》《E10：临床试验中对照组的选择和相关问题》《E11（R1）：用于儿科人群的医学产品的药物临床研究》《E12A：抗高血压新药临床评价原则》《E15：基因组生物标志物、药物基因组学、遗传药理学、基因组数据和样本编码分类的定义》《E16：药物或生物技术产品开发相关的生物标志物：资格认定申请的背景资料、结构和格式》《E17：多区域临床试验计划与设计的一般原则》。

临床研究的管理和技术要求正在发生深刻变化，为全面与国际接轨，加深对临床研究新理念、新设计、新方法的理解非常重要。中国加入 ICH 对于我国药监机构、制药企业、药品研发机构意味着重大机遇与挑战，相关参与者需要逐步转化和实施 ICH 的技术标准与指南，进一步提升我国医学研究和制药行业的创新能力和国际竞争力。

6. 临床试验的设计与实施

（1）发布《关于开展药品使用监测和临床综合评价工作的通知》

2019 年 4 月 9 日，国家卫生健康委发布《关于开展药品使用监测和临床综合评价工作的通知》（简称《通知》）[①]（国卫药政函〔2019〕80 号），推进健全药品供应保障制度的决策部署，及时准确掌握药品使用情况。

《通知》指出：①要充分认识到药品使用监测和临床综合评价的重要性，这是促进药品回归临床价值的基础，也是健全药品供应保障制度的具体要求。各级卫生健康行政部门需加快建立、健全药品使用监测与临床综合评价标准规范和工作机制，不断完善国家药物政策，提升药品供应保障能力，促进科学、合理、安全用药。②全面开展药品使用监测。建立健全监测系统，开展全面监测和重点监测，建立国家、省两级药品使用监测平台和国家、省、市、县四级药品使用监测网络；系统收集并报告药品配备品种、生产企业、使用数量、采购价格、供应配送等信息；对药品使用与疾病防治、跟踪随访的具体数据进行重点监测。③分析药品使用监测数据。加强药品临床综合评价的组织管理，围绕国家基本药物目录、鼓励仿制药品目录、鼓励研发申报儿童药品清单等；科学开展药品临床综合评价，围绕药品的安全、有效、经济、创新和可及性等特点进行定量定性分析，结合循证医学、流行病学、临床医学等知识体系，综合性、科学化和规范化地评估药品临床价值；建立评价结果应用的关联机制，在科学运用药品临床评价结果的基础上，加强与医保、药监等部门的合作，完善药品研发、生产、流通、使用等一系列政策，健全药品供应

① 国家卫生健康委关于开展药品使用监测和临床综合评价工作的通知 [EB/OL].（2019-04-09）[2020-08-19]. http：//www.nhc.gov.cn/yaozs/pqt/201904/31149bb1845e4c019a04f30c0d69c2c9.shtml ？from=timeline&；isappinstalled=0.

保障制度。

（2）发布《关于发布上市药品临床安全性文献评价指导原则（试行）的通告》

2019 年 5 月 23 日，国家药监局发布《关于发布上市药品临床安全性文献评价指导原则（试行）的通告》(2019 年第 27 号)（简称《通告》），旨在进一步落实药品上市许可持有人的药品安全主体责任，提升持有人履职的能力，规范持有人开展临床安全性文献的系统评价。

上市药品许可持有人应当定期对药品的不良反应监测数据、临床研究和文献资料进行更新，《通告》借鉴了循证医学的证据分类、分级、严格评价和更新方法，指导药品许可持有人评价临床安全性文献和撰写相关报告。《通告》指出，要根据管理部门的要求或者持有人的自身需求明确研究目的，确定评价目标。根据文献纳入标准、排除标准、检索策略、筛选方法、原始研究质量评价方案、信息提取方案、统计分析计划、证据等级评价方案、不良事件术语标准化等制定研究方案。根据数据库、论文集等相关文献确定检索策略，全面查找证据。根据研究目的进行文献筛选、资料提取，评价所参考的文献质量，定性定量分析资料，确保参考文献资料的权威性和准确性，并形成文献评价报告。

（3）发布《药物临床试验机构管理规定》

学科和科室建设是 2019 年深化医药卫生体制改革的重点工作之一。国务院印发的《深化医药卫生体制改革 2019 年重点工作任务》中指出：在医疗示范机构建设方面强调“稳步推进国家医学中心和区域医疗中心建设，选择高水平医院建设区域医疗中心，促进资源优化配置，提升中西部优质医疗资源短缺地区等相关区域医疗服务水平”；在人才教育和培养上“强化医教协同，完善培养模式，推动住院医师规范化培训与硕士专业学位研究生培养有机衔接”。

2019 年 11 月，国家药监局、国家卫生健康委发布《药物临床试验机构管理规定》(2019 年第 101 号)（简称《管理规定》），加强药物临床试验机构的监督管理，明确了药物临床试验机构应具备的条件，指出由国家药品监管部门建立“药物临床试验机构备案管理信息平台”，用于药物临床试验机构登记备案和运行管理。

《管理规定》明确了药物临床试验机构应具备的 12 项具体条件。应对机构及其专业的技术水平、设施条件及特点进行评估、备案并由省级以上疾病防控机构负责管理，承担主要法律责任。省级药监部门、卫生健康部门根据药物临床试验机构自我评估情况、开展药物临床试验情况、既往监督检查情况等，依据职责组织对本行政区域内药物临床试验机构开展日常监督检查。《管理规定》具体内容包括以下 3 点：

①条件和备案。药物临床试验机构指具备相应条件开展药物临床试验的机构，在中国境内开展的经批准的药物临床试验应在药物临床试验机构（具有医疗机构执业许可证的二级甲等以上资质）中进行。药物临床试验机构为疾病预防控制机构的，应当为省级以上疾病预防控制机构，并实行备案管理。

②运行管理。药物临床试验机构备案后，应当按照相关法律法规和《药物临床试验质量管理规范》要求，在备案地址和相应专业内开展药物临床试验，以确保研究的科学性，且符合伦理，确保研究资料的真实性、准确性、完整性，确保研究过程的可追溯性，并承担相应法律责任。主要研究者应当监督药物临床试验实施及各研究人员履行其工作职责的情况，并采取措施实现质量管理，确保数据可靠、准确。药物临床试验机构应当于每年 1 月 31 日前在备案平台填报上一年度药物临床试验工作总结报告。药物临床试验机构接到境外药品监督管理部门检查药物临床试验要求的，应当在接受检查前将相关信息录入备案平台，并在接到检查结果后 5 个工作日内将检查结果信息录入备案平台。

③监督检查。国家药监局会同卫生健康委建立药物临床试验机构国家检查员库，根据监管和审评需要，依据职责对药物临床试验机构进行监督检查。省级部门根据药物临床试验机构自我评估情况开展日常监督检查。未按规定进行备案的，国家药品监督管理部门可不接收其药品行政许可。

（二）重大疾病相关的政策文件

本节筛选国家卫生健康委员会、国家药品监督管理局、科技部等发布的重大疾病相关政策文件，涉及肿瘤、心血管疾病、呼吸系统疾病等领域。

1. 肿瘤

（1）印发《健康中国行动——癌症防治实施方案（2019—2022 年）》

2019 年 9 月 20 日，国家卫生健康委、国家发展改革委、教育部、科技部、财政部、生态环境部、国家医保局、国家中医药局、国家药监局、国务院扶贫办印发《健康中国行动——癌症防治实施方案（2019—2022 年）》（简称《方案》）[①]。

① 关于印发健康中国行动——癌症防治实施方案（2019—2022 年）的通知 [EB/OL].（2019-09-23）[2020-08-19]. http：//www.nhc.gov.cn/jkj/s5878/201909/2cb5dfb5d4f84f8881897e232b376b60.shtml.

《方案》提出癌症防治的主要目标是：到 2022 年，癌症防治体系进一步完善，危险因素综合防控取得阶段性进展，显著提升癌症筛查、早诊早治和规范诊疗水平，遏制癌症发病率、死亡率上升趋势，总体癌症 5 年生存率比 2015 年提高 3 个百分点，患者疾病负担得到有效控制。《方案》的主要特点是：①强调癌症防治全面推进，该《方案》涵盖了癌症预防、筛查、诊断、治疗、康复全流程，以及完善服务体系、加强信息系统、实施救治救助、加快科技攻关等支撑保障机制建设，针对每个领域的问题提出具体措施；②强化预防为主、防治结合，重视癌症危险因素控制，并强调早诊早治和规范诊疗；③目标可操作性强，针对癌症防治知识普及、肿瘤登记、早诊早治工作提出量化目标，使工作任务可评估、操作性强[①]。

针对癌症防治，需要针对控制危险因素、提升癌症防治能力、健全肿瘤登记制度等开展信息化行动、推广早诊早治早筛、规范化癌症诊疗、中西医结合防治方法，通过癌症保障救助救治减轻医疗负担、实施重大科技攻关 8 项行动。其中与临床研究密切相关的包括：①癌症信息化，健全肿瘤登记报告制度，提升肿瘤登记数据质量，并促进相关信息资源共享利用。②实施早诊早治早筛的推广行动，具体要求制定重点癌症早诊早治指南、加快推进癌症早期筛查和早诊早治、健全癌症筛查长效机制。③癌症诊疗规范化行动包括修订肿瘤疾病诊疗规范、指南、临床路径，加强诊疗规范化管理；依托肿瘤专业省级医疗质量控制中心，完善诊疗质控体系；持续推进“单病种、多学科”诊疗模式，积极运用互联网、人工智能等新兴技术，优化诊疗模式。④中西医结合，依托现有资源建设国家中医肿瘤中心和区域中医诊疗中心（肿瘤），加快癌症中医药防治网络的构建；制定完善癌症中医药防治指南、诊疗方案和临床路径，挖掘整理癌症中医药防治技术方法并推广应用，探索创新符合中医理论的癌症诊疗模式；发挥中医“治未病”作用。

面向重大科技攻关，需要关注以下内容：①加强癌症放化疗、影像、病理、护理、康复、安宁疗护及儿童肿瘤等临床专业人才培养。②加快科研攻关，在“科技创新 2030”重大项目中强化基础前沿研究、诊治技术和应用示范的全链条部署，加强中医药防治癌症理论、临床与基础研究，组织开展中医药及中西医结合治疗癌症循证评价研究、中药制剂与新药及中医诊疗设备的研发及转化应用。

---

① 《健康中国行动——癌症防治实施方案（2019—2022 年）》解读 [EB/OL].（2019-09-23）[2020-08-19]. http：//www.nhc.gov.cn/jkj/s5879/201909/e3ed016c94dc40a1a00157df74405c0b.shtml.

（2）发布《关于开展儿童血液病、恶性肿瘤医疗救治及保障管理工作的通知》

2019 年 7 月 31 日，国家卫生健康委、民政部、国家医保局、国家中医药局、国家药监局发布《关于开展儿童血液病、恶性肿瘤医疗救治及保障管理工作的通知》（简称《通知》），开展儿童血液病、恶性肿瘤医疗救治及保障管理工作，按照患者自愿原则，为患儿提供相应保障①。

《通知》明确了 10 个首批救治管理病种，并建议逐步将更多符合条件的儿童重大疾病纳入保障体系。此外，《通知》也鼓励新药研发生产，加快境外已上市新药在境内的审批上市过程，鼓励临床急需药品的研发。《通知》强调，完善诊疗体系，提高救治管理水平：明确了 10 个儿童实体肿瘤作为首批救治管理病种；建立健全定点医院及诊疗协作网络；以省级（或有条件的地市）为单位，由儿童专科医院牵头组建跨医疗机构的诊疗协作组，协调协作组成员单位共同实施实体肿瘤患儿化疗、手术、放疗等多学科协作诊疗；组建国家级、省级专家组，制修订完善相关诊疗技术规范、临床路径，并加大培训宣传力度；建立儿童血液病和恶性肿瘤登记管理系统，实施家庭医生签约服务，加强全程管理；制定相关病种早期筛查方案，明确适宜的筛查指标和项目，加大科普宣传力度，提高早诊早治率。

为了落实和实施《通知》内容，卫生健康委办公厅印发儿童血液病、恶性肿瘤相关 10 个病种诊疗规范（2019 年版），旨在提高规范化诊疗水平，保障医疗质量与安全。10 个病种分别为儿童再生障碍性贫血、原发性免疫性血小板减少、血友病、噬血细胞综合征、淋巴瘤、神经母细胞瘤、肝母细胞瘤、肾母细胞瘤、视网膜母细胞瘤、儿童及青少年肉瘤，都是发病率相对较高、诊疗效果明确、经济负担重的儿童疾病②。每项规范包括疾病概述、临床表现、实验室检查、诊断标准（含分型诊断标准）和治疗方案。治疗方案中详细地列出了手术、系统化疗、放射治疗、手术治疗等常规手段，以及细胞疗法等新兴治疗方法，整理了各种疗法潜在并发症及可能的不良反应，规定了转诊条件。

---

① 关于开展儿童血液病、恶性肿瘤医疗救治及保障管理工作的通知 [EB/OL].（2019−07−31）[2020−08−19]. http：//www.nhc.gov.cn/yzygj/s7659/201908/99cef5c666ed452da1c133248a94a0a6.shtml.

② 国家卫生健康委办公厅关于印发儿童血液病、恶性肿瘤相关 10 个病种诊疗规范（2019 年版）的通知 [EB/OL].（2019−09−05）[2020−08−19]. http：//www.nhc.gov.cn/yzygj/s3593/201909/5f1d3329606e4cd2aa6e501603703ee4.shtml.

（3）印发《新型抗肿瘤药物临床应用指导原则（2019 年版）》

2019 年 12 月 16 日，卫生健康委办公厅印发《新型抗肿瘤药物临床应用指导原则（2019 年版）》。该指导原则由卫生健康委组织合理用药专家委员会牵头制定，是对《新型抗肿瘤药物临床应用指导原则（2018 年版）》的修改和完善[①]。

与 2018 年版相比，2019 年版进行了以下修改：第一部分“新型抗肿瘤药物临床应用指导原则”，将抗肿瘤药物临床应用的基本原则之一“基因检测后方可使用”改为“靶点检测后方可使用”，修改后的覆盖范围更广，描述更准确，靶点不仅包括突变基因，还可能是特定蛋白质或通路；第二部分“各系统肿瘤的药物临床应用指导原则”中，对各类肿瘤药物（消化系统肿瘤用药、血液肿瘤用药、泌尿系统肿瘤用药、乳腺癌用药、皮肤及软组织肿瘤用药、头颈部肿瘤等）进行了增减和替换，呼吸系统肿瘤用药由 11 个增加到 15 个，增加了达可替尼、阿来替尼、帕博利珠单抗和依维莫司，将“马来酸阿法替尼”改为“阿法替尼”，将“盐酸安罗替尼”改为“安罗替尼”；增加了生殖系统肿瘤用药奥拉帕利。

2. 心血管疾病

印发介入诊疗技术临床应用管理规范

2019 年 11 月 15 日，国家卫生健康委办公厅印发《关于心血管疾病介入等 4 类介入类诊疗技术临床应用管理规范的通知》（国卫办医函〔2019〕828 号）。

在心血管、脑血管领域，以介入、内镜技术为代表的微创治疗技术快速发展和成熟，技术种类和临床应用范围不断扩展，部分介入类技术已在我国基层医疗机构中推广应用。为规范此类临床应用，卫生健康委组织专家将《心血管疾病介入诊疗规范》（2011 版）、《综合介入诊疗技术管理规范》（2012 版）、《外周血管介入诊疗技术管理规范》（2012 版）、《神经血管介入诊疗技术管理规范》（2011 版）4 类介入诊疗技术管理规范，统一修改为 2019 版。

此次修订对医疗机构条件、医务人员条件、技术管理要求做出了适当调整，主要体现在：①取消了医疗机构的准入审批和医疗机构等级限制，拥有相关设备设施、人员环境并满足管理要求的各类机构都可以实施，并详细明确了医疗机构的主

① 国家卫生健康委办公厅关于印发新型抗肿瘤药物临床应用指导原则（2019 年版）的通知 [EB/OL].（2019−12−20）[2020−08−19]. http：//www.nhc.gov.cn/yzygj/s7659/201912/3922e93c3ef84c54879f36777db73568.shtml.

体责任；②取消了医务人员的审批备案，详细规定医务人员的培训考核要求，明确培训基地建设条件、培训人员资质、考试考核要求及能力认定条件；③开展事中事后监管，实施相关鉴定措施，要求医疗机构将相关技术纳入手术分级管理，并指导推荐手术分级管理目录[①]。

上述规范要求监管机构加强相关技术临床应用的事中事后监管，开展日常监测与定期评估，及时向医疗机构反馈监测和评估结果，促进相关技术临床应用质量持续改进。各级医疗机构需要充分落实医疗技术临床应用管理的主体责任，结合实际情况，参照本规范推荐的手术分级管理目录，完善医疗机构的手术分级目录并强化医务人员的培训考核及分级授权管理工作。

3. 呼吸系统疾病

印发《遏制结核病行动计划（2019—2022 年）》

2019 年 5 月 31 日，国家卫生健康委、国家发展改革委、教育部、科技部、民政部、财政部、国务院扶贫办、国家医保局印发《遏制结核病行动计划（2019—2022 年）》（简称《行动计划》）[②]。

《行动计划》提出到 2022 年的目标：全国肺结核发病率降至 55/10 万以下，死亡率维持在较低水平（3/10 万以下），提出 6 项具体行动：①全民结核病防治健康促进行动，对不同人群分类指导；②结核病诊疗服务质量提升行动，提高实验室质量控制并推广快捷的检测技术，提高结核病诊断的准确性，规范患者诊治和全程管理；③重点人群结核病防治强化行动。精准识别高危、重点人群，病原学阳性肺结核患者密切接触者筛查率要求达到 95%，严防、控制学校结核病突发公共卫生事件；④重点地区结核病扶贫攻坚行动，实施结核病扶贫攻坚行动；⑤遏制耐药结核病防治行动，扩大耐药结核病筛查范围，2022 年，地市级以上定点医疗机构应当具备开展药敏试验、菌种鉴定和结核病分子生物学诊断能力，适时将符合条件的抗结核新药纳入其中；⑥结核病科学研究和防治能力提升行动，加强结核病科研与科技

---

① 《心血管疾病介入诊疗技术临床应用管理规范（2019 年版）等 4 个介入类诊疗技术临床应用管理规范》解读 [EB/OL].（2019−11−26）[2020−08−19]. http：//www.nhc.gov.cn/yzygj/s3586/201911/5fa2907419ad4f55b737c4b2910fc273.shtml.

② 关于印发遏制结核病行动计划（2019—2022 年）的通知 [EB/OL].（2019−06−13）[2020−08−19]. http：//www.nhc.gov.cn/jkj/s3589/201906/b30ae2842c5e4c9ea2f9d5557ad4b95f.shtml.

创新，建设结核病防治信息服务网络，实现信息互联互通[①]。

在疾病防治和临床管理方面，《行动计划》要求强化规范诊治和全程管理。结核病定点医疗机构要按照临床路径、诊疗规范等有关技术指南的要求，对确诊患者进行规范化治疗，建立结核病临床诊疗质控制度，将结核病诊疗和防治核心指标纳入对定点医疗机构绩效考核中。科学研究方面，需要加大科学研究和科技创新力度，在相关国家科技计划（专项、基金等）中设立结核病诊、防、治项目，加大经费投入，针对结核病防治中的科技薄弱环节加强攻关；探索拥有自主知识产权的结核病新型诊断技术，支持新型疫苗自主研发，提高疫苗对人群的保护效率；鼓励国产抗结核药创新，提高抗结核药品疗效，优化和评估新型短程化疗方案，缩短诊断和治疗时间。

（三）技术／产品相关的政策文件

本部分筛选和梳理了国家管理机构对特定医药产品和医疗器械制定的临床医学规定和意见，主要涉及医疗器械的定制和中医药的传承创新发展等。

1. 发布《定制式医疗器械监督管理规定（试行）》

定制式医疗器械是在我国已上市的产品难以满足临床需求的情况下，为特定患者的罕见特殊情况设计和生产的个性化医疗器械。定制式医疗器械仅用于特定患者，数量少且难以通过现有的注册管理模式进行注册，2019 年 6 月，国家药监局、卫生健康委发布《定制式医疗器械监督管理规定（试行）》（简称《规定》），旨在规范定制式医疗器械注册监督管理，保障定制式医疗器械的安全性、有效性，鼓励定制式医疗器械的创新研发，最终满足患者的个性化需求。《规定》包含总则、备案管理、设计加工、使用管理、监督管理和附则共 6 章 35 条，明确定制式医疗器械的定义、备案、设计、加工、使用、监督管理等要求。

定制式医疗器械具有以下特点：①用于诊断治疗罕见特殊病损情况，预期使用人数极少，难以开展临床试验；②我国已上市产品难以满足临床需求；③由临床医生提出，为满足特殊临床需求而设计生产；④用于某一特定患者，预期能提高诊疗效果。

---

① 解读《遏制结核病行动计划（2019—2022 年）》[EB/OL].（2019−06−13）[2020−08−19]. http：//www.nhc.gov.cn/jkj/s3590/201906/1c509ba511c245038962bcb299e566c2.shtml.

患者定制医疗器械应基于临床需求，按照验证确认的工艺设计和制造的、用于指定患者的个性化医疗器械，还需要具备相关特征：①在依据标准规格批量生产医疗器械产品的基础上设计生产，以匹配患者个性化特点；②设备的设计生产必须保持在经过验证确认的范围内；③设备应用于参与临床研究的患者人群，包括定制式义齿、角膜塑形用硬性透气接触镜、骨科手术导板等。患者定制医疗器械应当按照《医疗器械注册管理办法》《体外诊断试剂注册管理办法》规定进行注册或者备案。

当定制式医疗器械临床使用病例数及前期研究能够达到上市前审批要求时，相关生产企业应按照《医疗器械注册管理办法》《体外诊断试剂注册管理办法》规定，申报注册或者办理备案。符合伦理准则且真实、准确、完整、可溯源的临床使用数据，可作为临床评价资料用于注册申报。

2. 印发《关于促进中医药传承创新发展的意见》

2019 年 10 月 20 日，国务院中医药工作部际联席会议办公室印发《中共中央 国务院关于促进中医药传承创新发展的意见》[①]（国中医药办发〔2019〕15 号）（简称《意见》）。中医药学是中华民族的伟大创造，《意见》的发布旨在采取有效措施，解决中医药发展和人才建设薄弱、中药材质量良莠不齐、中医药传承不足和创新不够、作用发挥不足等问题。《意见》主要包括以下内容。

①健全中医药服务体系。加强中医药服务机构建设：发挥中医药整体优势，建成以国家中医医学中心、区域中医医疗中心为龙头，各级各类中医医疗机构和其他医疗机构中医科室为骨干，基层医疗卫生机构为基础，融合预防保健、疾病治疗和康复于一体的中医药服务体系；筑牢基层中医药服务阵地；以信息化支撑服务体系建设，实施“互联网 + 中医药健康服务”行动，建立以中医电子病历、电子处方等为重点的基础数据库，健全中医药综合监管信息系统，实现精准高效监管。

②发挥中医药在维护和促进人民健康中的独特作用。加强中医优势专科建设，建立综合医院、专科医院中西医会诊制度，将中医纳入多学科会诊体系；强化中医药在疾病预防中的作用，大力普及中医养生保健知识和太极拳、健身气功（如八段锦）等养生保健方法，推广并体现中医治未病理念的健康工作和生活方式；提升中医药特色康复能力，制定推广一批中医康复方案，推动研发一批中医康复器具。

① 中共中央 国务院关于促进中医药传承创新发展的意见 [EB/OL].(2019-10-26)[2020-08-19]. http：//www.gov.cn/zhengce/2019-10/26/content_5445336.htm.

③大力推动中药质量提升和产业高质量发展。加强野生药用动植物和环境保护，修订中药材生产质量管理规范，推行中药材生态种植、野生抚育和仿生栽培，评定一批国家、省级道地药材良种繁育和生态种植基地，健全中药材第三方质量检测体系；促进中药饮片和中成药质量提升；改善中药注册管理；加强中药质量安全监管。

④加强中医药人才队伍建设。改革人才培养模式，强化中医思维培养，改革中医药院校教育，调整优化学科专业结构；优化人才成长途径，通过学科专科建设、重大科研平台建设和重大项目实施等，培养造就一批高水平中医临床人才和多学科交叉的中医药创新型领军人才，支持组建一批高层次创新团队；健全人才评价激励机制。

⑤促进中医药传承与开放创新发展。加强典籍研究利用，编撰中华医藏，制定中医药典籍、技术和方药名录，建立国家中医药古籍和传统知识数字图书馆，研究制定中医药传统知识保护条例；加快推进中医药科研和创新，围绕国家战略需求及中医药重大科学问题，建立多学科融合的科研平台；推动中医药开放发展，将中医药纳入构建人类命运共同体和“一带一路”国际合作重要内容，实施中医药国际合作专项。

⑥改革完善中医药管理体制机制。以临床价值为导向，完善中医药价格和医保政策；完善投入保障机制，加大对中医药事业发展的投资力度，改善中医医院办院条件，扩大优质服务供给；健全中医药管理体制，依据中医药法有关规定建立健全中医药管理体系，省市县都要明确承担中医药管理职能的机构，合理配置人员力量；加强组织实施。

《意见》要求进一步加强军队中医药工作，大力开展新时代军事卫勤新型中医诊疗装备研发和新药物、新疗法挖掘等创新工作。针对少数民族中医药，有关地方可根据《意见》制定和完善促进本地区少数民族医药发展的相关政策举措。

第三章　2019 年中国临床医学研究重要成果选编

近年来，我国持续加强重大疾病防控、医药技术与产品研发等方面的科研攻关，不断完善临床医学研究机构建设，提升我国临床研究规模与质量，提高我国临床医学研究能力，临床医学研究成果不断涌现。为把握我国临床医学研究进展，本章选编了 2019 年我国临床医学研究的代表性进展和成果，从重要科学发现、新技术新方法、临床转化与产品、临床标准规范与推广四个方面进行介绍。

入选成果至少满足下列遴选标准之一。

①发表在 *New England Journal of Medicine*（*NEJM*）、*The Lancet*、*Journal of the American Medical Association*（*JAMA*）、*British Medical Journal*（*BMJ*）等综合医学期刊及其系列期刊，*Nature*、*Cell*、*Science* 及其系列期刊，学科领域 1 区（以期刊引证报告 JCR 分区为准）等期刊的临床医学研究论文。

②具有重大国际 / 国内影响力，或具有较高临床应用价值和潜力的发明专利、新型产品。

③促进和推动创新药（1 类新药）和首仿药（3.1 类新药）上市的相关研究。

④改写或被收入国际临床指南、国际疾病诊疗规范的研究。

⑤其他具有重要临床价值的新发现、新技术、新产品；能够改变临床诊疗模式或大幅提高诊疗效率的管理方法等。

需要说明的是，虽然编写组通过医学数据库、医药卫生领域权威媒体信息、第三方学术机构评述、医学研究机构推荐等方式进行成果的检索和初筛，再经专家组多次评定筛选，并与相关单位核定，但由于时间和水平有限，部分临床医学研究的代表性进展可能会有所遗漏，敬请谅解。

一、重要科学发现

2019 年，我国临床医学研究人员对各类重大疾病开展深入研究，针对心血管疾病、肿瘤、神经系统疾病、代谢性疾病等筛选出一批具有较大临床应用潜力的生物标志物、诊疗标准和治疗方法，通过临床研究验证了一些治疗方案的安全性和有效性，为提高疾病诊疗效率、改善治疗效果、优化医疗资源管理等提供了循证医学证据。

1. 发现非囊膜病毒感染宿主的新机制

B 族肠道病毒感染是常见的新生儿感染性疾病病因之一，可能导致新生儿和青少年罹患病毒性脑炎、脑膜炎、脑膜脑炎等疾病，也可能导致急性弛缓性瘫痪、非特异性皮疹、肝炎、肺炎、凝血障碍和手足口等疾病。

中国科学院微生物研究所、首都医科大学附属北京儿童医院、北京大学等联合团队，发现人类新生儿的 Fc 受体（Human Neonatal Fc Receptor，FcRn）是多个 B 族肠道病毒的通用脱衣壳受体（Uncoating Receptor），通过解析病毒与其吸附受体（Attachment Receptor）和脱衣壳受体的结构，系统阐明了肠道病毒感染宿主细胞的入侵机制。研究人员选取致病性较强的血清型埃可病毒 6 型（Echo 6），通过 CRISPR-Cas9 膜蛋白基因组筛选技术，发现人类新生儿 FcRn 是病毒入侵细胞的关键受体。后者是由 *FCGRT* 基因表达的 α 链和 β2- 微球蛋白共同组成的异源二聚体，能够通过胎盘从母体向胎儿转运保护性抗体。在检测 17 个 B 族肠道病毒毒株后，发现除柯萨奇 B4、B5 之外，其余 15 个毒株均依赖 FcRn 感染细胞，FcRn 是 B 族肠道病毒的通用受体。利用冷冻电镜技术，研究人员解析了 Echo 6 病毒、其与吸附受体 CD55 的复合物、脱衣壳受体 FcRn 的复合物在不同 pH 值条件下的原子 / 近原子水平高分辨率电镜结构。Echo 6 及 Echo 6-CD55 的复合物在中性和酸性 pH 值条件下均稳定。FcRn 结合在正二十面体病毒表面由 VP1 蛋白形成的“峡谷”（Canyon）样结构部位。在酸性条件下，FcRn 诱导病毒表面蛋白发生变构，使得峡谷内部维持病毒粒子稳定性的脂类分子释放。该研究不仅阐明了非囊膜病毒感染宿主的新机制，还为 B 族肠道病毒的致病研究和药物开发提供了新视角。相关研究成果于 2019 年 5 月在线发表在 *Cell*[①]。

① ZHAO X，ZHANG G G，LIU S，et al. Human neonatal Fc receptor is the cellular uncoating receptor for enterovirus B[J]. Cell，2019，177（6）：1553−1565.

2. 阐明载脂蛋白 A1 结合蛋白对生血内皮造血过程的调控机制

高胆固醇血症是动脉粥样硬化的主要危险因素，加速了造血干/祖细胞（Hematopoietic Stem and Progenitor Cell，HSPC）的扩张和动员，但其与造血过程关联的具体分子机制尚不清楚。

中南大学湘雅医院与美国休斯敦卫理公会研究所合作，揭示了载脂蛋白 A1 结合蛋白通过两个分子途径对生血内皮的造血过程调控作用及在动脉粥样硬化疾病中的具体影响。研究发现，血浆胆固醇水平增高可激活内皮细胞固醇调节元件结合转录因子 2（SREBP2），并与 Notch1 信号通路共同作用激活生血内皮造血过程，从而促进 HSPC 的增殖、动员及炎症因子的释放，推动动脉粥样硬化的发生发展进程。研究团队确定了一种特殊载脂蛋白结合蛋白在 SREBP2 和 Notch1 信号通路之间发挥关键调控作用；阐述了高脂血症与造血过程关联的具体分子机制，并揭示了结合蛋白通过上述 SREBP2 和 Notch1 通路对生血内皮造血过程的调控作用及在动脉粥样硬化性心血管疾病中的具体影响，为临床血液疾病和动脉粥样硬化疾病的防治提供了新思路。相关研究成果于 2019 年 3 月发表在 *Science*[①]。

3. 评估急性冠脉综合征的临床干预效果

急性冠脉综合征（Acute Coronary Syndrome，ACS）临床路径研究项目 3 期（CPACS-3）是全球首个改善 ACS 医疗质量的大型随机对照临床试验，也是在我国开展的首个评价医疗质量改进措施干预效果的随机对照试验。

北京大学临床研究所等研究团队选取我国 15 个省（区、市）的 101 家二级医院，对近 3 万例患者进行了大型随机对照试验。研究采用分阶段整群随机对照干预试验，以住院期间的主要不良心血管事件[②]（Major Adverse Cardiovascular Events，MACE）为主要终点指标；次要终点指标包括 17 个事先确定的关键绩效指标（KPI）和 1 个复合指标（KPI 综合评分）。研究团队首先在医院建立 ACS 住院患者登记系统，收录研究期间所有符合 ACS 诊断的患者就诊信息。研究第一个阶段（6 个月）所有医院均不干预；随后将所有参加医院随机分为 4 组，每 6 个月（为一个阶段）随机启动一组医院开展干预。研究结束时，所有参加医院均接受了干预。研究累计

---

① GU Q L，YANG X J，LV J，et al. AIBP-mediated cholesterol efflux instructs hematopoietic stem and progenitor cell fate[J]. Science，2019，363（6431）：1085−1088.

② 包括住院期间的全因死亡、心肌梗死、再梗和卒中。

纳入各类ACS患者29 346例，其中14 809例（50.5%）为对照组，14 537例（49.5%）为干预组。经调整群组和时间效应后，两组患者住院期间的MACE发生率分别为4.4%（对照组）和3.9%（干预组），此差异无统计学意义。次要终点指标KPI综合评分在干预组为0.69，显著高于对照组的0.61（满分为1.0），$P < 0.05$。此外，干预组的7个单项KPI得到显著改善，包括早期使用抗血小板药物治疗和二级预防用药出院带药情况。然而，在急性心肌梗死患者接受溶栓治疗等其他10个单项KPI中，干预组与对照组差异均未显示统计学意义。

研究结果显示，在中国医疗条件不足的基层医院开展以实施临床路径为主的医疗质量改进行动的干预效果未达预期，但并不说明干预措施完全无效。研究所取得的经验和教训不仅对后续开展的此类研究有重要的借鉴意义，而且对我国正在推进的医疗改革和医疗质量促进行动也具有重要的参考价值。相关研究成果于2019年5月发表在*JAMA Cardiology*①。

4. 提出致心律失常性心肌病的“阜外分型”

致心律失常性心肌病（Arrhythmogenic Cardiomyopathy，ACM）是一种遗传性疾病，该病的诊断及在心律失常和心力衰竭的风险分层中的亚型识别面临着诸多问题。

中国医学科学院阜外医院的研究团队对接受心脏移植的ACM患者的病心进行了标准化病理学检查，并对患者的临床特征、基因型、心脏磁共振成像（CMR）表现和病理学特点进行了评价。通过对每颗心脏的6个代表性样本（左心室4个，右心室2个）的纤维脂肪组织和心肌组织分布进行分析，运用无监督核心聚类算法，分析纤维脂肪组织的走向及心外膜—心内膜分布，将ACM分为4种类型。第一类早年发病，常见室性心律失常，通常为进行性右心室扩大，心前区碎裂电位，心血管事件多发；第二类通常是进行性发展，常见于室性心律失常，中重度左心室功能障碍，心前区碎裂电位和低电压；第三类是室性心律失常，通常是进行性发展，严重左心室功能障碍，超声心动图可见左心室舒张末径增大，常进展至终末期心力衰竭；第四类在室性心律失常中常见，通常为进行性发展，严重左心室功能障碍，左心室舒张末径和左心房增大，常进展至终末期心力衰竭，且该型未见变异。该研究

① WU Y F，LI S S，PATEL A，et al. Effect of a quality of care improvement initiative in patients with acute coronary syndrome in resource-constrained hospitals in China：a randomized clinical trial[J]. JAMA cardiology，2019，4（5）：418-427.

首次阐明了 ACM 的临床特征、组织病理学和潜在基因型等，并在国际上首次建立了 ACM 的精准分型。相关研究成果于 2019 年 5 月发表在 *European Heart Journal*[①]，期刊副主编 Firat Duru 教授等为该研究成果撰写了述评，并将该分型命名为“阜外分型”。

5. 提出冠脉三支病变治疗决策的新依据

冠脉三支病变（Three-vessel Disease，3VD）通常指三支主要冠状动脉存在显著狭窄，是一类严重的冠心病，其危险分层和治疗策略选择是临床诊疗面临的两大难题。

中国医学科学院阜外医院的研究团队基于 6597 例冠脉造影确诊的 3VD 患者 7 年的随访结果，以全因死亡为主要研究终点，心源性死亡、主要不良心脑血管事件（Major Adverse Cardiac and Cerebrovascular Events，MACCE）为次要研究终点进行研究。结果显示，患者基线的平均血浆氮端原生 B 型利钠蛋白链（N-Terminal pro-Brain Natriuretic Peptide，NT-proBNP）水平为 616.7 pmol/L，显著高于一般人群，且该指标与左室射血分数呈负相关，与左室舒张末期内径和左房内径呈正相关。随访发现 NT-proBNP 水平与全因死亡、心源性死亡和 MACCE 均密切相关；将 NT-proBNP 与 SYNTAX 积分Ⅱ联用，可显著提高风险预测能力，精确判断冠脉三支病变患者全因死亡、心血管死亡、MACCE 的发生风险预测能力。对于平均血浆 NT-proBNP 水平＜ 958.3 pmol/L 的患者，接受冠脉介入或心脏搭桥治疗后的远期 MACCE 风险无显著差异；对于平均血浆 NT-proBNP 水平≥ 958.3 pmol/L 的患者，接受冠脉介入治疗的远期 MACCE 风险显著高于心脏搭桥，调整风险比（Hazards Ratios，HR）为 1.43，95% CI 置信区间（95% Confidence Interval，95%CI）为 1.09 ～ 1.87。该研究有望为 3VD 患者的治疗策略提供新依据。相关研究成果于 2019 年 6 月发表在 *European Heart Journal*[②]。

---

① CHEN L，SONG J P，CHEN X，et al. A novel genotype-based clinicopathology classification of arrhythmogenic cardiomyopathy provides novel insights into disease progression[J]. European heart journal，2019，40（2）：1690–1703.

② ZHANG C，JIANG L，XU L J，et al. Implications of N-terminal pro-B-type natriuretic peptide in patients with three-vessel disease[J]. European heart journal，2019，40（41）：3397–3405.

6. 发现我国急性冠脉综合征患者院内管理和结局的性别差异

首都医科大学附属北京安贞医院的研究团队发现，急性冠脉综合征（ACS）女性患者的院内死亡率高于男性。除了女性患者年龄大、临床情况较差等原因外，女性患者所接受的治疗也比男性更差，且合并症更多。

研究共纳入 2014—2018 年全国 192 家医院的 82 196 例急性冠心病住院患者。女性患者平均年龄为 69 岁，男性仅 61.1 岁。正规治疗包括早期双联抗血小板治疗、住院期间肝素治疗及 ST 段抬高型心肌梗死（STEMI）的再灌注治疗等。校正多因素后结果显示，女性患者接受正规治疗的可能性较小。在二级预防方面，女性患者较差，出院时处方中的双联抗血小板药物、血管紧张素转换酶抑制剂 / 血管紧张素受体阻滞剂、他汀类药物比例较低，住院期间戒烟教育及心脏康复指导也明显不够。在院内死亡率方面，女性患者为 2.6%，男性为 1.5%。女性 STEMI 患者为 3.68%，男性仅 1.71%。相关研究成果于 2019 年 4 月发表在 *Circulation*①。

7. 揭示冠心病事件加速老年人认知衰退

北京大学医学部研究团队通过一项纵向研究发现，发生冠心病事件的老年患者的长期认知能力下降较快。该研究是对冠心病诊断前后认知功能方面最大规模的纵向研究之一。

研究团队排除了有中风、心脏病或心绞痛病史、痴呆或阿尔茨海默病，以及在随访期间有卒中事件的患者。在为期 12 年的随访期间，采用 3 项认知测试评估参与者的认知功能。在研究期间，5.6% 的患者发生了心肌梗死或心绞痛。经历冠心病事件的患者短期认知能力没有下降，但经过多变量调整，几年后，患者的整体认知、语言记忆和时间定向评分的下降速度明显加快。敏感性分析也得出了相似的结果。研究团队强调，即使是认知功能上的微小差异也会增加患痴呆症的长期风险。有心脏病和心绞痛病史的患者在诊断后的几年中，需要经常监测认知功能。相关研究成果于 2019 年 6 月发表在 *Journal of the American College of Cardiology*②。

① HAO Y C，LIU J，LIU J，et al. Sex differences in In-hospital management and outcomes of patients with acute coronary syndrome[J]. Circulation，2019，139（15）：1776−1785.

② XIE W，ZHENG F，YAN L，et al. Cognitive decline before and after incident coronary events[J]. Journal of the American college of cardiology，2019，73（24）：3041−3050.

8. 发现乳腺癌患者易发淋巴结转移新机制

肿瘤原发灶能够诱导远端转移器官中基质及相关免疫细胞成分与功能变化，形成有利于肿瘤细胞生长的“肿瘤转移前微环境”。淋巴结是重要的免疫器官，也是肿瘤最常见的转移部位，肿瘤淋巴结转移是临床判断患者预后的重要指标。因此，探索肿瘤淋巴结微环境变化机制、寻找预测和干预肿瘤转移的靶标和策略具有非常重要的临床意义。

南开大学、第二军医大学医学免疫学国家重点实验室、天津医科大学附属肿瘤医院等机构合作，发现 B 细胞能够通过分泌靶向肿瘤抗原 HSPA4 的病理性抗体，促进乳腺癌淋巴结转移。研究团队利用小鼠乳腺癌原位模型，发现在肿瘤转移前，引流淋巴结中 B 细胞的比例与数量显著增加。在这类 B 细胞中发现了大量的抗体分泌，后者可能促进乳腺癌淋巴结转移。如果清除 B 细胞及其分泌的抗体，可以阻止乳腺癌淋巴结转移。随后，研究团队利用蛋白质谱技术筛选病理性抗体靶向的肿瘤相关抗原 HSPA。基于乳腺癌样本分析发现，乳腺癌患者血清存在高浓度的 HSPA4 抗体，可预示淋巴结转移、患者生存期短、预后差等情况。研究结果提示 HSPA4 抗体有望成为预测乳腺癌淋巴结转移和判断患者预后的指标，也为乳腺癌的治疗提供了新的潜在靶标。该研究阐明了 B 细胞及抗体介导的体液免疫在淋巴结转移前的微环境形成和肿瘤淋巴结转移中的重要功能，首次发现除负向免疫调控功能外，B 细胞能够通过分泌靶向肿瘤抗原的病理性抗体直接促进肿瘤转移，找到糖基化的肿瘤相关抗原在病理性抗体的产生及促转移中的重要功能，为深入认识 B 细胞介导的体液免疫功能和肿瘤转移前微环境形成提供了新的视角。相关研究成果于 2019 年 1 月在线发表在 *Nature Medicine*①。

9. 证明 HER2 阳性转移性乳腺癌治疗新方案的有效性

吡咯替尼（Pyrotinib）是一类不可逆转的泛 ErbB 抑制剂，Ⅰ期临床试验显示出抗肿瘤活性，且患者耐受性较好。中国医学科学院北京协和医学院分子肿瘤学国家重点实验室研究团队在开放标签、多中心、随机的Ⅱ期研究中评估了吡咯替尼与拉帕替尼（Lapatinib）联合卡培他滨（Capecitabine）治疗人表皮生长因子受体 2（HER2）阳性转移性乳腺癌的疗效和耐受性。

① GU Y，LIU Y F，FU L，et al. Tumor-educated B cells selectively promote breast cancer lymph node metastasis by HSPA4-targeting IgG[J].Nature medicine，2019，25（2）：312−322.

研究团队用紫杉类、蒽环类抗生素和 / 或曲妥珠单抗治疗 HER2 阳性复发或转移性乳腺癌患者，患者每天口服 1 次 400 mg 吡咯替尼或拉帕替尼 1250 mg，连续 21 天，联合服用卡培他滨（第 1 ～ 14 天每天口服 1000 mg/m^2）。主要终点指标是总体反应率，由研究者根据“实体瘤疗效评价标准（RECIST 1.1）”评估。128 名符合条件的患者被随机分配到吡咯替尼（n = 65）或拉帕替尼（n = 63）治疗组。吡咯替尼组的总体反应率为 78.5%（95% CI 为 68.5% ～ 88.5%），拉帕替尼组为 57.1%（95% CI 为 44.9% ～ 69.4%），经校正后，吡咯替尼组与拉帕替尼组相比，总反应率提升 21.3%（95% CI 为 4.0% ～ 38.7%；P =0.01）。使用吡咯替尼治疗组的中位无进展生存期为 18.1 个月（95% CI 未达到 13.9 个月），拉帕替尼组为 7.0 个月（95% CI 为 5.6 ～ 9.8 个月）（校正风险比为 0.36；95% CI 为 0.23 ～ 0.58；P ＜ 0.001）。最常见的 3 ～ 4 级不良事件为：手足综合征，吡咯替尼组 16 例（24.6%）、拉帕替尼组（20.6%）13 例；腹泻分别是 10 例（15.4%）、3 例（4.8%）；中性粒细胞计数减少分别是 6 例（9.2%）和 2 例（3.2%）。对于曾用紫杉类、蒽环霉素和 / 或曲妥珠单抗治疗的 HER2 阳性转移性乳腺癌女性，与拉帕替尼加卡培他滨相比，吡咯替尼加卡培他滨在总体缓解率和无进展生存率方面具有显著改善。相关研究成果于 2019 年 8 月在线发表在 *Journal of Clinical Oncology*[①]。

10. 发现混合型肝癌新的诊断和预后生物标志物

混合型肝癌的癌细胞包括肝细胞癌和胆管细胞癌两类，是预后最差的一种肝癌类型。目前，由于分子特征尚不明晰，诊断标志物难以确定，混合型肝癌的诊断和治疗一直是原发性肝癌领域的重点和难点。北京大学第一医院、天津医科大学肿瘤医院、日本理化研究所、中山大学肿瘤防治中心组成的联合团队利用外显子测序、全基因组测序和转录组测序等多种测序方法，结合数据分析和实验研究，全面绘制了混合型肝癌的基因组图谱，系统研究了混合型肝癌 3 种病理亚型的基因组特征，提出了混合型肝癌分子分型标准，揭示了混合型肝癌中肝细胞癌和胆管细胞癌的克隆起源关系，发现了新的诊断和预后标志物巢蛋白（Nestin），为混合型肝癌的临床诊断、预后和治疗提供了关键信息。研究团队从天津肿瘤医院、中山大学肿瘤防

---

① MA F，OUYANG Q C，LI W，et al. Pyrotinib or lapatinib combined with capecitabine in HER2-positive metastatic breast cancer with prior taxanes，anthracyclines，and/or trastuzumab：a randomized，phase Ⅱ study[J]. Journal of clinical oncology，2019，37（29）：2610−2619.

治中心、日本广岛医学中心等 8 家医院收集了 133 例混合型肝癌病例样本和临床信息，并根据混合型肝癌中肝癌细胞和胆管癌细胞的分布情况，分为分离型（Separate Type）、结合型（Combined Type）和混匀型（Mixed Type）3 个亚型。基于多种测序结果，系统分析了混合型肝癌的高频驱动事件，包括体细胞突变、乙肝病毒（HBV）插入位点、拷贝数变异、融合基因、结构变异、差异表达基因等，绘制了混合型肝癌的基因组图谱。在与已发表的肝细胞癌和胆管细胞癌数据进行综合比较后发现，混合型肝癌的基因组特征包括显著富集的 TP53 突变、与肝细胞癌相比缺乏 CTNNB1 突变、与胆管细胞癌相比缺乏 KRAS 突变。在不同亚型中发现，结合型与胆管细胞癌分子图谱相近，混匀型与肝细胞癌分子图谱相近，两种亚型肝癌的免疫微环境存在较大差异，这意味着需要对不同亚型肝癌采取不同的治疗方案。经过激光显微切割、突变肿瘤细胞占比分析和单细胞测序等研究后发现，肝细胞癌和胆管细胞癌两种成分既有单克隆起源也有多克隆起源。通过重构亚克隆组分析，推断了分离型的肿瘤转移路径，揭示了其表型转化和演化规律。

免疫组化实验筛选出的 Nestin 蛋白可作为混合型肝癌的诊断和预后标志物。Nestin 在混合型肝癌中的表达水平和阳性率均显著高于肝细胞癌和胆管细胞癌。预后数据显示，Nestin 阳性的病例预后较差，而且这一发现同样适用于肝细胞癌和肝内胆管癌。相关研究成果于 2019 年 5 月发表在 *Cancer Cell*①。

11. 发现早期肝癌诊断的生物标志物

针对肝癌复发与转移的问题，临床攻关主要是从早期诊断和个性化综合治疗两个方面着手。复旦大学附属中山医院和国家肝癌科学中心 / 东方肝胆外科医院，联合美国芝加哥大学、西北大学，发起多中心肝癌早期外周血 5- 羟甲基胞嘧啶（5 hmC）标志物检测的临床研究，利用外周血 5 hmC 的信号变化，依托高通量基因组测序技术进行肝癌早期诊断。该多中心临床试验在中山医院、东方肝胆外科医院等地同步进行，共入组 2554 例受试者，其中，肝癌患者 1204 例，慢性乙肝患者或肝硬化患者 392 例、健康对照 958 例。研究团队利用 5 hmC 检测技术 5 hmC-Seal 捕获外周血 cfDNA 中的 5 hmC 序列，测量分析 5 hmC 水平，在对 5 hmC 修饰水平

① XUE R D，CHEN L，ZHANG C，et al. Genomic and transcriptomic profiling of combined hepatocellular and Intrahepatic cholangiocarcinoma reveals distinct molecular subtypes[J]. Cancer cell，2019，35（6）：932−947.

进行标准化处理后，利用生物信息学工具在早期肝癌组和正常人组之间寻找具有显著修饰水平差异的 5 hmC 基因位点。随后利用回归模型对差异位点进一步筛选、优化，得到一组具有高灵敏度和特异性的 5 hmC 相关生物标记物。

研究结果显示，5 hmC 模型不仅能够准确区分早期肝癌患者和健康人群，同时还可区分早期肝癌患者、慢性乙肝患者和肝硬化患者。此外，5 hmC 诊断模型还能够反映肝癌组织特异性特征。功能分析揭示了 5 hmC 作为标志物的潜在机制，加深了对肝癌发病机制的理解。高度敏感的 5 hmC 检测技术在早期肝癌研究中的发现和应用为开发泛癌种、无创血液诊断和筛查工具奠定了坚实的基础。相关研究成果于 2019 年 8 月发表在 *Gut*①。

12. 建立并验证基于肠道微生态的早期肝癌无创诊断模型

浙江大学医学院附属第一医院研究团队从我国华东、华中和西北地区收集了 419 份人粪便样本，并完成了肠道微生物组的 Miseq 测序。研究分析比较了 75 例早期肝癌（Hepatocellular Carcinoma，HCC）患者、40 例肝硬化患者和 75 例健康对照人群中的肠道微生态特征，揭示了从健康到肝硬化的过程中菌群多样性下降，而从肝硬化到早期 HCC 的过程中菌群多样性上升的趋势。结果显示与肝硬化患者相比，早期 HCC 患者的放线菌增加，芽殖菌和副拟杆菌等 13 个菌属富集；与健康个体相比，早期 HCC 患者中产丁酸的细菌减少，生成脂多糖的菌属增加。研究团队进一步鉴定了早期肝癌的微生物标志物，建立了含 30 个菌群标志物的诊断模型，该诊断模型在验证集中的 30 例早期肝癌患者和 45 例晚期肝癌患者中显示了强大的诊断能力，在早期 HCC 和非 HCC 样本中诊断效能 AUC 为 80.64%。使用该诊断模型检验了郑州地区 80 例肝癌患者和新疆地区 18 例肝癌患者的独立样本，成功实现了肝癌诊断标志物的跨区域验证。

该研究首次利用临床样本揭示肝癌患者的肠道微生物特征，建立基于肠道微生物标志物的早期肝癌诊断模型并在跨区域研究中进行了验证。相关研究成果于 2019 年 6 月发表在 *Gut*②。

---

① CAI J B，CHEN L，ZHANG Z，et al. Genome-wide mapping of 5-hydroxymethylcytosines in circulating cell-free DNA as a non-invasive approach for early detection of hepatocellular carcinomaiabin[J]. Gut，2019（68）：2195−2220.

② REN Z G，LI A，JIANG J W，et al. Gut microbiome analysis as a tool towards targeted non-invasive biomarkers for early hepatocellular carcinoma[J]. Gut，2019，68（6）：1014−1023.

13. 建立适合于中国人群的肝癌介入治疗预后判断模式

经肝动脉栓塞化疗术（Transarterial Chemoembolization，TACE）目前缺乏术后个体化结局预测和危险分层模型。

空军军医大学第一附属医院牵头全国 24 家三甲医院，对 1604 例接受 TACE 治疗的早中期不可切除肝癌患者进行分析，建立了“评分分值 = 最大肿瘤直径（cm）+ 肿瘤数量”的预后模型，绘制了个体化预测的列线图，并在此基础上选取模型分值预测能力和区分度最高的百分位数组合作为截断值，确立了“6 和 12”的评分基线，将患者肿瘤划分为大小和数量之和≤ 6、＞ 6 但≤ 12、＞ 12 三个层级。结果显示各层患者中位生存期差异显著，分别为 49.1 个月（95% CI 为 43.7 ～ 59.4）、32.0 个月（95% CI 为 29.9 ～ 37.5）和 15.8 个月（95% CI 为 14.1 ～ 17.7）。相关研究成果于 2019 年 5 月发表在 *Journal of Hepatology*①。

14. 揭示组合放疗方式对局部进展期直肠癌完全病理缓解率的影响

中山大学附属第六医院的研究团队通过多中心、开放标签的Ⅲ期随机对照试验，研究组合放疗方式对局部进展期直肠癌的完全病理缓解率（pCR）的影响。

研究将 495 例Ⅱ / Ⅲ期成年直肠癌（18~75 岁）患者，随机分为氟尿嘧啶（5-FU）+ 放疗组（165 例）、mFOLFOX6+ 放疗组（165 例）、mFOLFOX6 组（165 例）。研究显示，5-FU+ 放疗组、mFOLFOX6+ 放疗组和 mFOLFOX6 组的主要结局指标 3 年无病生存率分别为 72.9%、77.2% 和 73.5%（P=0.709）。3 年局部复发率和 3 年总生存率的差异亦无统计学意义。根据结果推测，使用 mFOLFOX6 方案，无论是否采用放疗措施，均未能显著提高 3 年无病生存率。值得注意的是，采用 mFOLFOX6 但不接受放疗措施，肿瘤学结局与标准放化疗相比并无显著差异。因此，研究团队认为，局部进展期直肠癌的放疗方案还需要进一步研究和评估。相关研究成果于 2019 年 12 月发表在 *Journal of Clinical Oncology*②。

---

① WANG Q H，XIA D D，BAI W，et al. Development of a prognostic score for recommended TACE candidates with hepatocellular carcinoma：a multicentre observational study[J]. Journal of hepatology，2019，70（5）：893−903.

② DENG Y H，CHI P，LAN P，et al. Neoadjuvant modified FOLFOX6 with or without radiation versus fluorouracil plus radiation for locally advanced rectal cancer：final results of the Chinese FOWARC trial[J]. Journal of clinical oncology，2019，37（34）：3223−3233.

15. 发现我国胃癌患者的易感基因及其功能途径

南京医科大学的研究团队探寻了新发现的易感基因与胃癌发展的相关机制。研究团队共招募了3771例病例和5426例对照者，基于4项全基因组关联研究（Genome Wide Association Study，GWAS）进行了荟萃分析。在靶向测序和功能注释后，进行体外和体内实验以确定基因变异和候选基因的功能。此外，还从其他5项研究中选出了7035例病例和8323例对照者，对33种基因变体的胃癌相关性进行了研究。

GWAS的荟萃分析验证了7个已知位点，发现在 $P < 5 \times 10^{-8}$ 时，*1q22*、*5p13.1* 和 *10q23.33* 位点突变与胃癌风险相关。对于 *5p13.1* 位点，*rs59133000[C]* 等位基因增强NF-κB1（核因子κB亚基1）与 *PRKAA1* 启动子的结合亲和力，导致启动子活性降低，表达水平下降。*PRKAA1* 基因敲除能够促进胃癌细胞增殖和裸鼠的移植瘤生长；对于 *10q23.33* 位点，*rs3781266[C]* 和 *rs3740365[T]* 等位基因在完全连锁不平衡状态下，分别破坏了 *POU2F1* 和 *PAX 3* 的结合基序，从而增强 *NOC3L* 的活性和表达，*NOC3L* 的敲除能够抑制GC细胞的生长。研究还发现了 *3q11.2*（OR=1.21）和 *4q28.1*（OR=1.14）两个胃癌风险相关位点。相关研究成果于2019年8月在线发表在 *Gut*[①]。

16. 构建胃癌高危人群的风险预测模型

传统意义上胃癌的“高危人群”（包括年龄、既往史、家族史、饮食习惯等）定义并不精准，无法明确需要进行胃镜筛查的人群。

海军军医大学第一附属医院（上海长海医院）的研究团队基于115家医院的14 929例患者进行胃癌的早期诊断方法研究，制定了一种全新的、适合中国人群、经济可行的胃癌高危人群风险预测模型（也称李氏量表）。该模型中，研究团队发现17个变量可能与胃癌相关，多变量分析发现17个变量中的7个（年龄、性别、PG Ⅰ/Ⅱ比值、G-17、抗Hp-IgG、腌制食品、油炸食品）均与胃癌的发生有显著相关性。研究团队采用回归分析建立了包含上述7个变量的胃癌风险预测模型，计算得分范围为0 ~ 25，依据评分结果可将筛查对象胃癌风险分为高危（17 ~ 25）、中危（12 ~ 16）和低危（0 ~ 11）3个等级。高危人群和中危人群的胃癌风险分别是

① YAN C W，ZHU M，DING Y B，et al. Meta-analysis of genome-wide association studies and functional assays decipher susceptibility genes for gastric cancer in Chinese populations[J]. Gut，2020，69（4）：641−651.

低危人群的 10.2 和 3.6 倍。验证队列表明，李氏量表预测胃癌风险的准确度高，曲线下面积（Area Under Curve，AUC）为 0.757，显著优于其他传统的预测方法（如经典 ABC 法、基于 ELISA 的 ABC 法、基于 5 种生物标志物的预测方法）。在此基础上，研究团队制定了适合我国国情的“血清学预筛查 + 内镜精查”的早期胃癌筛查流程，目前该方法已应用于全国多个中心进行无症状人群的前瞻性胃癌筛查。截至 2019 年年底，应用该模型共筛查 6.3 万例病例，总体胃癌筛查阳性率为 2‰，胃癌早期诊断率达到 70.8%。相关研究成果于 2019 年 9 月发表在 *Gut*[①]。

17. 鉴定出鼻咽癌相关的 EB 病毒高危亚型

Epstein-Barr 病毒（EB 病毒）发现于 1964 年，是最早被鉴定出的人类肿瘤病毒，与鼻咽癌发病的关系十分密切。虽然 EB 病毒感染在全球人群中广泛存在，但鼻咽癌却仅在东南亚、地中海、格陵兰岛及华南等局部区域高发。中国广东地区鼻咽癌的发病率居全国首位，每年每 10 万人中有 20 ～ 40 人被诊断为鼻咽癌，数量是其他低发病率地区的近 20 倍。

中山大学的研究团队利用高通量测序技术获取了 269 例来自鼻咽癌高发区、低发区鼻咽癌患者及健康对照组的 EB 病毒全基因组信息，通过对比鼻咽癌患者和健康人来源的 EB 病毒全基因组信息，发现与鼻咽癌发病风险高度相关的 EB 病毒亚型及其 3 个位于 EB 病毒编码 *BALF2* 基因的遗传多态位点（*BALF2_CCT*）。该研究发现 80% 以上的鼻咽癌病例都感染了高危的 EB 病毒亚型。因此，通过基因分型技术在人群中检测是否携带高危亚型，结合发病风险预测能够锁定鼻咽癌发病高风险人群。研究还明确了鼻咽癌高危型 EB 病毒的序列变异特征，对开发针对 EB 病毒高危亚型疫苗和筛选鼻咽癌预防性疫苗具有重要指导意义。基于 EB 病毒高危亚型（EBV-BALF2 分型）和前期研究中确立的 7 个与鼻咽癌发病密切相关的基因位点，研究团队还开发了新一代鼻咽癌发病风险预测芯片，并在中山大学肿瘤防治中心的分子诊断科和体检中心开展院内临床检验项目。对于有鼻咽癌家族史、携带 EB 病毒高危亚型和遗传易感因素的高危人群，建议进行定期的鼻咽癌筛查，筛查项目包括血液中 EB 病毒抗体、鼻咽纤维镜和头颈 MRI 检查等。相关研究成果于 2019 年 7

---

① CAI Q C，ZHU C P，YUAN Y，et al. Development and validation of a prediction rule for estimating gastric cancer risk in the Chinese high-risk population：a nationwide multicentre study[J]. Gut，2019，68（9）：1576−1587.

月发表在 *Nature Genetics*①。

18. 创建鼻咽癌治疗效果实时评估新策略

鼻咽癌与 EB 病毒感染关系密切。血浆中 EB 病毒的 DNA 检测是具有重大潜力的液体活检手段，可用于疾病筛查、危险分层及患者随访，但能否应用于患者的治疗反应监测和疾病风险动态评估，此前尚无研究结论。

中山大学肿瘤防治中心牵头的研究团队在中山大学肿瘤医院鼻咽癌智能大数据平台上对 1 万多例鼻咽癌患者进行筛选，最终筛选出 673 例接受了诱导化疗联合同期放化疗且系统检测 EB 病毒 DNA 定量的局部晚期鼻咽癌患者。该研究首次描绘了血浆 EB 病毒 DNA 在整个诱导化疗及同期放化疗过程中的动态变化特征，在全球范围内首次提出 4 个反应亚型。根据临床观察到的抗肿瘤治疗敏感性，4 个亚型分别命名为早反应型、中等反应型、迟反应型和治疗抵抗型，用于实时评估患者对治疗的敏感性。多因素生存分析结果提示，EB 病毒 DNA 反应亚型是独立于临床分期、影响患者复发转移风险的预后因子。研究团队还发现，第一疗程诱导化疗后 EB 病毒 DNA 下降最快，后续治疗阶段下降速度明显降低，提示大多数鼻咽癌肿瘤细胞对治疗敏感。残余的 EB 病毒 DNA 分子指标反映了肿瘤细胞的肿瘤耐药性。研究团队还探索了不同时间点 EB 病毒 DNA 和化疗强度的关系，并设计了由分子标志物指导的风险适应性鼻咽癌临床试验设计。该研究为医生的治疗决策提供了重要依据，也为患者实时了解自身对肿瘤治疗的反应和治疗失败风险提供了经济、无创的评估手段。相关研究成果于 2019 年 9 月在线发表在 *Nature Communications*②。

19. 揭示胶质瘤干细胞致病新机制

在一定条件下，干细胞可以分化成多种功能细胞，具有组织器官和人体再生的潜在功能，然而肿瘤干细胞却是导致肿瘤发生的源头。胶质母细胞瘤是中枢神经系统最常见且最难治愈的原发性恶性肿瘤。ALDH1A3 是胶质瘤干细胞的关键蛋白，ALDH1A3 活性越高，胶质瘤干细胞越具侵袭性和耐药性，越容易发展为胶质瘤。

---

① XU M，YAO Y Y，CHEN H，et al. Genome sequencing analysis identifies Epstein–Barr virus subtypes associated with high risk of nasopharyngeal carcinoma[J]. Nature genetics，2019（51）：1131–1136.

② LV J W，CHEN Y P，ZHOU G Q，et al. Liquid biopsy tracking during sequential chemo-radiotherapy identifies distinct prognostic phenotypes in nasopharyngeal carcinoma[J]. Nature communications，2019（10）：3941.

南京医科大学第一附属医院的研究团队证实，一种名为 USP9X 的酶能够与 ALDH1A3 结合，使肿瘤干细胞保持恶变倾向特性。USP9X 的特异性小分子抑制剂 WP1130 能够高效抑制 ALDH1A3 的去泛素化作用，最终使胶质瘤干细胞失去恶变倾向能力。该研究揭示了胶质瘤干细胞从“种子”变成“恶果”的全新机制，评估了 WP1130 作为分子靶向药物的疗效和安全性，为临床治疗脑胶质瘤提供了新视角。相关研究成果于 2019 年 5 月在线发表在 *Journal of Clinical Investigation*①。

20. 构建食管癌发展的个体化风险预测模型

我国是食管癌高发国家，且我国的食管癌分布存在明确的地域聚集特征。北京大学肿瘤医院的研究团队首次构建了食管病变进展的个体化风险预测模型，证明了“内镜下碘染色异常特征”具有重要预警价值，能够预判早期病变向恶性病变的进展潜力。

研究团队基于食管癌内镜检查研究（Endoscopic Screening for Esophageal Cancer study，ESECS），利用基线筛查、定期内镜复查及长期纵向随访数据，创新性地联合基线“内镜下碘染色异常特征”与“病理诊断”两大因素，配合丰富的流行病学调查数据，前瞻性地建立了“食管病变进展风险预测模型”，定量评价了碘染色特征在食管病变进展风险预警中的独立作用，实现了疾病进展的精准化与个体化风险评估，有助于实现针对性的筛检后复查策略。研究首次证实，相较于传统的基于病理模式方法，联合碘染色异常特征的指示变量可使食管病变进展风险预测准确率由 70% 提高至 86.8%，既避免了对低风险人群的过度复查，也提高了食管癌筛查工作的效果和卫生经济学价值。相关研究成果于 2019 年 9 月在线发表在 *Clinical Gastroenterology & Hepatology*②。

21. 绘制中国高致死性前列腺癌基因突变谱

我国前列腺癌患者基因变异特征，特别是最受关注的 DNA 修复相关基因胚系

① CHEN Z X，WANG H W，WANG S，et al. USP9X deubiquitinates ALDH1A3 and maintains mesenchymal identity in glioblastoma stem cells[J]. Journal of clinical investigation. 2019，129（5）：2043–2055.

② LIU M F，LIU Z L，LIU F F，et al. Absence of iodine staining associates with progression of esophageal lesions in a prospective endoscopic surveillance study in China[J]. Clinical gastroenterology & hepatology，2020，18（7）：1626–1635.

变异比例及其与西方患者差异的研究长期处于空白状态。为了填补这一空白，复旦大学附属肿瘤医院研究团队基于大样本的中国前列腺癌人群，绘制出中国前列腺癌患者胚系 DNA 修复基因突变谱。研究显示，中国转移性前列腺癌患者中胚系 DNA 修复基因突变率为 12%，早期局限性前列腺癌患者中胚系 DNA 修复基因突变率为 8.1%。虽然中西方人群的前列腺癌发病率差异较大，但我国患者中胚系 DNA 修复基因突变的高致死性前列腺癌比例与欧美人群相仿。

该研究首次揭示了中国前列腺癌患者 DNA 修复相关基因胚系变异特征，填补了我国在高致死性前列腺癌研究领域的空白，为高致死性前列腺癌的精准治疗提供了有利条件。相关研究成果于 2019 年 9 月发表在 *European Urology*①。

22. 揭示化疗导致耐药性白血病复发原因

化疗已使儿童急性淋巴细胞白血病（Acute Lymphoblastic Leukemia，ALL）成为可治愈的癌症之一，但是新的研究表明，这种治疗也可能导致某些患者疾病复发。

上海交通大学医学院附属上海儿童医学中心等机构的研究团队发现，由治疗引起的突变在某些 ALL 复发的患者中引起了肿瘤细胞的耐药性。研究涉及 103 名年轻的 ALL 复发患者，大多数患者在确诊 9 个月或更长时间复发。结果显示，约 20% 的患者因疾病治疗而产生基因突变，进而导致 ALL 复发，其中的一些突变与耐药性有关。研究团队在初次诊断和复发时收集了患儿的白血病细胞和正常细胞，并对细胞进行了全基因组测序，也对正在治疗的 16 例患者定期收集的白血病细胞进行靶向深度测序。结果显示，参与药物反应的 12 个基因发生了特异性获得性突变，其中涉及两种新的突变模式或特征。数学建模、突变分析和其他证据还暗示着患儿复发可能是由确诊时即存在耐药性肿瘤细胞引起。相关研究成果于 2019 年 11 月发表在 *Blood*②。

23. 揭示多发性骨髓瘤缓解动力学及克隆演变模式

多发性骨髓瘤（Multiple Myeloma，MM）是具有高度遗传不稳定及克隆异质性的恶性浆细胞疾病，目前 MM 的缓解动力学对预后的影响、缓解后残留浆细胞遗传

---

① WEI Y，WU J L，GU W J，et al. Germline DNA repair gene mutation landscape in Chinese prostate cancer patients[J]. European urology，2019，76（3）：280−283.

② LI B S，BRADY S W，MA X T，et al. Therapy-induced mutations drive the genomic landscape of relapsed acute lymphoblastic leukemia[J]. Blood，2019，135（1）：41−55.

学特征对克隆演变的意义尚不明确。

中国医学科学院血液病医院的研究团队通过对治疗后残留浆细胞的分析，首次揭示了不同治疗选择压力下细胞遗传学异常的克隆演变模式，探讨了不同克隆演变模式的临床指导意义。通过对接受硼替佐米或沙利度胺为基础诱导化疗的 626 例多发性骨髓瘤患者的观察发现，缓慢而持续的缓解过程是此类疾病的最佳缓解模式。该研究首次发现诱导治疗后残留浆细胞的数量和“质量”对评估预后具有重要意义；揭示了 MM 缓解方式有别于急性白血病，这对于指导 MM 化疗方案具有重要意义。相关研究成果于 2019 年 10 月发表在 *Blood Advances*①。

24. 明确导致居民癌症发病的 3 个主要可控风险因素

中国医学科学院国家癌症中心的研究团队分析了全国 31 个省级行政区 978 个县级监测点 2014 年的成人癌症死亡数据，提出 23 个癌症的可控危险因素包括 4 项行为因素：吸烟、二手烟、饮酒和体力活动不足；7 项不健康饮食因素：水果少、蔬菜少、膳食纤维少、膳食钙摄入少，进食红肉、加工肉类及腌制蔬菜；2 项代谢因素：肥胖和糖尿病；2 项环境因素：PM2.5 和紫外线暴露；8 项感染因素：幽门螺旋杆菌、乙型肝炎病毒、丙型肝炎病毒、人类免疫缺陷病毒、人乳头瘤病毒、EB 病毒、华支睾吸虫、人类疱疹病毒 8 型。

研究显示，2014 年，近半数癌症死亡可归因于 23 项可控制的危险因素。吸烟是男性癌症死亡的首位危险因素。女性的首位因素则为水果摄入不足，其次是乙型肝炎、超重或肥胖及人乳头瘤病毒感染。23 项可控危险因素导致癌症比例最高的地区为黑龙江，其次是广东、吉林和湖北，上海最低。23 个可控危险因素对 35 ～ 39 岁人群影响最大；饮食和环境危险因素的影响随年龄增长而增加。研究表明，做好预防，每年可避免 100 万余人死于癌症。在全国不同地区，吸烟、感染、不健康饮食是主要的可控风险因素，各地区应根据各自情况对这三大类问题进行有效管理。相关研究成果于 2019 年 2 月发表在 *The Lancet Global Health*②。

---

① YAN Y T，MAO X H，LIU J H，et al. The impact of response kinetics for multiple myeloma in the era of novel agents[J]. Blood advances，2019，3（19）：2895−2904.

② CHEN W Q，XIA C F，ZHENG R S，et al. Disparities by province，age，and sex in site-specific cancer burden attributable to 23 potentially modifiable risk factors in China：a comparative risk assessment[J]. The lancet global health，2019，7（2）：257−269.

25. 证实替格瑞洛联合阿司匹林治疗急性非致残性脑血管的有效性

急性非致残性脑血管事件是最常见、最不稳定的缺血性脑血管病。前期研究发现，联合阿司匹林和氯吡格雷治疗可降低患者卒中复发风险。然而，氯吡格雷在人体内需要经过肝脏 CYP2C19 酶转化后才可发挥药效，而亚洲人群中携带 *CYP2C19* 功能缺失等位基因的患者比例较高，更易出现氯吡格雷抵抗。

首都医科大学附属北京天坛医院的研究团队使用替格瑞洛联合阿司匹林治疗急性非致残性脑血管事件患者，旨在比较替格瑞洛与氯吡格雷的抗血小板疗效和安全性。研究发现，与联合使用氯吡格雷和阿司匹林相比，在疾病急性期使用替格瑞洛联合阿司匹林能够有效地降低残余血小板活性，且不良事件风险无明显差异，替格瑞洛组的患者 90 天卒中复发风险低于氯吡格雷组。该研究首次阐明替格瑞洛联合阿司匹林治疗急性非致残性脑血管事件患者的安全性及有效性，对于我国大量基因型变异患者意义重大。相关研究成果于 2019 年 6 月发表在 *British Medical Journal*[①]。

26. 阐明我国 PM2.5 水平与脑卒中风险的相互关系

中国医学科学院阜外医院的研究团队应用先进的卫星遥感反演技术，评估并获得我国长时间（2000—2015 年）、高空间分辨率（1 km × 1 km）网格化大气 PM2.5 浓度，结合空气污染数据分析了覆盖全国 15 个省市近 12 万名居民（最长随访时间达 23 年）的队列数据。

研究发现，与 PM2.5 较低水平（< 54.5 μg/m^3）地区的居民相比，长期生活在 PM2.5 > 78.2 μg/m^3 地区居民的脑卒中发病风险增加 53%，缺血性和出血性脑卒中的发病风险分别增加 82% 和 50%。进一步分析发现，当地 PM2.5 每升高 10 μg/m^3，脑卒中、缺血性脑卒中、出血性脑卒中的发病风险分别增加 13%、20% 和 12%。该研究阐明了我国 PM2.5 水平与脑卒中风险增加的相互关系。相关研究成果于 2019 年 12 月发表在 *British Medical Journal*[②]。

---

① WANG Y L，CHEN W Q，LIN Y，et al. Ticagrelor plus aspirin versus clopidogrel plus aspirin for platelet reactivity in patients with minor stroke or transient ischaemic attack：open label，blinded endpoint，randomised controlled phase Ⅱ trial[J]. British medical journal，2019（365）：l2211.

② HUANG，LIANG F C，YANG X L，et al. Long term exposure to ambient fine particulate matter and incidence of stroke：prospective cohort study from the China-PAR project[J]. British medical journal，2019，30（367）：l6720.

27. 阐述脑卒中后的全脑炎症机制并提出干预方案

脑卒中发生后神经炎症会向脑内远离病灶部位扩散，并且持续存在于全脑范围。首都医科大学附属北京天坛医院的研究团队系统阐释了脑卒中后患者及动物模型的全脑炎症的研究结果，探讨了脑内炎症扩散的可能机制，提出了脑缺血或出血后炎症从病灶周围扩展到全脑的假说和机制，并提出了关于脑损伤后神经炎症的未来研究方向，指出有效的神经炎症干预方案可能需要同时调节脑内和外周的炎症反应。

研究团队提出了全脑炎症的概念，认为全脑炎症的长期存在可能影响脑损伤后的组织修复，持续破坏脑内结构，抑制全脑功能，导致卒中后的迟发性病变，如痴呆、抑郁、疲劳等。研究团队指出，未来神经炎症的研究不仅要明确全脑炎症的起始因素和维持机制，还要阐明全脑炎症在脑损伤后神经再生和修复过程中的可能作用。相关研究成果于 2019 年 7 月发表在 *The Lancet Neurology*①。

28. 发现脑卒中早期筛查新标记物

缺血性脑卒中是突然起病的脑血液循环障碍性疾病。血管内治疗技术虽能延长卒中的治疗时间窗口，但仍有大量患者得不到及时救治，因此，“早期筛查及预防”非常重要。

上海交通大学附属第六人民医院、同济大学附属东方医院等研究团队，从预防脑卒中发生出发，重点对急性脑卒中筛查分子标志物进行研究。研究发现，DNA 甲基化是脑卒中发生早期和进展过程中的主要特征之一，同时也是影响脑卒中治疗效果的潜在因素之一。研究团队通过检测血液中 DNA 甲基化水平，对脑卒中进行筛查、超早期诊断，运用全基因组 DNA 甲基化技术，先在 12 对年龄、性别匹配的病例组和对照组中进行研究，筛选了 672 个基因上的 1012 个位点，发现脑卒中患者的甲基化修饰水平存在显著差异，全面揭示了脑卒中的 DNA 甲基化表观遗传修饰图谱。进一步对 1400 多例的大规模人群样本进行长期验证性试验，筛选出 *MTRNR2L8* 基因，该基因的低甲基化修饰和急性缺血性脑卒中的发生显著相关。*MTRNR2L8* 基因甲基化对急性脑卒中的诊断具有高度的特异性和灵敏性，是急性脑卒中分子筛查

---

① SHI K B，TIAN D C，LI Z G，et al. Global brain inflammation after stroke[J].The lancet neurology，2019，18（11）：1058−1066.

的潜在标记物。相关研究成果于 2019 年 6 月发表在 *Stroke*①。

29. 发现睡眠时间、睡眠质量、午睡与卒中的关系

华中科技大学同济医学院附属同济医院的研究团队调查了睡眠时间、睡眠质量、睡眠时间变化及午睡与卒中及其亚型风险之间的关联。在平均年龄为 61.7 岁、31 750 名参与者的“东风—同济队列”中，研究团队使用 Cox 回归模型来评估卒中的 HR 和 95% CI。与睡眠时间每晚 7 ~ 8 小时的受试者相比，睡眠时间长（≥ 9 小时 / 晚）的受试者发生卒中的风险更大（HR 为 1.23；95% CI 为 1.07 ~ 1.41），而睡眠时间较短（＜ 6 小时 / 晚）对卒中的发生风险没有明显影响；与良好的睡眠质量相比，睡眠质量较差的受试者总体、缺血性和出血性卒中的风险分别增加 29%、28% 和 56%；午睡时间超过 90 min 的卒中患病风险高于午睡时间为 1 ~ 30 min 的人群（HR 为 1.25；95% CI 为 1.03 ~ 1.53）。此外，研究团队观察到每晚睡眠时间≥ 9 小时和午睡时间＞ 90 min（HR 为 1.85；95% CI 为 1.28 ~ 2.66）、每晚睡眠时间≥ 9 小时和较差的睡眠质量（HR 为 1.82；95% CI 为 1.33 ~ 2.48）都具有明显的联合作用；与每晚持续睡眠 7 ~ 9 小时相比，每晚持续睡眠≥ 9 小时和从每晚 7 ~ 9 小时改变为≥ 9 小时的受试者发生卒中的风险更高。

由此可见，睡眠时间长、睡眠质量差和午睡时间长是与卒中发生风险相关性较高的独立因素。相关研究成果于 2019 年 12 月发表在 *Neurology*②。

30. 揭示肾移植患者肾损伤对接受血管内再通内切除术的患者临床结局的影响

中国人民解放军东部战区总医院的研究团队通过多变量竞争风险回归分析，评估了接受急诊血管内切除术（Emergent Large Vessel Occlusion Endovascular Thrombectomy，EVT）的急诊大血管闭塞（Emergent Large Vessel Occlusion，ELVO）患者的复发性卒中风险。

研究团队纳入了 21 个血管内治疗中心连续就诊并接受 EVT 治疗的 ELVO 患者。多变量回归用于评估患者肾移植（RI）与 3 个月死亡率、功能独立性之间的相

① SHEN Y P，PENG C，BAI Q K，et al. Epigenome-wide association study indicates hypomethylation of *MTRNR2L8* in large-artery atherosclerosis stroke[J]. Stroke，2019，50（6）：1330–1338.

② ZHOU L，YU K，YAN L L，et al. Sleep duration，midday napping，and sleep quality and incident stroke the Dongfeng-Tongji cohort[J]. Neurology，2019，94（4）：345–356.

关性。该研究共招募接受了 EVT 的 628 例 ELVO 患者，其平均年龄为 64.7 ~ 12.5 岁，美国国立卫生研究院卒中量表（NIH Stroke Scale，NIHSS）中位数得分为 17 分，其中 99 例（15.8%）患者接受过 RI。在调整其他相关变量后，多元回归分析表明，RI 与 3 个月功能独立性相关（调整风险比为 0.53，95% CI 为 0.29 ~ 0.96，P=0.035），而与死亡率或功能改善无关。多元竞争风险回归分析显示，接受 EVT 的 RI 患者与正常肾功能的患者相比，发生卒中的风险更高（HR 为 2.56，95% CI 为 1.27 ~ 5.18，P=0.009）。研究结果表明，RI 是接受 EVT 治疗的 ELVO 患者 3 个月功能独立性和长期卒中复发风险的独立预测因素。相关研究成果于 2019 年 12 月发表在 *Neurology*①。

31. 揭示认知储备与痴呆风险的关系

天津医科大学的研究团队分析了认知储备（Cognitive Reserve，CR）② 与痴呆风险的关系。

研究团队开展的“紧急记忆与老龄化研究项目”（Rush Memory and Aging Project）共有 1602 名参与者，平均随访 6 年，最长随访时间 20 年。随访期间，有 611 人死亡并接受了尸检。研究团队在研究开始阶段获得了参与者的 CR 信息（教育、早期生活、中年和晚年生活认知活动及晚年社会活动）。参与试验的痴呆症患者根据国际标准确诊，病理解剖基于参与者尸检进行阿尔茨海默病和其他神经病理学评估。使用 Cox 回归模型或 Logistic 回归模型评估全生命周期的 CR 评分与痴呆或大脑病理的关系。与 CR 评分最低的 1/3 人群相比，CR 评分中间 1/3 人群痴呆症的调整风险比（Hazards Ratios，HR）为 0.77（95%CI 为 0.59 ~ 0.99），CR 评分最高的 1/3 人群的 HR 为 0.61（95% CI 为 0.47 ~ 0.81）。在接受尸检的参与者中，CR 与大脑病理学无显著关联性，在对大脑病理学进行额外调整后，CR 与痴呆症的 HR 仍为 0.60（95%CI 为 0.42 ~ 0.86）。CR 评分最高的 1/3 人群中痴呆症风险降低，即使这些人群具有严重的阿尔茨海默病症状（HR 为 0.57，95%CI 为 0.37 ~ 0.87）和严重的大脑梗死（HR 为 0.34，95%CI 为 0.18 ~ 0.62），其 CR 评分越高，痴呆风险越低。研究人员认为，积极提高认知储备能够显著降低痴呆症风险，其效果不会受到脑部

① XIAO L L，M，M M，GU M M，et al. Renal impairment on clinical outcomes following endovascular recanalization[J]. Neurology，2019，94（5）：464−473

② 主要包括教育、职业成就、社会和认知活动。

神经退行性病变的影响。相关研究成果于 2019 年 7 月发表在 *JAMA Neurology*①。

32. 发现东亚人群中精神分裂症的致病遗传因素

大规模精神分裂症（Schizophrenia，SCH）的遗传风险基因既往研究主要针对欧美人群开展，其他人群的研究样本量较小，极大限制了 SCH 发病机制和重要线索的发现。

上海交通大学 Bio-X 研究院、北京大学第六医院、哈佛大学—麻省理工学院 Broad 研究所、西安交通大学第一附属医院等联合团队完成了迄今为止样本量最大的东亚人群（22 778 例 SCH 患者及 35 362 名健康对照）SCH 全基因组关联研究和跨种族 Meta 分析。发现全基因组范围内 19 个染色体区域的 21 个遗传易感位点与 SCH 疾病风险关联；跨东亚人群和高加索人群的多人群分析发现，东亚人群与高加索人群 SCH 遗传基础相似（遗传相关系数 *rg* =0.98）；跨种族荟萃分析在全基因组中发现 176 个遗传位点变异（其中 53 个新发现位点）；基因组的精细定位分析发现 70% 易感位点存在潜在致病效应；提示精神分裂症发病可能存在多种族共通的致病遗传因素。相关研究成果于 2019 年 12 月发表在 *Nature Genetics*②。

33. 公布 2012—2015 年全国精神障碍疾病流行病学调查结果

国家卫生和计划生育委员会和科学技术部于 2012 年资助的“中国精神障碍疾病负担及卫生服务利用的研究”（简称“中国精神卫生调查”）目的是重点研究我国精神障碍的患病率和疾病负担，描述精神障碍患者卫生服务利用现状，探讨影响精神障碍患病率、疾病负担、卫生服务利用的相关因素，进而为卫生决策部门制定精神障碍的相关防控策略及精神卫生服务的资源配置提供科学依据和理论支持。

基于该项目，北京大学第六医院研究团队历时 3 年，在 2013 年 7 月 22 日至 2015 年 3 月 5 日完成了 32 552 名受访者的调查，获得“中国精神卫生调查”的第一批研究结果。结果显示，患有任何一种及以上精神障碍（不含阿尔茨海默病及相关痴呆）的人数占总人数的 9.32%。焦虑障碍患病率最高，为 4.98%；心境障碍其次，为 4.06%；酒精药物使用障碍第三，为 1.94%；间歇爆发性障碍第四，为 1.23%；

---

① XU H，YANG R R，QI X Y，et al. Association of lifespan cognitive reserve indicator with dementia risk in the presence of brain pathologies[J]. JAMA neurology，2019，76（10）：1184−1191.

② LAM M，CHEN C Y，LI Z Q，et al. Comparative genetic architectures of schizophrenia in East Asian and European populations[J].Nature genetics，2019，51（12）：1670−1678.

精神分裂症及其他精神病性障碍终生患病率为 0.61%；进食障碍患病率低于 1‰。65 岁及以上人群中阿尔茨海默病及相关痴呆患病率为 5.56%；心境障碍的女性患病率高于男性；酒精药物使用障碍、间歇爆发性障碍的男性患病率高于女性；精神分裂症及其他精神病性障碍患病率农村高于城市；酒精药物使用障碍、间歇爆发性障碍和精神分裂症在 18 ～ 34 岁年龄组中患病率最高。该研究成果是我国首次公布的全国性精神障碍流行病学调查的结果，在我国精神障碍流行病学研究中涉及学科最多，调查疾病种类最多，抽样调查全国代表性较好，现场实施质量控制严格，数据管理计算机化程度较高，资料分析方法复杂，参与合作单位最多。相关研究成果于 2019 年 2 月在线发表在 *Lancet Psychiatry*①。

34. 揭示精神疾病性别差异的主要原因

精神疾病的发病率存在明显的男女性别差异，相关机制研究将提供解读精神疾病致病机制的证据。同时，深入了解性别差异的本质，也能够更好地为患者提供个性化治疗方案。

中南大学生命科学院研究团队从 DNA 甲基化的角度入手，对 1408 例死亡后捐献的脑组织样本进行 DNA 甲基化分析，结合遗传突变、基因表达和蛋白质相互作用网络构建了性别差异的调控网络，发现了性别差异化的基因富集与精神分裂症、自闭症和重性抑郁的风险基因重合。研究团队筛选获得 2080 个具有性别偏见且与精神疾病相关的基因并进行了优先排序，发现 *NRXN1*、*NRXN2*、*NRXN3*、*FDE4A* 和 *SHANK2* 等基因广泛参与突触相关信号传导途径，并推测这些神经元途径及性别差异基因可能引起精神疾病，这是该疾病性别差异的主要原因。相关研究成果于 2019 年 4 月发表在 *Molecular Psychiatry*②。

35. 揭示中国糖尿病患者的病因和疾病特征

上海交通大学医学院附属瑞金医院研究团队开展的“中国心血管代谢与恶性肿瘤队列”研究，深入探讨了中国人胰岛素抵抗与胰岛 β 细胞功能障碍对糖尿病发生

---

① HUANG Y，WANG Y，WANG H，et al. Prevalence of mental disorders in China：a cross-sectional epidemiological study[J]. Lancet psychiatry，2019，6（3）：211–224.

② XIA Y，DAI R J，WANG K L，et al. Sex-differential DNA methylation andassociated regulation networks in humanbrain implicated in the sex-biased risks of psychiatric disorders[J]. Molecular psychiatry，2019，4.

发展的影响作用。

人群归因风险（Population-Attributable Risk，PAR）分析显示：24.4%（95% CI 为 23.6 ~ 25.2）的糖尿病发生风险归因于胰岛素抵抗，12.4%（95% CI 为 11.2 ~ 13.7）归因于胰岛 β 细胞功能障碍。与胰岛 β 细胞功能障碍相比，胰岛素抵抗与糖尿病发生风险的关联性更显著，且该模式在肥胖人群中更明显。在胰岛 β 细胞功能障碍的人群中，胰岛素抵抗与糖尿病发生风险的相关性更突出。研究结果提示肥胖是影响中国人胰岛素抵抗与糖尿病关联的主要原因，改变了国际上对中国糖尿病患者的病因的固有观念，为重新审视中国糖尿病患者的病因特征和提供全新防控理念提供了科学证据。相关研究成果于 2019 年 12 月在线发表在 *Lancet Diabetes & Endocrinology*①。

36. 证实Ⅱ型糖尿病药物能延缓非酒精性脂肪肝的进展

非酒精性脂肪肝（Nonalcoholic Fatty Liver Disease，NAFLD）是目前最常见的慢性肝脏疾病之一，影响了全球 17% ~ 46% 的成年患者。Ⅱ型糖尿病与非酒精性脂肪肝具有共同的发病原因——胰岛素抵抗。尽管目前尚无获批的针对非酒精性脂肪肝患者的治疗药物，但已有研究证实，部分糖尿病药物在降低血糖的同时可能延缓非酒精性脂肪肝的发展。

中国科学技术大学生命科学与医学部联合中山大学附属第三医院等全国 10 家医院，对伴有非酒精性脂肪肝的Ⅱ型糖尿病患者，使用利拉鲁肽、西格列汀、甘精胰岛素联合二甲双胍治疗，并比较不同药物对患者体重及肝内脂肪含量的疗效。Ⅱ型糖尿病合并非酒精性脂肪肝患者在使用二甲双胍单药治疗血糖效果不佳的情况下，进一步联合利拉鲁肽、西格列汀或甘精胰岛素治疗 26 周后，血糖控制有所改善（下降 4%），肝内脂肪含量显著下降（下降 3.8%），并且其皮下脂肪含量和其他内脏脂肪含量也得到不同程度的改善。相关研究成果于 2019 年 6 月发表在 *Hepatology*②。

---

① WANG T G，LU J L，SHI L X，et al. Association of insulin resistance and beta-cell dysfunction with incident diabetes among adults in China：a nationwide，population-based，prospective cohort study[J]. Lancet diabetes & endocrinology，2020，8（2）：115－124.

② YAN J H，YAO B，KUANG H Y，et al. Liraglutide，Sitagliptin，and Insulin Glargine added to Metformin：the effect on body weight and intrahepatic lipid in patients with type 2 diabetes mellitus and nonalcoholic fatty liver disease[J]. Hepatology，2019，69（6）：2414－2426.

37. 非酒精性脂肪肝患者肠道菌群研究取得新发现

首都儿科研究所、中国科学院武汉病毒研究所、中国人民解放军疾病预防控制所等研究团队发现非酒精性脂肪肝与体内产生大量酒精的肠道细菌之间的关联性，并在超过 60% 的非酒精性脂肪肝患者中发现了这些细菌。

研究团队在治疗一例严重肝损伤且患有“自动酿酒综合征（Auto-Brewery Syndrome，ABS）”罕见疾病的患者过程中，发现肠道细菌与非酒精性脂肪肝之间的关联。ABS 患者在进食无酒精的高糖食物后会出现醉酒症状，这种情况与酵母菌感染有关，后者会在肠道中产生酒精并导致中毒。通过分析患者的粪便，研究团队发现其肠道中存在几种能产生大量酒精的肺炎克雷伯菌（HiAlc Kpn）。从患者肠道分离出的菌株能产生更多酒精，比健康人体内的菌株多 4 ～ 6 倍。此外，研究团队还对 43 名非酒精性脂肪肝患者和 48 名健康人的肠道菌群进行了采样和比较。研究发现，约 60%的非酒精性脂肪肝患者肠道中存在肺炎克雷伯菌，而只有 6%的对照组人群携带这些细菌。该研究结果将有助于开发非酒精性脂肪肝早期诊断和治疗的方法。相关研究成果于 2019 年 10 月发表在 *Cell Metabolism*[①]。

38. 建立降低肝硬化患者急性静脉曲张出血死亡率的新策略

急性静脉曲张出血是门静脉高压症患者的常见并发症，也是肝硬化患者死亡的主要原因之一。

空军军医大学第一附属医院研究团队通过随机对照试验发现，与采取内镜联合药物治疗相比，晚期肝硬化急性静脉曲张出血的患者早期使用经颈静脉肝内门脉系统静脉分流术（Transjugular Intrahepatic Portosystemic Shunt，TIPS）的无移植生存率高于对照组。早期使用 TIPS 的患者 6 周无移植生存率为 99%，高于对照组的 84%。1 年后早期使用 TIPS 的患者无移植生存率为 86%，而对照组为 73%（绝对风险差异为 13%）。早期使用 TIPS 降低了控制出血失败或再出血、新发腹水、原有腹水程度加重的发生率，并且没有增加显性肝性脑病和其他不良事件发生的频率和严重程度。该研究首次以生存为主要试验终点进行早期 TIPS 的随机对照研究，研究结果为相关指南提供了直接证据，增加了临床医师在医学实践中尽早使用 TIPS 的信

---

① YUAN J，CHEN C，CUI J H，et al. Fatty liver disease caused by High-Alcohol-Producing Klebsiella Pneumoniae[J]. Cell metabolism，2019，30（4）：675−688.

心。相关研究成果于 2019 年 5 月发表在 *Lancet Gastroenterology & Hepatology*[①]。

39. 完成大规模的药物性肝损伤流行病学研究

上海交通大学医学院附属仁济医院研究团队对中国大陆地区的药物性肝损伤（Drug-Induced Liver Injury，DILI）流行病学、病因学、临床特征等进行回顾性研究，共纳入中国大陆地区 308 家医院的 25 927 例药物性肝损伤患者，开展了国内迄今为止最大规模的药物性肝损伤流行病学研究。

研究显示，我国每年 DILI 的发生率至少为 23.80/10 万，高于西方国家，已成为不容忽视的问题。同时，研究也揭示了在中国人群中可能导致药物性肝损伤的主要药物，以及临床特征、治疗现状等情况。在我国引起肝损伤的最主要药物依次为保健品和中药（占 26.81%）、抗结核药（占 21.99%）、抗肿瘤药或免疫调整剂（占 8.34%）。13% 的患者发生慢性 DILI；23.38% 的患者在发生 DILI 时合并有病毒性肝炎、脂肪肝等基础肝病，而且这些患者的肝损伤更为严重，发生肝衰竭和导致死亡的风险更大。相关研究成果于 2019 年 2 月发表在 *Gastroenterology*[②]。

40. 揭示自身免疫性肝炎患者的肠道菌群特征

自身免疫性肝炎（Autoimmune Hepatitis，AIH）发病机制尚不明确，由于其最初的临床症状与病毒性肝炎症状相似，临床诊断难度较高。因此，准确及时地监测自身免疫性肝炎患者的特异性指标对诊断及进一步治疗具有重要意义。

上海交通大学医学院附属仁济医院研究团队利用高通量测序技术，在未经糖皮质激素治疗的大样本 AIH 队列中，对患者的肠道菌群结构进行了全面系统分析。研究发现，AIH 患者的肠道菌群失衡表现为肠道菌群多样性降低，且总体菌群结构和健康人群不同。11 种菌属的相对丰度出现显著差异，主要表现为专性厌氧菌的相对丰度下降，潜在致病菌的相对丰度增高。基于 AIH 患者特有的肠道菌群结构构建相关疾病预测模型，能够有效区分 AIH 患者。研究还明确了 AIH 患者的粪便菌群结构与功能变化，提示肠道菌群可作为潜在的非侵入性生物标记物用于 AIH 的疾病分

---

① LV Y，YANG Z P，LIU L，et al. Early TIPS with covered stents versus standard treatment for acute variceal bleeding in patients with advanced cirrhosis：a randomised controlled trial[J]. Lancet gastroenterology & hepatology，2019，4（8）：587−598.

② SHEN T，LIU Y X，SHANG J，et al. Incidence and etiology of drug-induced liver injury in Mainland China[J]. Gastroenterology，2019，156（8）：2230−2241.

层。相关研究成果于 2019 年 6 月在线发表在 *Gut*[①]。

41. 完成我国儿童慢性乙型病毒性肝炎抗病毒治疗效果评估

慢性乙型病毒性肝炎（Hepatitis B Virus，HBV）是我国重大传染病之一。既往研究认为儿童多数处于免疫耐受期，不建议抗病毒治疗。

中国人民解放军总医院第五医学中心（原中国人民解放军第三〇二医院）研究团队募集了 1 岁以下，丙氨酸转氨酶持续升高和高病毒载量的 HBV 感染婴儿，并将其分为两组。第一组包括 18 例婴儿，其父母选择在 1 岁之前开始使用拉米夫定进行抗病毒治疗。第二组包括 11 例婴儿，其父母选择在 1 岁以后开始使用干扰素 -α 进行抗病毒治疗。主要结局指标是治疗第 12 个月时血清 HBV 表面抗原（HBsAg）减少的速率。第一组中，治疗后第 3、第 6、第 9 和第 12 个月 HBsAg 的累积丢失率分别为 39%、67%、78%和 83%。第二组中，治疗后第 3、第 6、第 9 和第 12 个月 HBsAg 的累积丢失率分别为 18%、27%、27%和 36%。两组之间 HBsAg 的累积丢失率存在统计学差异（$P = 0.0023$）。研究团队认为，年龄越小，疗效越好。该研究获得的结果颠覆了既往共识指南对儿童乙肝抗病毒治疗的观点，具有较高的转化应用价值，有望影响国内外的相关指南修订。相关研究成果于 2019 年 6 月发表在 *Journal of Hepatology*[②]。

42. 完成骨关节炎常用药曲马朵的安全性评价

骨关节炎是最常见的关节退行性疾病，曲马朵是临床上最常用的阿片类止痛药，被美国风湿病学会和美国骨科医师协会等多个国际权威骨关节炎指南推荐为一线药物，但其应用缺乏安全性证据。

中南大学湘雅医院研究团队与哈佛大学研究团队合作，开展了大样本人群的真实世界研究，完成了对口服曲马朵用于骨关节炎患者镇痛的安全性评价，明确了骨关节炎常用药物的安全隐患。该研究首次发现，与常用非甾体抗炎药（萘普生、双氯酚酸、塞来昔布和依托考昔）相比，曲马朵会显著提高骨关节炎患者全因死亡

---

① WEI Y R，LI Y M，YAN L，et al. Alterations of gut microbiome in autoimmune hepatitis[J]. Gut，2020，69（3）：569－577.

② ZHU S S，DONG Y，WANG L M，et al. Early initiation of antiviral therapy contributes to a rapid and significant loss of serum HBsAg in infantile-onset hepatitis B[J]. Journal of hepatology，2019，71（5）：871－875.

率（升高 70% ~ 104%），并与心血管、胃肠道、呼吸系统疾病，以及感染和肿瘤死亡率升高相关。相关研究成果于 2019 年 3 月发表在 *The Journal of the American Medical Association*①。

43. 发现关节假体周围感染诊断的高敏感生物标志物

关节假体周围感染（Periprosthetic Joint Infection，PJI）是人工关节置换术后灾难性的并发症。目前较为常用的骨肌系统感染协会（Musculoskeletal Infection Society，MSIS）诊断标准主要基于临床表现、外周血及关节液的实验室检查、组织病理学检查，但是依旧存在“假阴性”率高、复杂不易操作，且部分患者不容易获得足量关节液用于检查等问题。

中国人民解放军总医院研究团队通过循证医学研究证实，术前用盐溶液冲洗患者关节囊，复吸后得到液体可用于假体周围感染快速诊断。进而对膝关节假体周围感染患者的关节液进行蛋白质组学分析，在国际上首次报道了多形核白细胞丝氨酸蛋白酶 3（Proteinase 3，PRTN3）和髓样核分化抗原（Myeloid Cell Nuclear Differentiation Antigen，MNDA）可作为 PJI 诊断的高敏感生物标志物，同时 MNDA 还具有很好的特异性。通过多中心回顾性研究还发现，凝血指标血浆纤维蛋白原（Plasma Fibrinogen）具有与经典 PJI 标志物类似的敏感性和特异性。研究团队于 2019 年在 *Journal of Bone and Joint Surgery-American Volume* 上发表了 3 篇相关研究论文②③④。

---

① ZENG C，DUBREUIL M，LAROCHELLE M R，et al. Association of tramadol with all-cause mortality among patients with osteoarthritis[J]. The journal of the American Medical Association，2019，321（10）：969−982.

② LI R，SHAO H Y，HAO L B，et al. Plasma fibrinogen exhibits better performance than plasma D-dimer in the diagnosis of periprosthetic joint infection：a multicenter retrospective study[J]. Journal of bone and joint surgery-American volume，2019，101（7）：613−619.

③ LI R，LU Q，CHAI W，et al. Saline solution lavage and reaspiration for culture with a blood culture system is a feasible method for diagnosing periprosthetic joint infection in patients with insufficient synovial fluid[J]. Journal of bone and joint surgery-American volume，2019，101（11）：1004−1009.

④ WANG C，WANG Q，LI R，et al. LTF，PRTN3，and MNDA in synovial fluid as promising biomarkers for periprosthetic joint infection：identification by quadrupole orbital-trap mass spectrometry[J]. Journal of bone and joint surgery-American volume，2019，101（24）：2226−2234.

44. 发现抑制艾滋病病毒复制的关键蛋白酶

在艾滋病病毒（HIV）感染早期，病毒结合到细胞表面并将 DNA 注入胞内整合至宿主基因组。感染晚期，病毒 DNA 和衣壳蛋白被复制，在感染细胞表面组装成新的病毒。与活跃 T 细胞不同，静息 $CD4^+$ T 细胞可有效抵御 HIV 感染。在不育 α 基序结构域和组氨酸 / 天冬氨酸残基双联体结构域包涵蛋白 1（SAMHD1）存在的情况下，感染 HIV 的静息 $CD4^+$ T 细胞中仍可检测到大量病毒 Gag 蛋白，却未见感染扩散。因此，研究人员推测存在其他重要因子决定静息 $CD4^+$ T 细胞抵御感染。

中国医科大学附属第一医院研究团队通过免疫共沉淀和高通量 RNA-Seq，首次鉴定出静息 $CD4^+$ T 细胞中特异性表达的细胞膜金属蛋白酶（TraB Domain Containing 2A，TRABD2A），可通过降解细胞表面的 Gag 蛋白抑制病毒的复制。TRABD2A 的表达量和病毒载量呈现负相关。作为金属蛋白酶，TRAB2A 激活需要 Mn^{2+} 等二价金属离子；Co^{2+} 和 Ni^{2+} 离子可抑制 TRAB2A 活性。相关研究成果于 2019 年 6 月发表在 *Nature Immunology*①。

45. 揭示难治性真菌感染性肉芽肿的易感基因及免疫机制

真菌感染性肉芽肿是皮肤感染中的疑难重症之一，其病程迁延，顽固难治，严重影响患者生活质量甚至威胁生命。

北京大学国家皮肤与免疫疾病临床医学研究中心研究团队报道了我国首例慢性皮肤黏膜念珠菌病的遗传特征，并完成了 11 例罕见顽固难治性暗色丝孢霉病的免疫遗传背景研究，提示 CARD9（Caspase Recruitment Domain Family Member 9）异常所致宿主抗真菌免疫缺陷可能是暗色丝孢霉病发病过程中的重要因素。相关研究成果以病例报告的形式于 2019 年 12 月发表在 *Lancet infectious diseases*②。

46. 完成复发难治性狼疮性肾炎的自体干细胞移植治疗

新型免疫抑制剂极大地改善了狼疮性肾炎患者的预后，但仍有约 35% 的患者会在治疗过程中复发，最终导致患者肾脏功能缺失。

---

① LIANG G X，ZHAO L，QIAO Y，et al. Membrane metalloprotease TRABD2A restricts HIV-1 progeny production in resting $CD4^+$T cells by degrading viral Gag polyprotein[J]. Nature immunology，2019，20（6）：711－723.

② HUANG C，PENG Y，ZHANG Y，et al. Deep dermatophytosis caused by trichophyton rubrum[J]. Lancet infectious diseases，2019，19（12）：1380.

针对该临床难题，中国人民解放军东部战区总医院研究团队开展了自体外周血干细胞移植治疗复发难治性狼疮性肾炎的研究。研究纳入 22 例患者，中位随访 72（60 ～ 80）个月，患者总体缓解率为 87%，其中，82% 的患者达到完全缓解，5% 的患者达到部分缓解。27% 的患者在随访期间复发，患者复发后经过药物治疗后好转。无病存活率为 53%，5 年存活率为 91%。该研究为临床复发难治性狼疮性肾炎的治疗提供了一种新的选择方案。相关研究成果于 2019 年 5 月发表在 *Clinical Journal of the American Society of Nephrology*①。杂志同期配发述评文章，指出该研究是国际上第一篇聚焦自体干细胞移植治疗狼疮性肾炎的文章，并肯定了自体干细胞移植治疗复发难治性狼疮性肾炎的临床疗效，认为是可以作为复发难治性狼疮性肾炎的治疗选择之一。

47. 报道系统性红斑狼疮相关肺动脉高压的临床诊断和治疗效果

系统性红斑狼疮（Systemic Lupus Erythematosus，SLE）相关肺动脉高压（Pulmonary Arterial Hypertension，PAH）临床表现隐匿，早期诊断困难，治疗效果不佳，是死亡的重要因素之一。

中国医学科学院北京协和医学院研究团队利用国家风湿病数据中心平台，面向全国推广 SLE-PAH 诊治经验。目前已建成大规模的长期规律随访全国多中心 SLE-PAH 临床队列，入组 SLE-PAH 患者 315 例，最长随诊近 12 年。通过基于单中心、全国多中心经右心漂浮导管证实的 SLE-PAH 前瞻性队列，两次验证浆膜炎、抗 U1RNP 抗体是 SLE 患者发生 PAH 的高危因素。研究团队建立了 SLE 相关 PAH 的多中心前瞻性队列，确定参与者 1 年、3 年和 5 年生存率分别为 92.1%、84.8%和 72.9%。1 年、3 年和 5 年的治疗目标实现（Treatment Goal Achievement，TGA）的比例分别为 31.5%、53.6%和 62.7%。基线浆膜炎、6 分钟步行距离＞ 380 m、心脏指数≥ 2.5 L/（min · m^2）被确定为 TGA 的独立预后因素。在强化免疫抑制治疗后，患有基础浆膜炎的患者更可能实现 TGA。该研究发现基线期存在炎症表现的 SLE-PAH 患者预后显著优于非炎症表现的患者，并提出浆膜炎及 6 分钟步行距离对于疾病达标具有预测意义。相关研究成果于 2019 年 1 月发表在 *European Respiratory*

① HUANG X H，CHEN W C，REN G S，et al. Autologous hematopoietic stem cell transplantation for refractory lupus nephritis[J]. Clinical journal of the American Society of Nephrology，2019，14（5）：719–727.

Journal[①]。

48. 评估头孢曲松钠治疗无并发症淋病的疗效

中国医学科学院北京协和医学院研究团队首次全面分析了我国无并发症淋病患者使用头孢曲松进行治疗的现状及治疗效果，为制定淋病治疗方案提供了基线数据，同时也为淋球菌耐药监测研究提出了新思路。

该研究系统分析了 2013—2017 年淋球菌对头孢曲松的敏感性监测数据。数据和标本来源于广东、广西、海南、北京、天津 5 个省市 7 个监测点的 1686 例无并发症淋病患者的流行病学、临床诊治、治疗后随访资料。研究团队利用纸片法和琼脂稀释法（参考标准）对淋球菌标本进行了头孢曲松药物敏感性检测。结果表明，83.1% 的淋病患者以头孢曲松钠作为一线治疗药物，其中，72.7% 的治疗剂量超过 1000 mg（目前全球无并发症淋病治疗指南中最高推荐剂量）。从无异常症状患者的分泌物中分离物的纸片法检测结果提示，淋球菌及其他细菌的再次感染与头孢曲松钠敏感性下降密切相关。对于曾经感染过淋球菌或其他性病病原体或已经使用抗生素治疗的患者，应提高头孢曲松治疗（＞ 1000 mg）的剂量。我国监测系统内目前尚未监测到治疗失败的病例，但随着头孢曲松钠的广泛应用，相关研究仍需进一步开展。相关研究成果于 2019 年 3 月在线发表在 *Clinical Infectious Diseases*[②]。

49. 揭示我国哮喘流行病学特征

中日友好医院等研究团队开展的“中国成人肺部健康研究”（CPH Study），采取严格的多阶段分层整群随机抽样的流行病学调查方法，于 2012—2015 年对全国 10 个省市 5 万余名居民进行现场调查及肺功能检查，结合我国 2015 年人口调查数据，估算我国慢阻肺等呼吸疾病的流行状况、患病人数与患病影响因素。

该研究揭示了我国哮喘的流行状况，明确我国 20 岁及以上人群哮喘患病率为 4.2%，患病人数达到 4570 万人。接受调查的哮喘患者中，71.2% 的患者此前未确诊，

① QIAN J Y，LI M T，ZHANG X，et al. Long-term prognosis of patients with systemic lupus erythematosus-associated pulmonary arterial hypertension：CSTAR-PAH cohort study[J]. European respiratory journal，2019，53（2）：1800081.

② HAN Y，YIN Y P，DAI X Q，et al. Widespread use of high-dose ceftriaxone therapy for uncomplicated gonorrhea without reported ceftriaxone treatment failure：results from 5 years of multicenter surveillance data in China[J]. Clinical infectious diseases，2020，70（1）：99–105.

26.2%（1310 万人）的患者存在肺功能气流受限，只有 5.6% 的患者接受了规范化糖皮质激素吸入治疗，揭示我国哮喘患者在规范化诊疗与管理方面存在不足。相关研究成果于 2019 年 6 月发表在 *Lancet*①。同期配发由全球哮喘防治倡议（GINA）理事会 Guy G. Brusselle 教授撰写的题为“Prevalence and burden of asthma in China：time to act”的述评指出，中国肺健康研究作为一项“地标性”研究，具有重要学术意义。

50. 发现空气质量与慢性阻塞性肺病急性加重的相关性

首都医科大学附属北京朝阳医院监测并分析了 2013—2017 年北京市 35 个监测点的 PM10、PM2.5、PMcoarse、二氧化氮、二氧化硫、一氧化碳，以及臭氧的平均浓度，重点探讨这些空气质量指标变化与慢性阻塞性肺病（简称“慢阻肺”）急性加重且住院之间的关系。

结果显示，对于每种 IQR 污染物浓度的增加，慢阻肺急性加重当天住院的相对风险分别为：PM10 1.029（95% CI 为 1.023 ～ 1.035）、PM2.5 1.028（95% CI 为 1.021 ～ 1.034）、PMcoarse 1.018（95% CI 为 1.013 ～ 1.022）、二氧化氮 1.036（95% CI 为 1.028 ～ 1.044）、二氧化硫 1.019（95% CI 为 1.013 ～ 1.024）、一氧化碳 1.024（95% CI 为 1.018 ～ 1.029）、暖季（5—10 月）臭氧 1.027（95% CI 为 1.010 ～ 1.044）。2013 年，12 679 例慢阻肺患者因为 PM2.5 浓度超过世界卫生组织目标值（25 μg/m³）而发生急性加重，至 2017 年，这个数字下降到了 7377 例。研究表明，北京市的整体空气质量在过去 5 年逐年改善，慢阻肺患者因为急性加重而住院治疗的事件相应减少。相关研究成果于 2019 年 6 月发表在 *Lancet Planetary Health*②。

51. 发现慢性鼻窦炎伴鼻息肉的差异表达基因

慢性鼻窦炎伴鼻息肉（CRSwNP）是多种致病因素刺激鼻黏膜发生的慢性持续性炎症，其病因病理和发病机制尚不明确。

广州医科大学附属第一医院与新加坡科技研究局（A*STAR）开展国际合作，分析患者息肉（CRSwNP-NP）与非息肉下鼻甲（CRSwNP-IT）组织的差异表达基

---

① HUANG K W，YANG T，XU J Y，et al. Prevalence，risk factors，and management of asthma in China：a national cross-sectional study[J]. Lancet，2019，394（10196）：407–418.

② LIANG L R，CAI Y T，BARRATT B，et al. Associations between daily air quality and hospitalisations for acute exacerbation of chronic obstructive pulmonary disease in Beijing，2013–17：an ecological analysis[J]. Lancet planetary health，2019，3（6）：270–279.

因和功能途径。研究团队分别在 CRSwNP-NP 与对照组织之间，以及 CRSwNP-NP 与 CRSwNP-IT 之间检测到 6182 个和 1592 个差异表达基因，这些差异表达基因涉及细胞外基质分解、O- 糖蛋白加工，血管生成和宿主病毒反应等信号途径。研究结果揭示了鼻息肉的潜在发病机制可能与慢性炎症反应（如病毒感染）、宿主防御缺陷（如纤毛结构及功能异常、免疫不耐受）、血管生成异常、O- 糖原加工过程异常、细胞外基质代谢异常相关，为今后鼻息肉及其他上、下呼吸道炎症性疾病的作用机制和治疗靶点选择提供了重要的参考价值。相关研究成果于 2019 年 11 月发表在 *European Respiratory Journal*①。

52. 阐明非流感病毒性肺炎的临床特征

病毒性肺炎是由上呼吸道病毒感染，向下蔓延所致的肺部炎症，全球发病率较高，但其造成的影响和危害一直被低估。

中日友好医院研究团队通过已建立的肺炎研究网络，阐释了病毒性肺炎中非流感肺炎的临床特征。研究团队通过前期已建立的“中国肺炎研究网”（CAP-China）筛选了全国 34 家二、三级综合医院的获得性肺炎（Community Acquired Pneumonia，CAP）住院患者，进行咽拭子及下呼吸道标本采集。结果显示，非流感病毒性肺炎患者占病毒性肺炎的 27.4%，其后依次为呼吸道合胞病毒、腺病毒、人冠状病毒、副流感病毒、鼻病毒和偏肺病毒。与流感病毒性肺炎相比，非流感病毒性肺炎患者入院时的严重程度、住院过程中脓毒症发生率、低氧血症发生率、90 天病死率及住院时间并无统计学差异。非流感病毒与非免疫抑制成人 CAP 患者的病情严重程度、发生并发症及 90 天病死率的影响相似。相关研究成果于 2019 年 6 月发表在 *European Respiratory Journal*②。

53. 阐明肠道菌群和胆汁酸调控生殖内分泌疾病新机制

多囊卵巢综合征（Polycystic Ovary Syndrome，PCOS）是一种临床表现存在高

① PENG Y，ZI X X，TIAN T F，et al. Whole-transcriptome sequencing reveals heightened inflammation and defective host defence responses in chronic rhinosinusitis with nasal polyps[J]. European respiratory journal，2019，54（5）：1900732.

② ZHOU F，WANG Y M，LIU Y M，et al. Disease severity and clinical outcomes of community acquired pneumonia caused by non-influenza respiratory viruses in adults：a multicenter prospective registry study from CAP-China Network[J]. European respiratory journal，2019，54（2）：1802406.

度异质性的内分泌代谢紊乱症候群，是育龄妇女无排卵性不孕的最主要原因，其发病机制不清，缺乏基于病因学的治疗手段。

北京大学第三医院研究团队揭示了肠道菌群紊乱促发 PCOS 的新机制。该研究全面比较了 PCOS 患者与健康人的肠道菌群及其代谢产物胆汁酸谱的显著差异；通过移植 PCOS 患者的肠道菌或 *B. vulgatus* 菌种来重塑小鼠肠道菌群后，小鼠呈现 PCOS 样表型，且伴随有肠道免疫因子 IL-22 的下降；给予 PCOS 小鼠胆汁酸甘氨脱氧胆酸（GDCA）或 IL-22 治疗后，能够显著改善激素异常、动情周期紊乱、卵巢多囊样变、生育力下降与胰岛素抵抗。机制研究揭示胆汁酸激活肠道 3 型固有淋巴细胞的 GATA3 通路刺激 IL-22 分泌而改善 PCOS 表型。该研究阐明了“肠道菌—胆汁酸—IL-22”轴在 PCOS 发病中的关键作用，为防治 PCOS 提供了新视角。相关研究成果于 2019 年 7 月发表在 *Nature Medicine*[①]。

54. Ⅲ期试验证实罗沙司他可提升肾脏病贫血患者的血红蛋白水平

罗沙司他是主要用于治疗慢性肾脏病患者贫血的口服药物。上海交通大学医学院附属瑞金医院和复旦大学附属华山医院研究团队开展的罗沙司他Ⅲ期试验，分别报道了长期透析和未经透析的肾脏病贫血患者使用罗沙司他的治疗结果。

该临床试验共招募了 305 名 18 ～ 75 岁的终末期肾脏病患者，试验组和对照组人数比例为 2 ： 1，分别有 162 名和 94 名患者最终完成试验。受试者在 23 ～ 27 周的临床结果显示，血红蛋白中位水平为 10.4 g/dL。试验组的血红蛋白提升水平比对照组更高，为（0.7±1.1）g/dL，达到了预设的非劣效性。与阿法依泊汀相比，罗沙司他对透析患者的治疗效果未出现显著差异。同期的另一项Ⅲ期随机对照试验，共招募了 154 名未接受透析治疗的 3 ～ 5 期慢性肾脏病患者，以评估罗沙司他对这类患者的疗效。结果显示，在试验组中，服药 8 周后患者的血红蛋白水平显著提升，上升幅度为（1.9±1.2）g/dL，而对照组的血红蛋白略有下降，降幅为（0.4±0.8）g/dL，达到了主要的临床终点。在罗沙司他组中，铁调素降幅为（56.14±63.40）ng/mL，对照组中为（15.10±48.06）ng/mL。在为期 18 周的开放标签期间，罗沙司他可使所有受试者获益。两项研究成果于 2019 年 7 月均发表在 *The New England Journal of*

① QI X Y，YUN C Y，SUN L L，et al. Gut microbiota-bile acid-interleukin-22 axis orchestrates polycystic ovary syndrome[J]. Nature medicine，2019，25（8）：1225−1233.

Medicine[①②]。

55. 降低Ⅴ因子水平可改善患者出血症状

FⅤ和FⅧ共缺乏症（F5F8D）是由 *LMAN1* 和 *MCFD2* 突变引起的罕见的常染色体隐性出血性疾病。上海交通大学医学院附属瑞金医院研究团队在 6 位 F5F8D 患者中发现了 6 种不同的纯合致病突变（5 种 *LMAN1* 突变和 1 种 *MCFD2* 突变），但矛盾的是，在 F5F8D 患者血浆中，采用 1 pM TF 触发凝血酶生成试验，结果显示 F5F8D 患者凝血酶的生成能力较健康人更强。与健康对照组相比，F5F8D 患者的自由组织因子途径抑制剂（fTFPI）显著降低。正常情况下，F5F8D 患者血浆中组织因子途径抑制物 α（TFPIα）可大大延缓和减少凝血酶的生成。在 F5F8D 患者血浆中添加血浆 FⅤ来增加 FⅤ浓度，会导致凝血酶生成逐渐减少，这表明低水平的 TFPIα 和 FⅤ可通过降低其抗凝效应共同促进凝血酶生成。另外，在 F5F8D 血小板富集的血浆（PRP）中，凝血酶生成显著少于正常对照组，但在输注正常化的 FⅧ或去氨加压素（DDAVP）后，能够完全纠正凝血酶减少的问题，说明 F5F8D 患者的低凝状态与低 FⅧ水平有关。

F5F8D 患者 PRP 中的血浆和血小板 FⅤ足以支持正常的凝血酶生成，低 TFPIα 对凝血酶生成可能没有显著影响。DDAVP 输注诱导 5 位 F5F8D 患者获得完全缓解，1 位获得部分缓解。基于该研究结果，研究团队认为 DDAVP 可能会成为 FⅧ浓缩物的潜在替代品，而对于轻微出血的 F5F8D 患者，输注新鲜冰冻血浆（Fresh-Frozen Plasma，FFP）并非必要疗法。相关研究成果于 2019 年 10 月发表在 *Blood*[③]。

56. 发现抑制发热伴血小板减少综合征病毒复制的离子通道

发热伴血小板减少综合征是近年来在我国新发，并流行于韩国、日本等东亚地区的病毒性传染疾病，由一种蜱虫传播的新型布尼亚病毒（发热伴血小板减少综合征病毒）感染所引起。目前，尚无针对该病毒的预防性疫苗和特异性抗病毒药物。

---

① CHEN N，HAO C M，LIU B C，et al. Roxadustat treatment for anemia in patients undergoing long-term dialysis[J]. The new England journal of medicine，2019，381（11）：1011−1022.

② CHEN N，HAO C M，PENG X M，et al. Roxadustat for anemia in patients with kidney disease not receiving dialysis[J]. The new England journal of medicine，2019，381（11）：1001−1010.

③ SHAO Y Y，WU W M，XU G Q，et al. Low factor Ⅴ level ameliorates bleeding diathesis in patients with combined deficiency of factor Ⅴ and factor Ⅷ [J]. Blood，2019，134（20）：1745−1754.

发热伴血小板减少综合征 2017 年已被世界卫生组织列入急需研究的重点疾病清单，亟待解决的问题是研发特异性抗病毒药物。

北京微生物与流行病学研究所和中国科学院武汉病毒研究所（生物安全大科学研究中心）联合研究团队，对发热伴血小板减少综合征患者的临床大数据开展了回溯性研究，发现钙离子通道抑制剂贝尼地平和硝苯地平等能够在细胞水平显著抑制发热伴血小板减少综合征病毒的入侵及病毒基因组的复制，首次揭示了钙离子通道抑制剂可以抑制患者体内发热伴血小板减少综合征病毒的复制，病毒感染引起的病死率由 19.7% 降至 3.6%。该研究为发热伴血小板减少综合征抗病毒药物研发提供了重要的理论参考，也提示钙离子通道抑制剂类药物可能具有较为广泛的抗病毒效应。相关研究成果于 2019 年 10 月发表在 *Cell Research*①。

57. 发现激光虹膜切除术对预防青光眼无明显益处

青光眼的常见类型包括原发性开角型青光眼和原发性闭角型青光眼。中山大学中山眼科中心研究发现，这些高危患者转变为青光眼的比例很低，因此，研究团队建议没必要在高危患者中广泛使用预防性激光治疗。

该研究是为期 6 年的单中心临床随机对照试验，通过对 50 ～ 70 岁人群的社区筛查，从 11 991 名筛查对象中入选 889 名临床试验受试者，以眼压升高、发生前房角粘连或急性青光眼作为主要结局指标。研究发现，干预组的每 1000 眼年（per 1000 eye-years）中，主要结局指标发生率为 4.19，而对照组为 7.97，风险比为 0.53。其中，干预组出现 19 例到达主要结局指标，对照组出现 36 例到达主要结局指标，具有统计学显著差异。虽然临床试验证实预防性激光治疗可以降低 47% 的主要结局发生，但由于主要结局指标的发生率极低，而且不会马上引起视力损伤的前房角粘连。因此，研究团队建议，对于通过社区筛查找到的闭角型青光眼“高危患者”，没必要广泛使用预防性激光治疗。这个临床实验结果，有望减少不必要的手术治疗，降低卫生资源的压力。相关研究成果于 2019 年 3 月发表在 *Lancet*②。

---

① LI H，ZHANG L K，LI S F，et al. Calcium channel blockers reduce severe fever with thrombocytopenia syndrome virus（SFTSV）related fatality[J]. Cell research，2019，29（9）：739–753.

② HE M G，JIANG Y Z，HUANG S S，et al. Laser peripheral iridotomy for the prevention of angle closure：a single-centre，randomised controlled trial[J]. Lancet，2019，393（10181）：1609–1618.

58. 提出适宜我国人群的青光眼筛查和预防模式

青光眼是不可逆致盲的主要病因之一。温州医科大学附属眼视光医院研究团队于 2014 年启动全球最大规模青光眼筛查项目——“温州踏青行动”，通过对 3 万余名社区居民进行青光眼筛查，并运用马尔科夫决策模型对筛查结果进行了系统的卫生经济学分析和评价。

研究结果表明，在中国采用闭角型和开角型的青光眼筛查方案，1 人的筛查成本分别为 17.1 元和 21.7 元，在医院进行系统眼科检查则需要花费 107.9 元；在农村实施闭角型青光眼筛查，每增加一个质量调整生命年所需要的费用为 1969.1 元，每减少一个盲年所需要的费用为 4549.3 元；若实施闭角和开角型青光眼联合筛查，每筛查 10 万人，能减少 246 个盲年，每增加一个质量调整生命年所需要的费用为 3863.5 元，每增加一年的视力维持时间所需要的费用为 8691.2 元。在城市实施闭角和开角的联合筛查，能获得更大的效益，每筛查 10 万人，能减少 1325 个盲年。总体而言，在中国实施以人群为基础的闭角和开角型青光眼联合筛查具备较好的成本效益。世界卫生组织推荐的适宜卫生干预措施，要求其成本应不高于人均国内生产总值的 3 倍，而在中国实施闭角和开角型青光眼联合筛查，其成本花费符合世界卫生组织的建议区间。相关研究成果于 2019 年 5 月发表在 *Lancet Global Health*①。

59. 发现息肉样脉络膜血管病变的新型影像学病灶特征

年龄相关性黄斑变性（Age-Related Macular Degeneration，AMD）是主要致盲原因，预计到 2040 年全球患病人数将达 2.88 亿人。息肉样脉络膜血管病变（Polypoidal Choroidal Vasculopathy，PCV）是 AMD 的一种亚型，在亚洲人群高发，其病理机制尚不明确。

上海市第一人民医院研究团队通过扫频源光学相关相干断层扫描对 PCV 患者病灶进行观察，发现息肉样脉络膜血管病变中的“息肉样病灶”是由 BVN 血管缠结导致的，并非由动脉瘤样扩张导致，提示 PCV 的息肉样病灶可能是一种异常新生血管的亚型，而非一种独特的疾病特征。该研究更新了对 PCV 息肉样病灶的认识，为 PCV 的治疗和病理机制研究提供了更多证据。相关研究成果于 2019 年 6 月发表在

① TANG J J，LIANG Y B，O’NEILL C，et al. Cost-effectiveness and cost-utility of population-based glaucoma screening in China：a decision-analytic Markov model[J]. Lancet global health，2019，7(7)：e968-e978.

*JAMA Ophthalmology*①。

60. 发现中国新生儿致聋基因携带率

深圳华大基因股份有限公司联合中国人民解放军总医院等团队开展了迄今为止样本量最大的中国新生儿听力及基因联合筛查研究，发现我国新生儿中致聋基因携带率高达 4.78%。

研究团队对 1 172 234 例新生儿进行基因检测，包括遗传性耳聋的 4 个基因和 20 个致聋基因位点，发现 107 例听障患儿。基因筛查还检出了 12 例曾经通过听力物理筛查但随后出现听力异常的患儿。总体而言，相较于传统的物理听力筛查，聋病易感基因筛查可额外检出 13% 听力异常患者。研究发现 2638 例（0.23%）携带 *MT-RNR1* 致病基因变异的新生儿，并建议进行听力筛查随访。基因筛查弥补了传统听力筛查无法检出的缺陷，改善了传统诊疗模式。相关研究成果于 2019 年 10 月发表在 *Genetics in Medicine*②。

61. 发现针灸可减轻慢性稳定型心绞痛症状

成都中医药大学的一项多中心随机研究表明，在标准的抗心绞痛治疗基础上，针灸可减轻慢性稳定型心绞痛患者的心绞痛症状，减少心绞痛频率和疼痛强度。该研究以中医辨证论治为基础，选择位于心包经络的 PC6 和位于心经络的 HT5 作为针灸穴位。将受试者随机分配至治疗穴位针灸组、非治疗穴位针灸组、假针灸组或没有针灸的对照组，前 3 组受试者每周针灸 3 次，共 4 周。患者每天记录心绞痛发作次数。主要终点为从基线到第 16 周期间每 4 周心绞痛发作频率的变化。研究发现，每周对疾病相关经络的穴位进行 3 次针灸治疗，每次 30 min。在减少心绞痛发作方面优于非治疗穴位针灸组、假针灸组和对照组。此外，针灸也改善了 6 分钟步行距离、加拿大心血管学会心绞痛分级结果、西雅图心绞痛问卷结果，在治疗后 12 周患者的焦虑和抑郁症状得到减轻。研究还发现，与对照组和假针灸组相比，针对治疗

① BO Q Y，YAN Q，SHEN M X，et al. Appearance of polypoidal lesions in patients with polypoidal choroidal vasculopathy using swept-source optical coherence tomographic angiography[J]. JAMA ophthalmology，2019，137（6）：642−650.

② WANG Q J，XIANG J L，SUN J，et al. Nationwide population genetic screening improves outcomes of newborn screening for hearing loss in China[J]. Genetics in medicine，2019，21（10）：2231−2238.

穴位的针灸可改善焦虑和抑郁，以及迷走神经和交感神经系统之间的平衡。

这项大规模的有关针灸辅助治疗慢性稳定型心绞痛的多中心临床试验，证实了针灸的有效性，并探讨了针灸治疗心绞痛的穴位。相关研究成果于 2019 年 7 月发表在 *JAMA Intern Med*①。

62. 揭示中国疾病谱的重大变化

中国疾病预防控制中心与美国华盛顿大学健康测量及评价研究所（Institute for Health Metrics and Evaluation，IHME）、全国妇幼卫生监测办公室、国家癌症中心肿瘤登记办公室等研究团队长期合作，梳理了 1990—2017 年中国各省各疾病的死亡率、发病率和危险因素变化，发现该阶段中国居民疾病谱发生重大变化。卒中、缺血性心脏病、肺癌等慢性疾病已成为中国人群过早死亡的主要原因。

研究团队通过 2017 年“全球疾病、伤害和风险因素负担研究”（Global Burden of Disease，GBD）的数据，对 1990—2017 年全国 34 个省级行政区的卫生状况进行研究，分析了所有疾病的死亡率、寿命损失年（Years of Life Lost，YLL）、残疾生活年（Years Lived with Disability，YLD）、残疾调整寿命年（Disability Adjusted Life Year，DALY）、总暴露值（SEV）、可归因风险等，并将研究结果与基于社会人口指数（SDI）估计的期望值进行比较。结果表明，卒中、缺血性心脏病、肺癌、慢阻肺和肝癌是 2017 年中国人群寿命损失的五大主要病因，肌肉骨骼疾病、精神健康障碍和感觉器官疾病是 2017 年残疾生活的三大主要原因，收缩压高、吸烟、高钠饮食和环境颗粒物污染是导致死亡和残疾调整寿命的四大危险因素。研究结果表明，中国在减轻疾病和残疾负担方面取得了实质性进展。相关研究成果于 2019 年 9 月发表在 *Lancet*②。

二、新技术新方法

2019 年，我国在临床医学研究领域不断取得新进展，通过科技创新为相关疾病

---

① ZHAO L，LI D H，ZHENG H，et al. Acupuncture as adjunctive therapy for chronic stable angina：a randomized clinical trial[J]. JAMA intern med，2019，179（10）：1388-1397.

② ZHOU M G，WANG H D，ZENG X Y，et al. Mortality，morbidity，and risk factors in China and its provinces，1990-2017：a systematic analysis for the Global Burden of Disease Study 2017[J]. Lancet，2019，394（10204）：1145-1158.

的进一步研究与诊治提供新技术新方法，如基因编辑技术、联合疗法、机器学习、液体活检等技术应用于各类疾病的诊断和治疗，为创新疾病诊疗模式、提升相关疾病的诊防治水平发挥了重要作用。

1. 首次使用基因编辑干细胞治疗艾滋病和白血病共病患者

北京大学、中国人民解放军总医院第五医学中心、首都医科大学附属北京佑安医院研究团队首次利用 *CRISPR-Cas9* 在人造血干细胞（HSPC）中编辑 *CCR5* 基因，并成功移植到一名同时患有艾滋病和急性淋巴细胞白血病的 27 岁男性患者体内，使患者的急性淋巴细胞白血病得到完全缓解，携带 *CCR5* 突变的供体细胞能够在受体体内长期存活达 19 个月。该研究还针对基因编辑技术的安全性和有效性进行了一系列的优化，首次探索了在人体移植基因编辑造血干细胞的可行性和安全性，对于推动基因编辑技术治疗多种疾病的临床研究具有重要参考价值。相关研究成果于 2019 年 9 月发表在 *The New England Journal of Medicine*①。

2. 首次提供腹腔镜微创治疗局部进展期胃癌的高级别循证医学证据

90% 以上的早期胃癌能够通过腹腔镜远端胃切除术和淋巴结切除术治愈，而局部晚期胃癌的切除术效果尚不确定。南方医科大学南方医院研究团队基于中国腹腔镜胃肠外科研究进行的多中心随机试验，比较了腹腔镜远端胃切除术或开腹远端胃切除术后局部晚期胃癌患者 3 年无病生存率，为腹腔镜远端胃切除术的应用提供了临床证据。

研究团队在 2012 年 9 月至 2014 年 12 月，招募了 1056 名符合条件的临床分期 T2、T3、T4a 的胃癌患者，采用多中心、随机对照的试验设计，以 3 年无病生存率为主要研究终点，以手术并发症、3 年总生存率、术后关键恢复指标等为次要终点。结果显示：腹腔镜远端胃切除术组 3 年无病生存率为 76.5%，远端胃切除术组为 77.8%；3 年总生存率（腹腔镜远端胃切除术与开放式远端胃切除术）为 83.1% 和 85.2%；3 年内累计复发率为 18.8% 和 16.5%。两种手术方式无显著差异。此次研究在全球范围内以高级别证据证明腹腔镜微创手术治疗局部进展期胃癌的疗效及手术安全性，首次提出胃癌治疗的“中国模式”，为解决腹腔镜微创手术与传统开腹手术

---

① XU L，WANG J，LIU Y L，et al. CRISPR-edited stem cells in a patient with HIV and acute lymphocytic leukemia[J]. The new England journal of medicine，2019，381（13）：1240−1247.

治疗胃癌的疗效争议提供了强有力的证据支撑。相关研究成果于 2019 年 5 月发表在 *Journal of the American Medical Association*[①]。

3. 首次评估乳腺癌颈部淋巴引流区的大分割放疗策略

放疗是乳腺癌综合治疗的重要组成部分，传统放疗策略是每次 2 Gy，共治疗 25 次，总剂量 50 Gy。大分割放疗策略则是每次 2.9 Gy，照射 15 次，总剂量 43.5 Gy。

中国医学科学院肿瘤医院研究团队开展的“高危乳腺癌改良根治术后接受胸壁及淋巴引流区大分割放疗的非劣性临床三期随机研究”，在全球首次针对颈部淋巴引流区的大分割放疗策略进行评估。结果显示：常规分割组和大分割组的 5 年累计局部区域复发率无明显差别（分别为 8.1% 和 8.3%，非劣效性检验 $P < 0.0001$）；两组的总生存率及无病生存率也无明显差别（总生存率分别为 86% 和 84%，Log-rank 检验 $P = 0.526$；无病生存率 70% 和 74%，Log-rank 检验 $P = 0.429$）；关节活动、上肢水肿等放疗相关毒性反应也无显著性区别；大分割放疗组的Ⅲ级急性放射性皮炎发生率显著低于常规放疗组。结果证实了大分割放疗的疗效及安全性不劣于传统放疗策略；同时，大分割放疗策略能够缩短患者的治疗时间，减轻经济负担，提高医疗资源的使用效率。相关研究成果于 2019 年 1 月发表在 *Lancet Oncology*[②]。

4. 开发泌尿生殖系统肿瘤诊断和预后的液体活检新技术

泌尿生殖系统（Genito-Urinary，GU）肿瘤包括肾癌、尿路上皮癌、前列腺癌等。目前对 GU 肿瘤的诊断和监测方法多为侵袭性或缺乏敏感性和特异性。液体活检技术具有无创或微创、实时监控等优势，有望成为肿瘤诊疗的新兴技术。中国科学院北京基因组研究所、北京大学第一医院、北京大学第三医院和北京大学航天中心医院联合研究团队开发了泌尿生殖系统肿瘤诊断和预后的液体活检技术。基于尿沉渣 DNA 的 GU 肿瘤诊断和定位，研究团队开发了 GUseek 技术，对 225 例 GU 肿瘤患者（60 例前列腺癌、100 例尿路上皮癌、65 名肾癌患者）和 88 名健康人群的尿沉

① YU J，HUANG C M，SUN Y H，et al. Effect of laparoscopic vs open distal gastrectomy on 3-year disease-free survival in patients with locally advanced gastric cancer the CLASS-01 randomized clinical trial[J]. Journal of the American Medical Association，2019，321（20）：1983−1992.

② WANG S L，FANG H，SONG Y W，et al. Hypofractionated versus conventional fractionated postmastectomy radiotherapy for patients with high-risk breast cancer：a randomised，non-inferiority，open-label，phase 3 trial[J]. Lancet oncology，2019，20（3）：352−360.

渣 DNA 进行低深度全基因组重亚硫酸氢盐测序，获得了每个样本的 DNA 甲基化和拷贝数变异信息。基于信息构建的二元分类器，能够准确地从健康个体中检测出 GU 肿瘤患者（尿路上皮癌 $AUC = 0.972$，前列腺癌 $AUC = 0.940$，肾癌 $AUC = 0.962$）。经比较，团队建立的集成分类系统 GUseek 优于其他 6 种广泛使用的机器学习算法，对非肿瘤组、尿路上皮癌组、前列腺癌组和肾癌组的总体准确率达到 90.57%。

该研究首次证明尿沉渣 DNA 甲基化和拷贝数变异联合分析在 GU 肿瘤早期诊断、复发监控、治疗评估等潜在临床应用方面的可行性，并为其在 GU 肿瘤患者预后生存评估的应用提供了依据。相关研究成果于 2019 年 11 月在线发表在 *European Urology*①。

5. 创建非体外去 T 单倍型相合造血干细胞移植体系

异基因造血干细胞移植是治愈恶性血液病的最有效方法之一，但该治疗方法目前仅适用于白细胞分化抗原相合同胞（即兄弟姐妹）或骨髓库非血缘供给者之间。同胞供者相合概率为 25%，我国独生子女情况普遍，找到捐赠者的概率低，中华骨髓库找到无关供者的概率仅为 10%。供者来源匮乏是造血干细胞移植领域的世界性难题。北京大学人民医院研究团队首创非体外去 T 单倍型相合造血干细胞移植体系"北京方案"，使得"父母供子女""子女供父母"成为可能。前瞻性临床试验结果显示，单倍型移植 3 年无病生存率（74.3% 对比 47.3%；P =0.0004）和 3 年总生存率（80.8% 对比 53.5%；P = 0.0001）均优于化疗。目前，"北京方案"在全国（含港台地区）百余家移植中心及意大利、以色列等 10 余家海外中心应用，成为最受欢迎的单倍型移植方案之一，覆盖 50% 以上的全球单倍型移植病例，单倍型供者近 6 年全面超越相合同胞，成为我国最主要的造血干细胞来源（2018 年比例已达到 60%）。北京大学人民医院也以每年 963 例造血干细胞移植（含 732 例单倍型）成为全球最大的造血干细胞移植中心。

研究结果进一步确立了单倍型移植在中危急性髓系白血病的一线治疗地位，有望改变欧美指南和共识，进一步拓展单倍型移植应用范围。相关研究成果于 2019 年

① XU Z Z，GE G Z，GUAN B，et al. Noninvasive detection and localization of genitourinary cancers using urinary sediment DNA methylomes and copy number profiles[J]. European urology，2020，77（2）：288−290.

3 月发表在 *Clinical Cancer Research*①。*Clinical Cancer Research* 认为，该研究为中危急性髓系白血病第一次缓解期的巩固治疗提供了循证医学证据。

6. 发现阿尔茨海默病患者的外周血外泌体的诊断效力与脑脊液相近

外周血标志物一直是阿尔茨海默病（Alzheimer's Disease，AD）领域的热点问题。通常在 AD 症状出现前的 15 ～ 20 年，人脑内的蛋白 Aβ 和 Tau 就已经发生病理生理变化。及时发现这些变化并采取干预措施，有望降低 AD 患病率，延缓 AD 的进程。外周血作为诊断标志物，虽创伤较小但也具有敏感性低的问题。首都医科大学宣武医院研究团队首次比较了同一受试者个体血液和脑脊液中外周标志物的诊断效力，发现外周血中外泌体的生物标志物诊断效力几乎等同于脑脊液，血液外泌体中的 Aβ42、T-tau 和 P-T181-tau 同样也具有诊断 AD 和遗忘性轻度认知障碍（aMCI）的价值。

研究团队招募了北京、贵州、山东、河南等地的 298 位受试者，发现阶段包括 28 名 AD 患者、25 名 aMCI 患者和 29 名对照组志愿者；验证阶段包括 73 名 AD 患者、71 名 aMCI 患者和 72 名对照组志愿者。结果显示：AD 患者的 Aβ42、T-tau 和 P-T181-tau 的血液外泌体浓度均高于 aMCI 组和对照组（均为 $P < 0.001$），并且外泌体生物标志物的水平与脑脊液中的水平正向相关。研究团队推测，外泌体生物标志物或可反映大脑的病理生理变化，其诊断效力等同于脑脊液的诊断效力，可用于诊断 AD。通过计算受试者外泌体和脑脊液中 Aβ42、T-tau 和 P-T181-tau 的工作曲线，基于逻辑回归分析评估 3 种复合生物标志物，研究团队建立了 AD 诊断模型。该研究为制定 AD 临床症状出现前的精准干预方案提供了重要依据。相关研究成果于 2019 年 9 月在线发表在 *Alzheimers & Dementia*②。

7. 建立精准的 IgA 肾病患者预后预测系统

IgA 肾病是全球范围内发病率最高的原发性肾小球疾病之一，其远期预后不佳，

① LV M，WANG Y，CHANG Y J，et al. Myeloablative haploidentical transplantation is superior to chemotherapy for patients with intermediate-risk acute myelogenous leukemia in first complete remission[J]. Clinical cancer research，2019，25（6）：1737－1748.

② JIA L F，QIU Q Q，ZHANG H，et al. Concordance between the assessment of A beta 42，T-tau，and P-T181-tau in peripheral blood neuronal-derived exosomes and cerebrospinal fluid[J]. Alzheimers & dementia，2019，15（8）：1071－1080.

10 ~ 25 年内 30% ~ 40% 的患者会进入终末期肾病。因此，建立针对 IgA 肾病患者的预后预测工具，对于指导患者的个体化治疗和管理及相关临床试验至关重要。

中国人民解放军东部战区总医院与平安医疗科技研究院、IBM 中国研究院联合研究团队将人工智能算法与统计分析方法相结合，建立了一套精准且临床实用的 IgA 肾病患者预后预测系统。研究数据来自中国 18 个肾病中心，经肾活检确诊为 IgA 肾病患者的基线及长期随访资料。数据涵盖了患者全面的流行病特征、临床及病理指标等 36 个变量。研究团队使用了机器学习及回归模型进行建模，机器学习模型 XGBoost 在训练集及验证集上均达到了最高的 C 统计量（C-statistics），分别为 0.89、0.84，被选为最终应用的精准预测模型。相关研究成果于 2019 年 4 月发表在 *American Journal of Kidney Diseases*①。

8. 创建肾脏纤维化的精准无创评估方法

中国人民解放军东部战区总医院研究团队利用功能磁共振成像（Functional Magnetic Resonance Imaging，fMRI）实现肾脏纤维化的无创评估，使患者免于有创检查。

研究团队前瞻性地检查了 103 个肾脏移植接受者和 20 个正常受试者。通过间质纤维化和肾小管周围毛细血管密度的组织形态学，结合肾穿刺病理学检查“金标准”，评估利用 fMRI 检测肾组织纤维化程度的能力。检测结果显示：fMRI 与肾组织相关性显著，动脉自旋标记（Arterial Spin Labeling，ASL）与间质纤维化程度相关性高达 0.83。该技术具有较高的检测灵敏度（95%）和特异度（87%）。相关研究成果于 2019 年 9 月发表在 *Clinical Journal of the American Society of Nephrology*②。期刊同期配发述评，世界著名肾脏病和肾移植专家 Emilio Poggio 认为，“该研究将磁共振成像技术的临床应用向前推进了一步，fMRI 将会是非常有用的评估和判断预后工具”③。

---

① CHEN T Y，LI X，LI Y X，et al. Prediction and risk stratification of kidney outcomes in IgA nephropathy[J]. American journal of kidney diseases，2019，74（3）：300—309.

② WANG W，YU Y M，WEN J Q，et al. Combination of functional magnetic resonance imaging and histopathologic analysis to evaluate interstitial fibrosis in kidney allografts[J]. Clinical journal of the American Society of Nephrology，2019，14（9）：1372—1380.

③ POGGIO E D. Imaging as a noninvasive tool for evaluating interstitial fibrosis in kidney allografts[J]. Clinical journal of the American Society of Nephrology，2019，14（9）：1286—1287.

9. 创建下颌下腺移植治疗重症干眼关键技术体系

下颌下腺移植可改善重度干眼症（Dry Eye Disease，DED）患者的泪膜和其他眼表特征。北京大学口腔医院研究团队使用与干眼相关的生活质量（QOL）调查表，评估了 DED 患者从下颌下腺移植疗法中的受益情况。在分析 51 例患者的 QOL 数据后，研究团队发现手术一年后患者的干眼症状困扰、日常活动影响、情绪影响、工作影响、治疗满意程度均获得显著改善。相关研究成果于 2019 年 7 月发表在 *Ocular Surface*①。

基于上述研究，研究团队创建了适调性下颌下腺移植的关键技术体系，利用移植下颌下腺的分泌液代替泪液治疗 DED，创立了下颌下腺移植新术式；揭示了调控下颌下腺分泌的新机制，提出人工调控腺体分泌的新策略；创建了调控移植下颌下腺分泌的新技术体系，具体包括：①创新血管处理技术和部分下颌下腺移植新术式，显著提高手术成功率，创造性地解决了术后“新泪水”过多的问题；②揭示并阐明调控下颌下腺分泌的新机制与新途径，提出人工调控腺体分泌和以受体及其通路为靶点调控术后分泌的新策略；③创建调控移植下颌下腺分泌的新技术体系，实现腺体分泌的精准调控；④创建诊治慢性阻塞性移植下颌下腺炎的新技术，减少手术并发症。

10. 研究证实益气活血中药改善急性冠脉综合征介入后患者预后

中国中医科学院西苑医院研究团队针对急性冠脉综合征（Acute Coronary Syndrome，ACS）介入后患者心血管病事件高发人群，通过多中心、大样本、随机对照、国际注册、以终点事件为临床结局、第三方评价的临床研究，证明益气活血中药可进一步改善 ACS 介入后患者预后和生活质量，且不增加出血风险，同时可改善合并糖尿病患者预后，保护心功能；证明 61 次 /min ＜静息心率＜ 76 次 /min 时事件发生最少，为静息心率控制提供了标准；证明气虚血瘀证为 ACS 介入后患者基本证候，且相对稳定，为益气活血干预提供了理论依据；首次将 Markov 模型应用于 ACS 介入后患者远期事件风险评估，证明可改善 10 年预后，为慢病中医药远期疗效评估提供了新模式。

---

① SU J Z，ZHENG B，LIU X J，et al. Quality of life and patient satisfaction after submandibular gland transplantation in patients with severe dry eye disease[J]. Ocular surface，2019，17（3）：470–475.

相关研究成果在全国30余家三级甲等医院、100余家基层医院推广应用。研究项目“益气活血中药改善急性冠脉综合征介入后患者预后的系统研究”获2019年中国中西医结合学会科学技术进步奖一等奖。

三、临床转化与产品

2019年，我国在临床医学转化与产品开发方面成果显著，首款强直性脊椎炎生物类似药IBI303的Ⅲ期临床试验完成，银屑病治疗药物本维莫德乳膏获批上市，心血管疾病、口腔疾病领域研发出一批新型医疗器械并进入临床应用。

1. 研制出世界首个经心尖二尖瓣夹合器

二尖瓣反流是最常见的心脏疾病之一，预期生存时间仅3～5年。通常情况下，二尖瓣反流只能通过外科开胸手术治疗，具有创伤大、患者痛苦程度高、手术危险程度高等缺点。

复旦大学附属中山医院开发了全球首个经心尖二尖瓣夹合器（产品名：ValveClamp），已完成产品研发和Ⅰ期临床试验。ValveClamp无需传统外科开胸，无需心脏停搏，只需在心前区切开3～4 cm伤口，穿刺心尖植入，即可完成二尖瓣修复。与目前国际上广泛应用的二尖瓣夹合器MitraClip相比，ValveClamp输送系统型号更小（16F，MitraClip为24F）、操作更简单、尺寸更多样、夹合更稳定、生产成本更低。2019年1月，研究团队完成ValveClamp的Ⅰ期12例临床试验入组及3个月随访，术后所有患者二尖瓣反流下降至2级以下，未发生严重不良事件；2月启动ValveClamp大样本、多中心上市前临床注册研究。截至2019年年底，已完成40例患者手术。相关研究成果于2019年9月发表在*JACC-Cardiovascular Interventions*①。

2. 国产新药“依达拉奉右旋莰醇注射液”可显著改善急性缺血性卒中患者预后

急性缺血性卒中具有高致残、高复发和高致死的特点，严重影响患者生活质量，带来极大的经济和社会负担。截至目前，几乎所有的神经保护剂Ⅲ期临床试验

① PAN W Z，ZHOU D X，WU Y J，et al. First-in-human results of a novel user-friendly transcatheter edge-to-edge mitral valve repair device[J]. JACC-cardiovascular interventions，2019，12（23）：2441−2443.

均以失败告终，目前尚未见国际认可的神经保护剂成功上市。基于国际空白及巨大的临床需求，首都医科大学附属北京天坛医院国家神经系统疾病临床医学研究中心作为牵头单位开展了国产 1 类新药依达拉奉右旋莰醇注射液的Ⅱ期和Ⅲ期临床试验。该药是我国研发的具有自主知识产权的全新复方制剂，临床前研究已表明其具有显著的抗炎和抗氧化自由基的作用，具有神经保护功能，可用于治疗急性缺血性卒中。依达拉奉右旋莰醇注射液Ⅲ期临床试验为全国多中心、随机、双盲、阳性对照设计，共纳入 1200 例受试者。试验结果表明：依达拉奉右旋莰醇注射液组第 90 天 mRS 评分 0~1 分受试者比例显著高于依达拉奉注射液对照组（67.18% 对比 58.97%；*OR*=1.42；95% CI 为 1.12 ～ 1.81；*P*=0.0037）。安全性方面，依达拉奉右旋莰醇注射液组与依达拉奉注射液对照组相比，没有发现新的安全性信号。

目前，该试验已成功接受国家药品监督管理局药品审评中心（CDE）组织的临床试验质量核查，并完成相关临床资料的审评，依达拉奉右旋莰醇注射液已于 2020 年 7 月提交上市申请。

3. 国产生物类似药 IBI303 与原研 TNF-α 阿达木单抗疗效相近

清华大学附属北京清华长庚医院牵头完成治疗强直性脊柱炎（Ankylosing Spondylitis，AS）的国产生物类似药的Ⅲ期临床试验，结果显示，该新药与进口原研 TNF-α 阿达木单抗疗效和安全性相当[①]。该研究是在活动性强直性脊柱炎患者中开展的比较 IBI303（信达生物公司开发的重组人抗肿瘤坏死因子 -α 单克隆抗体注射液）和进口原研药阿达木单抗（商品名：修美乐）的疗效和安全性的多中心、随机、双盲、平行对照Ⅲ期临床研究，是国际上首次公开发表的关于阿达木单抗生物类似药和原研药在活动性强直性脊柱炎患者中的大型头对头Ⅲ期临床研究。

强直性脊柱炎是一种慢性风湿免疫类疾病，主要侵犯脊柱关节及外周关节，严重者可发生脊柱畸形和关节强直。初步调查显示，我国患病率为 0.3% 左右，患病人数达 400 多万人。以青少年男性多发，发病年龄为 20 ～ 30 岁，总致残率为 15% ～ 20%。肿瘤坏死因子 α 抑制剂具有良好的抗炎和阻止疾病进展的作用，是目前国内外治疗强直性脊柱炎使用最为广泛、临床研究支持数据最多的生物制剂。

① XU H J，LI Z J，WU J，et al. IBI303，a biosimilar to adalimumab，for the treatment of patients with ankylosing spondylitis in China：a randomised，double-blind，phase 3 equivalence trial[J]. Lancet rheumatology，2019，1（1）：e35-e43.

4. 银屑病治疗药物本维莫德乳膏获批上市

2019 年 7 月，由北京文丰天济医药科技有限公司研制的本维莫德乳膏（商品名：欣比克），经优先审评审批程序，获得国家药品监督管理局批准上市。本维莫德乳膏是全球首创、拥有完整自主知识产权的 1 类新药，用于局部治疗的成人轻至中度稳定性寻常型银屑病。

银屑病是一种常见慢性炎症性皮肤病，不易根治，严重影响患者身心健康与生活质量。在所有银屑病患者中，寻常型银屑病占 90% 以上，且 80% ～ 90% 为轻、中度。本维莫德作为全球第一个有治疗作用的芳香烃受体调节剂（TAMA）类药物，可调节淋巴细胞酪氨酸激酶和芳香烃受体活性，抑制银屑病中的炎症性细胞因子产生、炎症细胞的浸润、角质形成细胞的异常角色化增生和血管形成与增生等病理变化。我国开展的Ⅲ期临床试验结果表明，对比一线治疗药物“卡泊三醇”，本维莫德具有更高的治愈率。本维莫德可针对皮肤局部作用，不存在治疗相关的系统性不良反应，同时具有起效快、作用持久、停药后复发率低、安全性高、疗效确切等显著优势。该药的上市将为成人轻至中度稳定性寻常型银屑病患者提供一种新的药物治疗手段。

5. 创建颞下颌关节镜下盘复位缝合技术体系

颞下颌关节是颅颌面唯一可动关节，主导下颌骨运动，参与语言、咀嚼、呼吸及表情等重要功能，还可继发牙颌面畸形并造成睡眠呼吸障碍，其外科治疗争议颇多，原因是关节盘复位难度高、成功率低等。

上海交通大学医学院附属第九人民医院研究团队经过近 30 年的技术攻关和临床实践，在国际上率先提出“关节—颌骨—咬合联合诊治模式”，形成一套国际领先的颞下颌关节镜下盘复位缝合技术体系。研究团队在前期研究基础上，加速临床成果转化，针对手术特点，经过 10 余次设计和优化，形成一整套成熟的手术器械和产品，包括用于翼外肌松解的射频消融刀头、适配刀头建立通路的穿刺套管、可实现内镜下缝合的专用缝合器（分为圈、钩和缝合针）和缝线，使整体手术进程更快速、精准和微创。上述设计共获批发明专利 7 项，获批注册证 2 个。截至 2019 年年底，该技术已应用于 32 家国内和 20 家国际医院的 5000 余例患者，治疗结果经核磁共振成像验证，成功率达 95% 以上。

6. 发明新型牙齿仿生修补液

牙釉质作为高度矿化的生物组织，几乎被视为纯无机物，由于缺乏包括细胞在内的生物有机基质，因此无法再生。牙釉质破坏则容易导致蛀牙等问题。修复牙釉质是仿生领域最“硬”的挑战之一。常见的补牙材料，如复合树脂、陶瓷和汞合金等，发挥着“填料”的功能，适用于“大洞”修补，无法修补小缺小裂，并且与天然组织之间无法实现完全结合。理想的修复方法需要兼顾材料、结构、力学性能，并且实现原位修复。

浙江大学研究团队发明出一种仿生修补液，在牙釉质的缺损处滴上富含磷酸钙团簇的溶液，48 小时内缺损表面能“长”出 2.5 μm 晶体修复层，其成分、微观结构和力学性能与天然牙釉质几乎一致。龋齿的表面首先形成一个仿生矿化前沿，这个仿生矿化前沿能完全结合在需要修补的牙釉质界面上，同时能引导晶体的外延生长，让羟基磷灰石长出类似于釉柱结构的晶体，并朝特定的方向有序排列。这种全新的修复策略。相关研究成果于 2019 年 8 月在线发表在 *Science Advances*[①]。

四、临床标准规范与推广

2019 年，我国在临床医学领域产出了一批临床诊疗的中国方案和中国标准，在多个疾病领域构建了疾病管理平台与防治技术体系，为规范疾病防控、保障人民生命健康发挥了支撑作用。

1. 脑血管病治疗方案被世界权威指南作为 A 级证据推荐

氯吡格雷与阿司匹林是临床常用的抗血小板药，具有协同抑制血小板聚集的作用，联合两种药物可能有效降低卒中复发风险。但对于普通卒中患者，强化使用抗血小板药物在减少卒中复发的同时，出血风险也比较大，几乎抵消了其疗效获益。首都医科大学附属北京天坛医院研究团队汇总并分析了来自“氯吡格雷用于伴有急性非致残性脑血管事件高危人群的疗效”（Clopidogrel in High-Risk Patients With Acute Non-Disabling Cerebrovascular Events，CHANCE）和“新发短暂性脑缺血发作（TIA）和轻型缺血性卒中血小板定向抑制”（Platelet-Oriented Inhibition in New TIA

---

① SHAO C Y，JIN B，MU Z，et al. Repair of tooth enamel by a biomimetic mineralization frontier ensuring epitaxial growth[J]. Science advances，2019，5（8）：eaaw9569.

and Minor Ischemic Stroke，POINT）两项大规模随机对照临床试验的患者数据，总计 10 051 名患者（氯吡格雷－阿司匹林联合治疗组 5016 名，对照组 5035 名），平均年龄为 63.2 岁，男性患者 6106 名（60.8%）。该临床试验评估了氯吡格雷－阿司匹林作为预防缺血性卒中或高风险 TIA 后卒中的疗效。在 2 个试验中，轻度中风或高危 TIA 患者在症状出现 12 小时或 24 小时内被随机分为氯吡格雷－阿司匹林组或阿司匹林组。主要的疗效结果是缺血事件（缺血性卒中、心肌梗死或缺血性血管病导致的死亡），主要安全结局为大出血。与单用阿司匹林相比，氯吡格雷－阿司匹林治疗组的 90 天内重大缺血事件的发生风险显著降低（6.5% 对比 9.1%，危险比 =0.70），主要差异表现在前 21 天内（5.2% 对比 7.8%，危险比 = 0.66），但 22 ～ 90 天风险差异不显著。氯吡格雷－阿司匹林组大出血发生率较高，但差异无统计学意义。研究发现，双重抗血小板治疗的益处仅限于轻度缺血性卒中或高风险 TIA 发作后的前 21 天。相关研究成果于 2019 年 8 月发表在 *JAMA Neurology*①。

2019 年 10 月，该方案被世界权威指南“急性缺血性中风患者早期管理指南：2019 年对 2018 年急性缺血性中风早期管理指南的更新”（Guidelines for the Early Management of Patients with Acute Ischemic Stroke：2019 Update to the 2018 Guidelines for the Early Management of Acute Ischemic Stroke）作为 A 级证据（最高级别证据）向全球进行 I 级推荐（最高级别推荐）。

2. 证明帕博利珠单抗可用于 TPS 评分较低非小细胞肺癌患者的一线治疗

帕博利珠单抗（Pembrolizumab）是一种具有高度特异性的、抗 PD-1 的、人源化 IgG4κ 型单克隆抗体，可干扰 PD-1 与其配体的结合，从而阻断 T 细胞内抑制性信号的传导，最终细胞毒性 T 细胞得以识别肿瘤。

香港中文大学、广东省人民医院等 15 家机构单位发布了 KEYNOTE-042 试验（NCT02220894）的结果，发现单用帕博利珠单抗可用于非小细胞肺癌的一线治疗，而且帕博利珠单抗不受 EGFR 和 ALK 基因敏感。2014—2017 年，研究团队招募了 1274 名 *TPS* ≥ 1%（肿瘤比例评分 *TPS* 指可视肿瘤细胞的百分率）的患者，

---

① PAN Y S，ELM J J，LI H，et al. Outcomes associated with clopidogrel-aspirin use in minor stroke or transient ischemic attack a pooled analysis of clopidogrel in high-risk patients with acute non-disabling cerebrovascular events（CHANCE）and platelet-oriented inhibition in new TIA and minor ischemic stroke（POINT）trials[J]. JAMA neurology，2019，76（12）：1466−1473.

其中，599 名患者（47%）的 *TPS* ≥ 50%，818 名患者（64%）的 *TPS* ≥ 20%。经过平均 12.8 个月的随访，研究人员发现针对所有 *TPS* 人群中，在 *TPS* ≥ 1%、*TPS* ≥ 20%、*TPS* ≥ 50% 中使用帕博利珠单抗的患者生存率显著高于化疗组，中位生存期分别为 20.0 个月和 12.2 个月、17.7 个月和 13.0 个月、16.7 个月和 12.1 个月。治疗相关不良事件方面，18% 使用帕博利珠单抗的患者出现 3 级或更严重的治疗相关不良事件，而 41% 采用化疗的患者发生不良事件。

KEYNOTE-042 试验结果为帕博利珠单抗的单药治疗提供了大规模临床研究的循证依据，研究成果于 2019 年 5 月发表在 *The Lancet*①，该项研究成果被美国国家综合癌症网络的非小细胞肺癌指南（2020 年版）引用②。

3. 构建缺血性脑卒中非药物防治新技术体系

缺血性脑卒中高危人群多、发病机制特殊、药物效果有限。加强其预防研究，提升重症预警能力，研发安全有效、经济便捷、适宜推广的非药物防治新技术具有重要意义。小型临床研究表明，肢体的远程缺血性调节（Remote Ischemic Preconditioning，RIC）可以减少心脏病患者的心肌损伤和心脑梗死损伤，肢体 RIC 对脑卒中、颈动脉狭窄、颅内动脉狭窄、动脉瘤、血管性认知障碍可能有益。由于肢体 RIC 还具有无创、易于管理、相对无毒、禁忌证较少、成本效益高的特点，迫切需要为肢体 RIC 提供临床应用的综合性证据。

首都医科大学宣武医院研究团队构建的缺血性脑卒中预防—预警—救治非药物防治新技术体系，提出“远隔”脑保护新理念，建立干预“外周”保护“中枢”新技术，降低了卒中发生率和复发率；发现缺血性脑卒中恶性转化的早期预警标志物，提高了重症卒中救治成功率；提出“血管再通全程靶向序贯非药物脑保护”新策略，降低卒中致死、致残率。该技术体系以国家卒中抢救与远程指导中心、互联网医疗国家工程实验室和北京高原适应研究康复中心等为基地，已在全国 29 个省（区、市）的 2156 家医院推广应用。相关研究成果被纳入国内外临床指南，并于 2019 年 11 月

---

① MOK T S K，WU Y L，KUDABA I，et al. Pembrolizumab versus chemotherapy for previously untreated，PD-L1-expressing，locally advanced or metastatic non-small-cell lung cancer（KEYNOTE-042）：a randomised，open-label，controlled，phase 3 trial[J]. The lancet. 2019，393（10183）：1819−1830.

② ETTINGER D S，WOOD D E，AGGARWAL C，et al. NCCN guidelines insights：non-small cell lung cancer，version 1.2020[J]. Journal of the national comprehensive cancer network，2019，17（12）：1464−1472.

发表在 *Conditioning Medicine*①。

4. 提示生活方式干预能降低糖代谢异常者的死亡风险

中日友好医院、中国医学科学院阜外医院等研究团队通过分析“大庆糖尿病预防研究”的随访数据发现，6 年的生活方式干预可使糖耐量受损人群的糖尿病发病时间延迟近 4 年，心血管事件、微血管并发症，心血管疾病和全因死亡率的发生率降低，预期寿命得以延长。

研究共入选 576 例糖耐量受损患者，其中，438 例患者接受饮食或运动的生活方式干预（干预组）。经过 6 年干预后，对受试者进行长达 30 年的随访，576 名受试者中有 540 名（94%）接受了效果评估（对照组 135 例、干预组 405 例）。与没有接受生活方式干预的患者相比，生活方式干预使糖耐量受损人群的糖尿病发病时间延迟了 3.96 年，使糖尿病发生风险降低 39%，心血管事件发生风险降低 26%，复合严重微血管病变发生率降低 35%，心血管疾病死亡率降低 33%，全因死亡率降低 26%；平均预期寿命增加 1.44 年。该研究强调应适当考虑科学性和可行性因素，为群众提供中等强度且能够持续的干预措施，小组而非个体教育可能是最有效、最省钱，同时易于长期坚持的方式之一。相关研究成果于 2019 年 6 月发表在 *Lancet Diabetes Endocrinol*②。2020 年 1 月，该成果被欧洲心脏病学会（European Society of Cardiology，ESC）和欧洲糖尿病研究协会（European Association for the Study of Diabetes）的指南③引用。

5. 首次提出中国痴呆症的干预方案和防控策略

首都医科大学宣武医院通过 20 余年对痴呆症的深入研究，分别从流行病学、卫生经济学、疾病诊断、临床管理和临床试验 5 个方面对中国的痴呆症现状进行了

① JI X M，ZHAO W B，BOLTZE J，et al. Clinical practice guidelines of remote ischemic conditioning for the management of cerebrovascular diseases[J]. Conditioning medicine，2019，2（5）：225−241.

② GONG Q H，ZHANG P，WANG J P，et al. Morbidity and mortality after lifestyle intervention for people with impaired glucose tolerance：30-year results of the Da Qing Diabetes Prevention Outcome Study[J]. Lancet diabetes endocrinol，2019，7（6）：452−461.

③ COSENTINO F，GRANT P J，ABOYANS V，et al. 2019 ESC Guidelines on diabetes，pre-diabetes，and cardiovascular diseases developed in collaboration with the EASD[J]. European heart journal，2020，41（2）：255−323.

概述，在国际上首次提出中国目前痴呆症面临的严峻问题、应采取的干预方案和防控策略，对中国痴呆症的现状以全面独到的视角进行了深入分析，首次提出中国痴呆症的干预方案和防控策略，为降低中国痴呆症患病率和发病率提供了理论依据，对有效防控痴呆具有里程碑式的意义。相关研究成果于 2019 年 8 月在线发表在 *The Lancet Neurology* 上[①]。

研究团队针对中国目前的痴呆症现状提出了以下 5 点建议：①建立国家监控系统，分析和评价全国老年人群中痴呆症的发病率、患病率及风险和保护因素，根据这些基础数据建立国家一级和二级痴呆症防控策略；②制订和实施国家层面的痴呆症专科医生培训计划，在综合医院中设立记忆门诊，构建我国防治痴呆症的专业人才队伍和体系；③完善我国痴呆症护理服务设施和水平，培训专业护理人员，配套减轻护理人员身心负担的措施，形成具有我国特色的护理体系；④挖掘中医药宝库中抗痴呆的良方，并通过国际承认的随机双盲对照临床试验对其有效性进行验证；⑤构建开放透明的临床试验平台，广泛吸引国内外抗痴呆症药物的临床试验，并采用统一标准，严格控制试验质量，以保障将确切有效的抗痴呆症药物推向市场。

6. 发布《中医药——板蓝根》ISO 国际标准

2019 年 2 月，国际标准化组织（ISO）正式发布《中医药——板蓝根药材》国际标准（*ISO 21316：2019 Traditional Chinese Medicine-Isatis Indigotica Root*）。该标准由上海中医药大学主导制定，来自中国、德国、加拿大、澳大利亚、韩国和泰国 6 个国家的提名专家与项目团队共同参与。研究团队在《中国药典》板蓝根药材标准的基础上，遵循 ISO 国际标准编制规则，历时 34 个月，主要从种源、范围、定义、技术要求及检验规则等方面开展标准制定工作，且根据国际市场的要求，合理规定了部分农药和重金属的控制指标。

7. 建成首个集帕金森病管理与真实世界临床研究一体化平台

复旦大学附属华山医院建立了国内首个集帕金森病慢病应用程序（App）管理和真实世界临床研究为一体的移动网络平台“中国 e 帕联盟”，目前已覆盖全国 25 个省的 126 家医院。借助现代网络技术，建立的“帕为 App”，以标准化、结构化的

① JIA L F，QUAN M N，FU Y，et al. Dementia in China：epidemiology，clinical management，and research advances[J]. The lancet neurology，2020，19（1）：81−92.

专业量表评估、咨询及解答病情，将帕金森病患者自我管理与医生专业指导有机结合，长程管理、随访帕金森病及其高危人群，为患者提供更专业、便捷的健康指导。

帕金森病患者可以利用平台对病情进行自我管理，及时反馈病情信息，获得专业医师团队的评估与指导意见。医生可以通过平台采集患者临床随访信息，显著提升医生的问诊效率和病情判断的准确性，更高效便捷地提供更优化的治疗方案，提高帕金森病患者的生活质量和远期预后。截至 2019 年 12 月，平台累计注册患者超过 11 000 人，接收患者上传的运动视频共 4659 段，提供健康咨询超过 6500 次，阅读总数超过 32 万次，上线 86 个“帕为”公开课，累计播放次数超过 20 万次。

8. 提出乳腺癌早期诊断新思路和精准治疗新策略

中国医学科学院肿瘤医院领衔完成的“乳腺癌精准诊疗关键技术创新与应用”研究，从早诊与精准治疗入手，创新性地提出筛查早诊新思路和精准治疗新策略，取得系列创新成果：①创建适合我国国情及女性乳房特征的筛查早诊新体系；②创建以分子分型为基础的精准治疗新策略，突破晚期乳腺癌诊治世界难题，大幅延长晚期患者生存期；③发现系列分子标志物，为精准诊疗提供了依据。研究团队主持撰写我国首部《乳腺癌筛查与早诊早治指南》《乳腺癌诊疗规范》，以及其他国内行业规范共 16 部，参与制定国际诊疗规范 4 部，相关成果被写入美国、欧洲、亚洲、南美洲等多个国家和地区的乳腺癌诊疗指南，并在全国 300 余家医院应用。相关研究成果获 2019 年国家科学技术进步奖二等奖。

9. 建立肺癌个体化诊疗体系并进行临床推广应用

中国医学科学院肿瘤医院领衔完成的“基于外周血分子分型的肺癌个体化诊疗体系建立及临床推广应用”项目，创新性地提出利用外周血进行分子分型的新思路，围绕无创分子分型新技术的创建、肺癌精准诊治策略制定和肺癌个性化诊疗系列产品研发进行了系统深入的研究。研究团队首创基于外周血 ctDNA 及循环肿瘤细胞（Circulating Tumor Cells，CTC）等肺癌驱动基因突变检测新技术，解决了晚期患者肿瘤组织样本难以取得、时空异质性大的国际难题，建立了无创的肺癌个体化诊疗及动态评价体系，使靶向治疗获益人群扩大 20%，晚期 EGFR 突变型肺癌一线治疗有效率提高 26%。在此基础上确定了中晚期肺癌综合治疗新方案、新策略，证实依托泊苷联合顺铂同步放化疗方案使肺癌患者 3 年生存率提高 15%，放射性肺炎发生率降低 14%，相关研究结果被多个国际指南引用。

研究团队率先建立基于外周血肿瘤突变负荷（Tumor Mutational Burden，TMB）的肺癌免疫治疗疗效预测体系，发现 DNA 损伤修复通路双突变是高 TMB 的潜在机制，为免疫治疗提供了新型疗效预测标志物。首创特异引物双扩增技术，解决了低成本、高灵敏痕量突变检测的技术难题，研发首个外周血 EGFR 突变检测试剂盒，获中国和欧盟认证，广泛应用于全球 50 多个国家和国内 300 余家三甲医院，促进了肺癌无创精准诊疗的普及和标准化。相关研究成果获 2019 年国家科学技术进步奖二等奖。

10. 创建并应用心血管疾病磁共振诊断体系

中国医学科学院阜外医院完成的“心血管疾病磁共振诊断体系的创建与应用”项目，开展集基础研究、技术创新、临床应用于一体的多尺度全景心脏磁共振成像（CMR）研究，在国际上重新定义了心尖肥厚型心肌病的诊断标准，首次提出中国汉族人群的左室心肌致密化不全的诊断标准，创新性地提出限制性心肌病和缩窄性心包炎的鉴别诊断标准。基于 CMR 的预后及危险分层评价体系的创新，指导猝死高危患者复律除颤器植入，筛选适合酒精消融术的肥厚型心肌病患者，在国际上首次论证了儿童心肌病心肌纤维化与心血管不良事件显著相关，并结合人工智能技术，发现了与肥厚型心肌病预后相关的 CMR 影像组学特征，显著提高了我国心血管疾病治疗水平并极大地改善了患者的预后。

通过将弥散加权成像技术应用于检测肥厚型心肌病心肌纤维化，研究团队应用 T1 mapping 及细胞外容积（Extracellular Volume，ECV）评估，首次发现高血压患者细胞外间质异常，结合 3D 纤维化识别技术实现了冠心病心肌梗死患者微循环障碍和瘢痕体积的精准定量，并首次应用水脂分离技术，在体无创证实了脂肪沉积是扩张型心肌病重要的病理特征，揭示了心血管疾病细胞水平的发病机制。相关研究成果获 2019 年国家科学技术进步奖二等奖。

11. 创建并推广颌骨缺损功能重建关键技术体系

颌骨缺损导致颌面部生理功能丧失，严重危及生命，其重建手术难度大。上海交通大学医学院附属第九人民医院完成的“颌骨缺损功能重建的技术创新与推广应用”研究，率先提出“功能导向的颌骨重建”理论，创建了 3 个关键技术体系：

①提出功能导向的“四段式”新策略，通过大样本数据库的分析，提出功能导向颌骨重建的“四段式”策略，使复杂颌骨重建术从随意无序走向规范有序，牙种植率居国际先进水平；②首创种植牵引的“一体化”新技术，开创性地将牙种植、牵引成骨与腓骨移植融为一体，1 次手术达到了传统 4 ～ 5 次手术的疗效，实现下颌骨从“形态修复”到“功能重建”的重大突破；③建立数字外科的“一站式”新平台，自主研发融合术前设计、导板制作及术中导航的“一站式”数字化平台，打破国际技术壁垒，解决了相关软件不兼容难题。相关研究成果已在 26 个省市的 45 家医院推广应用，累计受益患者 6 万余例。相关研究成果获 2019 年国家科学技术进步奖二等奖。

12. 建立并推广应用女性盆底功能障碍性疾病治疗新体系

北京协和医院建立了适合我国国情的盆底重建系列技术新体系，制定了我国盆底疾病临床诊治规范及指南并写入国际指南；首次完成我国成年女性尿失禁及下尿路症状、盆腔器官脱垂、女性性功能障碍的全国流行病学和国内最大样本量的成年女性粪失禁的流行病学调查，阐明了发病的主因和危险因素；系统揭示了组织形态、神经病理与女性盆底疾病的病因、发病机制间的关联性；提出普及盆底康复是盆底疾病源头治疗的理念，逐年稳步上升产后盆底筛查数量，建立全国盆底康复登记系统，探索并建立中国盆底康复防治三级模式，普惠千万女性；首次运用生物 3D 打印技术进行盆底重建研究，研发出具有自主知识产权、适合中国人生理特点的盆腔修复及重建产品，实现了研究转化突破，“协和式盆底重建术”已在全国 100 多家医院应用。相关研究成果获 2019 年国家科学技术进步奖二等奖。

13. 建立和推广血液系统疾病出凝血异常诊疗新策略

血液系统疾病严重危害人民生命健康，其出凝血异常的机制复杂，难诊难治，患者病死率高。

苏州大学附属第一医院研究团队围绕血液系统疾病出凝血异常的机制、诊断及治疗 3 个方面进行研究，取得如下成果：①阐述出凝血异常的新机制。发现两类血小板活化的新分子及其调控血小板活化的新机制；阐明 O 型聚糖唾液酸化修饰抑制血小板破坏的新途径；揭示弥散性血管内凝血（Disseminated Intravascular Coagulation，DIC）致病新机制，提出治疗新靶点。②建立出凝血异常诊断新技术。

创建苏州系列单抗，实现临床转化；创建出凝血疾病遗传学诊断技术，建立出凝血疾病分子检测平台；创建血小板功能疾病诊疗策略，编写中国共识。③建立出凝血异常治疗新技术。创建免疫性血小板减少症与移植后血小板生成障碍治疗新方案，获国际推荐；创建微血管病诊疗新技术，纳入国际标准。相关研究成果获 2019 年国家科学技术进步奖二等奖。

第四章　2019 年临床医学研究热点浅析——新型冠状病毒肺炎相关临床研究进展

2019 年 12 月，武汉发生不明原因病毒性肺炎疫情，国家指定中国疾病预防控制中心、中国医学科学院、军事科学院军事医学研究院、中国科学院武汉病毒研究所和湖北省疾控中心等单位作为平行检测机构，用时不到 1 周共同确定造成本次疫情的病原体为新型冠状病毒，并向全球分享病毒基因组序列，为疫情防控奠定了重要基础[①②③]。世界卫生组织将该疾病命名为 2019 新型冠状病毒病（COVID-19，国内称为“新型冠状病毒肺炎”，简称“新冠肺炎”），临时将该病毒命名为 2019 新型冠状病毒（2019-nCoV）。随后，国际病毒分类委员会（IVTC）工作小组将该病毒命名为严重急性呼吸综合征冠状病毒 2 型（SARS-CoV-2）[④]。经过全世界科学家的共同努力，在短短 5 个月的时间内，全球已发表新型冠状病毒相关论文 53 000 余篇，包括预印本近 10 000 篇（根据 https：//bigd.big.ac.cn/ncov 数据），新型冠状病毒的研究取得诸多进展。本章对 COVID-19 的临床相关研究进展进行简要介绍。

---

① REN L L，WANG Y M，WU Z Q，et al. Identification of a novel coronavirus causing severe pneumonia in human：a descriptive study[J]. Chin Med J（Engl），2020，133（9）：1015−1024.

② ZHU N，ZHANG D Y，WANG W L，et al. A novel coronavirus from patients with pneumonia in China[J]. N Engl J Med，2020，382（8）：727−733.

③ ZHOU P，YANG X L，WANG X G，et al. A pneumonia outbreak associated with a new coronavirus of probable bat origin[J]. Nature，2020，579（7798）：270−273.

④ Coronaviridae Study Group of the International Committee on Taxonomy of，Viruses. The species Severe acute respiratory syndrome-related coronavirus：classifying 2019-nCoV and naming it SARS-CoV-2[J].Nat Microbiol，2020，5（4）：536−544.

一、病原学特点

SARS-CoV-2 与重症急性呼吸综合征冠状病毒（SARS-CoV）同属 β 冠状病毒的 B 组。序列分析显示，SARS-CoV-2 与 SARS-CoV 的基因组同源性约为 79%，与蝙蝠冠状病毒 RaTG13 同源性约为 96.2%，因此，其为一种新的病毒。

（一）病毒基因组及其编码产物的结构与功能

SARS-CoV-2 基因组全长 29 674 个核苷酸（nt），编码约 29 个开放阅读框（Open Reading Frame，ORF），包括 ORF1、1b、3、6、7a、7b、8、9b、S、E、M 和 N 等。5’端为非编码区，3’端为 polyA 尾。Orf1a/Orf1ab 分别编码 pp1ab 和 pp1a 蛋白，这些蛋白被蛋白酶水解成 16 种非结构蛋白（Nsp1-16），包括多种与病毒 RNA 基因组复制和转录相关的酶类，如木瓜蛋白酶样蛋白酶（Nsp3）、主要蛋白酶（Nsp5）、Nsp7-Nsp8 原酶复合物、主要 RNA 依赖性 RNA 聚合酶（Nsp12）、螺旋酶 / 三磷酸酶（Nsp13）、外核糖核酸酶（Nsp14）、内切酶（Nsp15）、N7- 和 2’-O- 甲基转移酶（Nsp10/Nsp16）。与 SARS-CoV 相比，ORF8a 蛋白在 SARS-CoV-2 中不存在；ORF8b 蛋白在 SARS-CoV-2 中较长，为 121 个氨基酸；ORF3b 蛋白在 SARS-CoV-2 中仅有 22 个氨基酸残基，编码一种全新的蛋白。

SARS-CoV-2 结构蛋白包括 S、M、E 和 N 4 种蛋白。我国学者对 SARS-CoV-2 的结构生物学研究取得多项领先成果，在较短时间内对其结构功能有了深入了解。病毒通过 S 蛋白入侵宿主，对于其感染性和传播力有较大影响[①]。研究提示，SARS-CoV-2 的传播力要强于 SARS-CoV。与 SARS-CoV 相比，SARS-CoV-2 的 S 蛋白多了 PRRA 4 个碱性氨基酸位点，形成弗林蛋白酶切点，这可能与 SARS-CoV-2 的 S 蛋白与其他病毒进行过重组有关[②]。SARS-CoV-2 的受体结合域（RBD）序列虽然与 SARS-CoV 相似，但二者构象的明显差异导致其亲和力比 SARS-CoV 增强 10 ~ 20 倍[③]。E 蛋白可能在调节病毒膜内外离子平衡中起重要作用，其离子通道活性可使肺

① OU X Y，LIU Y，LEI X B，et al. Characterization of spike glycoprotein of SARS-CoV-2 on virus entry and its immune cross-reactivity with SARS-CoV[J].Nat Commun，2020，11（1）：1620.

② WU A P，PENG Y S，HUANG B Y，et al. Genome composition and divergence of the novel coronavirus（2019-nCoV）originating in China[J].Cell Host Microbe，2020，27（3）：325−328.

③ WRAPP D，WANG N S，CORBETT K S，et al. Cryo-EM structure of the 2019-nCoV spike in the prefusion conformation[J].Science，2020，367（6483）：1260−1263.

内炎性细胞因子 IL-1β、TNF 和 IL-6 水平升高，导致“细胞因子风暴”的发生。

SARS-CoV-2 编码几种重要的非结构蛋白：ORF1ab、ORF3a、ORF6、ORF7a、ORF8 和 ORF10。ORF8 是进化最快的区域，且 ORF8 的进化在物种间传播和病毒复制效率及对人类宿主的适应中扮演着重要的角色。SARS-CoV-2 的 Nsp1 可与 40S 和 80S 核糖体结合，导致体外和细胞内的限制性 mRNA 翻译关闭，阻止所有依赖于宿主因子表达的细胞抗病毒防御机制，包括干扰素应答。Nsp12 是具有 RNA 依赖性 RNA 聚合酶（RdRp）活性的催化亚单位，本身能够以较低的效率进行聚合酶反应，而 Nsp7 和 Nsp8 辅助因子的存在能显著刺激其聚合酶活性。Nsp13 亚单位具有 RNA 螺旋酶活性，表明其参与了催化后阶段的 RNA 合成；Nsp14 外显子是高保真 CoV 复制和重组的关键决定因素。Nsp16 是干扰素抵抗和病毒发病机制所必需的，是一种独特的 rRNA 甲基转移酶，可能对有丝分裂核糖体有特异性。

（二）病毒受体及其入侵机制

与 SARS-CoV 和人季节性冠状病毒 NL63 相同，SARS-CoV-2 的受体也是人血管紧张素酶Ⅱ（ACE2）[①②]。目前已有研究表明 SARS-CoV-2 主要通过内吞作用进入细胞，磷脂酰肌醇激酶(PIKfyve)、双孔通道蛋白 2(TPC2)和组织蛋白酶 L(CTSL)等是进入细胞的辅助因子。丝氨酸蛋白酶（TMPRSS）2 和弗林蛋白酶（Furin）是 SARS-CoV-2 入侵宿主除了 ACE2 之外所需的关键蛋白，SARS-CoV-2 进入细胞需要弗林蛋白酶切割其 S 蛋白的 S1/S2 位点和 TMPRSS2 切割其 S2’位点，这两种蛋白可由人气道细胞和支气管细胞分泌[③]。TMPRSS2 裂解 SARS-CoV-2 的 S 蛋白可促进病毒和细胞膜的融合。S 蛋白可诱导 TNF-α 转化酶依赖的 ACE2（TACE2）胞外域脱落。全世界分布最广泛的 ACE2 的 SNP 中，S19P（在非洲人中很常见）和 K26R（在欧洲人中很常见）是目前验证的两个能够潜在影响 ACE2 与 SARS-CoV-2 S 蛋白相互作用的 SNP，其中，S19P 可能会降低，但 K26R 可能会增加 ACE2 对 SARS-

---

① ZHOU P，YANG X L，WANG X G，et al. A pneumonia outbreak associated with a new coronavirus of probable bat origin[J]. Nature，2020，579（7798）：270－273.

② OU X，LIU Y，LEI X B，et al. Characterization of spike glycoprotein of SARS-CoV-2on virus entry and its immune cross-reactivity with SARS-CoV[J].Nat Commun，2020，11（1）：1620.

③ SHANG J，WAN Y S，LUO C M，et al. Cell entry mechanisms of SARS-CoV-2[J].Proc Natl Acad Sci USA，2020，117（21）：11727－11734.

CoV-2 S 蛋白的亲和力。除了 ACE2 之外，也有研究报道 CD147 也可能是病毒的潜在受体。

多项单细胞测序及免疫组化研究对人体内 ACE2 分布细胞类型进行了鉴定。男女之间，以及年轻人和老年人之间 ACE2 的表达均无差异。ACE2 在人类的Ⅱ型肺泡上皮细胞表达量最高。ACE2 和弗林蛋白酶在不同口腔黏膜组织的上皮细胞中有不同程度的表达，成纤维细胞也有部分表达。鼻上皮细胞、鼻杯状细胞和食管上皮细胞中具有 ACE2 和 TMPRSS2 表达。有研究发现，ACE2 高表达于纤毛细胞、神经上皮细胞与嗅觉上皮支持细胞和干细胞，因此，这些细胞被认为是 SARS-CoV-2 通过鼻部感染的主要细胞类型，并与感染者嗅觉丧失有关。除嗅神经之外，ACE2 在一些重要的大脑区域（如黑质和脑室）中也有相对较高的表达。ACE2 在人类胃肠道中分布很广泛，回肠结肠中分层上皮细胞和吸收性肠上皮细胞，小肠和结肠的功能性肠细胞及上皮细胞中均有 ACE2 和 TMPRSS2 共表达，这与部分急性新冠肺炎患者的胃肠道炎症症状相符。ACE2 和 TMPRSS2 在人肾脏中均有表达，高表达于近端肾小管和祖细胞，这与重症患者急性肾损伤症状一致，提示肾小管是 COVID-19 的靶器官部位，肾脏是病毒受累器官之一[①]。除以上部位之外，目前证实 ACE2 还在胆囊上皮细胞、睾丸支持细胞、Leydig 细胞、精囊腺细胞、心肌细胞、脂肪组织及前列腺细胞中表达。

（三）抵抗力

有研究发现，SARS-CoV-2 的病毒外壳是冠状病毒家族中最坚硬的外壳之一，比包括 SARS-CoV 和 MERS-CoV 在内的大多数冠状病毒在体液和环境中更具抵抗力，这也意味着其在体外（如体液、粪便和气溶胶等）保持传染性的时间比 SARS-CoV 更长。SARS-CoV-2 与其他冠状病毒一样对紫外线较敏感；使用有机溶剂和来苏消毒水可以有效灭活病毒；其对高温也比较敏感，56 ℃加热 30 min 可使其灭活；使用 70% 乙醇和 0.1% 的次氯酸钠可以灭活病毒；过氧乙酸、乙醚和氯仿等脂溶剂亦可使病毒灭活。SARS-CoV-2 在无生命的表面上传染性可保持 9 天，在温度越高的环境下存活时间越短，但其在温暖潮湿的环境中传播能力并不会减弱。

① HOFFMANN M，KLEINE-WEBE H，SCHROEDER S，et al. SARS-CoV-2 cell entry depends on ACE2 and TMPRSS2 and is blocked by a clinically proven protease inhibitor[J].Cell，2020，181（2）：271－280.

（四）细胞培养与动物模型

非洲绿猴肾细胞 Vero 和 Vero-E6 细胞株对 SARS-CoV-2 敏感，可用于病毒的分离培养。目前已知对该病毒敏感的人类细胞株有限，主要是肝癌细胞株 Huh7、肠道来源细胞系 Calu-3 和 CaCo-2，敏感细胞系的缺乏给病毒学研究带来不便。目前建立了多种类器官培养体系，可用于病毒研究。利用人 ACE2 转基因小鼠、表达 ACE2 的腺病毒转导小鼠、恒河猴、雪貂、金黄地鼠等建立了多种动物模型，另外发现 SARS-CoV-2 还可以感染猫等猫科动物和水貂等[①]。将 SARS-CoV-2 在小鼠上连续传代，可以获得小鼠适应株，也可以导致小鼠发病[②]。SARS-CoV-2 感染敏感动物后可以在呼吸道和肠道样本检测到病毒核酸，诱导产生抗体，出现间质性肺炎等病理改变。但目前 SARS-CoV-2 在动物上导致的肺炎普遍较轻，导致的体重降低一般不超过 15%，还需要建立更敏感的动物模型。

（五）病毒的起源与进化

基因组序列分析提示 SARS-CoV-2 与 SARS-CoV 的同源性最高，且具有蝙蝠来源的标志性基因 ORF8，因此提示该病毒可能起源于蝙蝠。但考虑到蝙蝠通常与人类接触的机会有限，推测 SARS-CoV-2 可能存在中间宿主。我国学者在穿山甲体内发现了与 SARS-CoV-2 高度同源的冠状病毒，但其同源性只有 90% 左右，而其受体结合区同源性却高于蝙蝠来源的冠状病毒[③]。在 SARS-CoV-2 的 S 蛋白区域有明显的重组标记，推测 SARS-CoV-2 可能由穿山甲冠状病毒与蝙蝠冠状病毒重组产生。目前研究发现 ACE2 广泛存在于哺乳动物和禽类体内，我国学者研究显示 SARS-CoV-2 S 蛋白可与 44 种动物（包括人）的 ACE2 结合而入侵，表明它具有广泛的宿主范围，其跨物种传播的潜力需要进一步研究。

随着新冠肺炎疫情的不断发展，越来越多的病毒基因组变异被报道，截至 2020

① BAO L L，DENG W，HUANG B Y，et al.The pathogenicity of SARS-CoV-2 in hACE2 transgenic mice[J]. Nature，2020（583）：830—833.

② GU H J，CHEN Q，YANG G，et al. Adaptation of SARS-CoV-2 in BALB/c mice for testing vaccine efficacy[J].Science，2020，369（6511）：1603—1607.

③ LIU Z X，XIAO X，WEI X L，et al. Composition and divergence of coronavirus spike proteins and host ACE2 receptors predict potential intermediate hosts of SARS-CoV-2[J].J Med Virol，2020，92（6）：595—601.

年 6 月全球已经报道新冠病毒基因组序列近 9 万条（https：//bigd.big.ac.cn/ncov/），可分为多个亚型，但目前尚未建立统一分类体系。多重分型分析（Multifractal Analysis）研究显示新冠病毒正发生变异，服从马尔科夫过程（Markov Process），其中，ORF1ab 基因变异最多。病毒变异的意义，包括对流行传播能力、免疫反应、致病性、疫苗和药物研发等的影响尚待评估。目前发现，首发于欧洲国家的 S 蛋白 A23403G（D614G）突变可增加病毒的感染力和 S1 蛋白的含量，这种突变的地区差异是否会影响新冠病毒的疫苗研发和抗体治疗效果，还有待研究[①]。N 蛋白序列中发现了两个连续突变 RG204-205KR。E 蛋白序列中有 A36V、L37H/R 和 S55F 突变，M 蛋白序列中有 L57V、V70F、A73I、A85S、G89R、L133M、A142P、T175M、D190N、AY195-196VH 突变。SARS-CoV-2 在流行中晚期其 ORF8 出现了 29nt 的缺失，认为可能与其毒力下降有关。新加坡发现该国流行 ORF8 有 382nt 的缺失，SARS-CoV-2 的 382 型变异体似乎与轻度感染有关[②]。此外，美国报道发现 ORF7a 基因出现 81nt 的缺失。

二、临床特征

（一）临床表型及主要特征

1. 主要临床症状

COVID-19 最常见的临床症状包括发热、咳嗽、呼吸困难、疲劳和肌痛等，可有头痛或头晕、腹泻、恶心和呕吐，还可见咯血和神志不清，但患者很少有咽痛、鼻炎等上呼吸道症状[③④]。与儿童相比，成人的发烧频率明显更高，大多数患者胸部

① KORBER B，FISCHER M W，GNANAKARAN S，et al. Tracking changes in SARS-CoV-2 Spike：evidence that D614G increases infectivity of the COVID-19 virus[J].Cell，2020，182（4）：812−827.

② YOUNG B E，FONG W S，CHAN H Y，et al. Effects of a major deletion in the SARS-CoV-2 genome on the severity of infection and the inflammatory response：an observational cohort study[J].Lancet，2020，396（10251）：603−611.

③ ZHU N，ZHANG D Y，WANG W L，et al. A novel coronavirus from patients with pneumonia in China，2019[J].N Engl J Med，2020，382（8）：727−733.

④ HUANG C L，WANG Y M，LI X W，et al.Clinical features of patients infected with 2019 novel coronavirus in Wuhan，China[J]. Lancet，2020，395（10223）：497−506.

CT 显示异常。儿童患者临床症状较轻，入院时常见的临床症状包括发烧、干咳、疲劳和肺炎，肺部影像学表现可出现支气管增厚和磨玻璃片浑浊等异常征象，部分还可出现腹泻等胃肠道症状，多数预后较好。大约 5%的新冠肺炎患者和 20%的住院患者出现严重症状，病情严重者甚至可出现死亡，最常见的原因是呼吸衰竭。

COVID-19 根据临床症状可以分为无症状、轻型、普通型、重型及危重型。临床观察发现，随着患者年龄的增加，无症状患者的恢复时间增加。还有一部分患者病毒学检测证实存在 SARS-CoV-2 感染，发现时无症状，但隔离观察或入院后出现症状，被称为前驱期感染者。

COVID-19 重型病例可在发病 1 周后出现呼吸困难，严重者可快速进展为急性呼吸窘迫综合征（Acute Respiratory Distress Syndrome，ARDS）、脓毒症休克、难以纠正的代谢性酸中毒和出凝血功能障碍，甚至发生死亡。大多数死亡病例患有基础性疾病，包括高血压、心脏病、糖尿病、脑血管疾病和癌症等。呼吸衰竭是主要的死亡原因，还包括 ARDS、败血症综合征、心力衰竭、急性心脏损伤、高钾血症、碱中毒、低氧性脑病、出血和肾衰竭等并发症。与死亡独立相关的危险因素主要包括高龄、男性、高 BMI 指数、合并冠心病、癌症、低氧血症、肝肾功能不全等。COVID-19 器官累及并发症表现非常复杂，如表 4–1 所示。

表 4–1　COVID–19 受累器官 / 系统并发症表现①②③

受累器官 / 系统	临床表现	临床检测指标	主要特点
心脏	心肌炎、心律不齐、心力衰竭、急性心肌梗死和猝死	心外膜脂肪组织（EAT）增厚，脑钠肽（BNP）水平升高，降钙素原升高。心电图显示 T 波压低和倒置，ST 段压低和病理性 Q 波	合并心脏损伤的患者年龄更大，并发症更多，需要无创机械通气和有创机械通气的更多

① GUPTA S，HAYEK S S，WANG W，et al. Factors associated with death in critically ill patients with coronavirus disease 2019 in the US[J]. JAMA Intern Med，2020：e203596.

② CHEN T，WU D，CHEN H L，et al. Clinical characteristics of 113 deceased patients with coronavirus disease 2019：retrospective study[J].BMJ，2020，368：m1091.

③ WIERSINGA W J，RHODES A，CHENG C A，et al. Pathophysiology，transmission，diagnosis，and treatment of coronavirus disease 2019（COVID-19）：a review[J]. JAMA，2020，324（8）：782–793.

续表

受累器官 / 系统	临床表现	临床检测指标	主要特点
肺脏	呼吸困难、弥漫性肺泡损伤、肺水肿、严重肺炎肺纤维化、气胸、急性呼吸窘迫综合征（ARDS）、呼吸衰竭	呼吸频率＞ 30 次 /min，氧合指数＜ 300 mmHg，血氧饱和度＜ 93%，肺泡损伤伴细胞纤维黏液样渗出物，肺透明膜形成，肺脏中出现以淋巴细胞为主的单核细胞炎性浸润，影像学表现为肺炎征象	合并有哮喘、肺脏损伤及 COPD 的患者危重症比例更高，预后更差，需要 ICU 及机械通气的比率更高，病死率更高
肝脏	急性肝损伤、门静脉高压症、肝缺血缺氧－再融合功能障碍	血清丙氨酸羧基转移酶、天冬氨酸氨基转移酶水平升高，铁蛋白（FER）水平升高，直接胆红素水平升高，胆汁淤积，肝脏脂肪变性，肝细胞中线粒体肿胀、内质网扩张、糖原颗粒减少，肝细胞凋亡、嗜酸性粒细胞浸润、纤维蛋白沉积，肉芽肿、界面性肝炎	肝功能损害与肺功能损伤有关。合并代谢功能障碍相关脂肪肝疾病的患者重症风险高。慢性肝硬化患者死亡率较高，死亡原因为呼吸衰竭。合并乙型肝炎病毒（HBV）感染的患者病情更重、预后更差
肾脏	急性肾损伤（AKI）	患者 D- 二聚体、天冬氨酸转氨酶、总胆红素、肌酸激酶、乳酸脱氢酶（LDH）、降钙素水平较高，高钾血症患病率较高，肾酶（RNLS）水平较低。出现血尿、蛋白尿等肾小球滤过功能受损表现，血肌酐、尿素氮水平升高、肾小球滤过率＜ 60 mL/min/1.73 m^2，可出现肾小管受损表现。影像学表现：肾实质 CT 值较低，提示肾脏炎症和水肿	出现肾脏并发症的患者多为老年人、男性，入院时血肌酐升高的患者病情更重，预后更差，死亡率更高。既往存在慢性肾病（CKD）的患者病情更重、预后更差、长期进行血液透析的患者发病率也较高
胃肠道	肠道菌群失调、腹泻、呕吐、腹痛、食欲不振、急性胃肠道损伤（AGI）	肝酶水平升高，单核细胞计数降低，凝血酶原时间延长	胃肠道症状在重症患者中更常见，并发腹泻患者住院风险更高，出现急性胃肠炎患者发生 ARDS 比例更高，败血症休克发生率更高，死亡率也更高
胰腺	急性胰腺炎	血浆淀粉酶和脂肪酶表达升高，超声显示胰腺回声增强	

续表

受累器官/系统	临床表现	临床检测指标	主要特点
神经系统	急性缺氧性脑损伤，局灶性软脑膜炎，中风、格林-巴利综合征、脑膜脑炎、脑炎、味觉丧失、嗅觉丧失、认知障碍、急性播散性脑脊髓炎、急性脊髓炎、突发性谵妄、厌食症、急性炎症性脱髓鞘性多发性神经病（AIDP）、急性坏死性出血性脑病、中毒性代谢性脑病、头痛、肌痛、癫痫、中枢性呼吸衰竭、共济失调等	大脑皮质、海马和小脑浦肯野细胞层神经元丢失，组织病理学检查显示低氧性改变，免疫组织化学分析未见细胞质病毒染色。肌腱反射增强，皮质脊髓束体征变化，影像学表现为 MRI 灌注显示脑膜周围间隙增强、灌注不足、局灶性强度增加、表观弥散系数降低等征象	神经系统症状表现各不相同，还可表现为孤立的脑膜脑炎，并不伴发呼吸系统症状，重症患者精神状态改变更多。年龄越大，死亡率越高，目前脑脊液中尚未检测到病毒存在。嗅觉和味觉丧失对于 COVID-19 阳性预测值较高
眼睛	结膜炎、结膜肿胀、溢泪或分泌物增多、眼泪溢出、急性滤泡性结膜炎		病毒可以通过结膜进行感染
血液系统	溶血、贫血、微血栓形成、轻度异嗜单核细胞增多症	血小板减少和全血细胞减少，染色质疏松浓缩，中性至嗜碱性细胞质较深，嗜酸性粒细胞增多，红细胞渗出	在住院的重症患者中，SARS-CoV-2 病毒血症的发生率相对较高
皮肤	红斑性皮疹、广泛性荨麻疹、水痘样囊泡	皮肤皱褶处出现病变，浅表血管周围淋巴细胞浸润，伴有大量红细胞外渗、局灶性乳头水肿及局灶性角化不全和孤立的角化不全细胞。体格检查可观察到聚集的红斑、黄斑，丘疹和瘀斑呈对称环绕分布，皮肤活检表现为血管周围单核炎性浸润、嗜酸性粒细胞增多、红细胞渗出等表现	皮疹主要发生在四肢，可伴有瘙痒，通常发病后数天可痊愈，与病情严重程度无关
精神心理	抑郁、孤独、社会排斥	心率、血压异常、焦虑、沮丧、抑郁	老年人更易出现社会排斥和抑郁，进而导致心率血压异常

2. 影像学特征

新冠肺炎患者具有的特征性影像学表现，包括磨玻璃影、肺实变和支气管充气征、“铺路石”征（小叶间隔增厚和小叶间隔线阴影叠加在玻璃状不透明背景上，形状类似铺路石，故名)、纤维性病变、血管增厚和“晕征”(指病灶中心密度略高、边缘略低，呈现一团薄薄的云层状磨玻璃影，其厚度变化且像光晕围绕病变一样变化）等。影像学诊断在 COVID-19 诊断中具有重要意义。有报道显示，临床高度怀疑病例的 CT 阳性率为 90%[①]，而咽拭子样本核酸检测的阳性率通常不足 50%。因此，可将核酸检测与影像学检查结合，以提高 COVID-19 病例的确诊率。

3. 实验室检测

新冠肺炎患者最常见的实验室检查指标变化包括白蛋白降低、C 反应蛋白 (CRP) 升高、铁蛋白升高、淋巴细胞降低、中性粒细胞升高、红细胞沉降率升高。IL-6、TNF-α、IL-1 等多种细胞因子升高，俗称“细胞因子风暴”(Cytokine Storm)[②]。有研究发现干扰素诱导受体 CD169 在疾病早期升高，可作为疾病的快速诊断标志物。IL-13 可以预测患者是否需要进行插管治疗。部分患者可出现心肌损伤的标志物表达升高，包括肌钙蛋白、肌酸激酶、α- 羟基丁酸脱氢酶、乳酸脱氢酶（LDH）等。COVID-19 重症患者早期会发生低钙血症和低白蛋白血症。重症及合并有消化症状的患者中丙氨酸氨基转移酶（ALT）和天冬氨酸氨基转移酶（AST）较没有消化道症状的患者明显升高，ALT/ AST 升高与不良预后结局具有相关性。很多患者表现出正常性贫血伴轻度异嗜单核细胞增多症。血小板计数降低与院内死亡风险增加相关。$CD4^+T$ 细胞、$CD8^+T$ 计数明显降低与预后不良有关。重症患者的白细胞计数、中性粒细胞计数、降钙素原和 C 反应蛋白等均明显高于轻症和普通病例。COVID-19 重症患者处于高凝状态，且易形成静脉血栓，表现为活化部分凝血活酶时间 (Activated Partial-Thromboplastin Time，aPTT）延长、狼疮抗凝剂阳性比例升高等[③]。D- 二聚体升高者往往预后不良。

---

① ZHU N，ZHANG D Y，WANG W L，et al. A novel coronavirus from patients with pneumonia in China，2019[J].N Engl J Med，2020，382（8）：727−733.

② HUANG C L，WANG Y M，LI X W，et al.Clinical features of patients infected with 2019 novel coronavirus in Wuhan，China[J]. Lancet，2020，395（10223）：497−506.

③ CUMMINGS M J，BALDWIN M R，ABRAMS D，et al. Epidemiology，clinical course，and outcomes of critically ill adults with COVID-19 in New York City：a prospective cohort study[J].Lancet，2020，395（10239）：1763−1770.

4. 病毒排泌

病毒可在鼻咽和口咽拭子、痰液、肺泡灌洗液、尿液、血液、粪便、肛拭子、唾液、结膜等多种样本中检测到。从发病开始，病毒排泌的中位持续时间为 11 天（IQR = 8 ～ 14.3 天）[①]。患者呼吸道标本中通常在发病后 2 ～ 3 周内可检测到病毒[②]，鼻咽和口咽拭子及痰液标本中的病毒载量通常在发病后 3 ～ 7 天达到峰值，然后在接下来的 1 ～ 3 周缓慢降低，唾液的病毒排泌时间可超过 14 天。粪便样品的病毒载量则在发病后期达到峰值（通常在症状发作后 2 ～ 3 周）。粪便中病毒排泌的中位持续时间为 22.0 天，持续时间为 1 ～ 33 天。有报道痰液和粪便可在咽部样本检测阴性后 39 天和 13 天仍表现为阳性。血液样本中的 RNA 检出与疾病严重程度密切相关。不同年龄组的病毒载量可能存在差异，有研究显示年龄越大的患者病毒载量越高，但也有研究显示婴儿的平均鼻咽拭子病毒载量高于大龄儿童，但还有研究表明病毒载量与年龄之间无明显联系。研究者对有症状和无症状患者的病毒载量进行研究，发现无症状和有症状患者之间的病毒载量几乎没有差异。病毒排泌时间较长的患者（一般超过 3 周）其恢复会被延迟。粪便中排泌高水平的病毒提示肠道在病毒复制中的重要作用。病毒在肠道类器官中的复制水平明显高于肺类器官，提示病毒的复制部位尚需要深入研究。有研究发现，部分患者出院后出现病毒核酸检测阳性，称其为复阳患者（Re-detectable Positive）。复阳患者病情大多为轻型和普通型，重新入院后临床症状仍然较轻，无明显的疾病进展，与其密切接触的人员也未见发生感染，说明康复的患者中可能存在病毒的携带者状态，或者尽管临床症状逐渐恢复，患者仍可低水平排出病毒。研究发现，住院患者的病毒载量与插管风险和院内死亡率独立相关[③]。

3 种临床表现较为严重的冠状病毒感染，包括 COVID-19、SARS 和 MERS，均具有不同的特点，归纳总结如表 4–2 所示。

---

① COVID-19 Investigation. Clinical and virologic characteristics of the first 12 patients with coronavirus disease 2019（COVID-19）in the United States[J].Nat Med，2020，26（6）：861–868.

② ZOU L R，HUANG M X，LIANG L J，et al.SARS-CoV-2 viral load in upper respiratory specimens of infected patients[J].N Engl J Med，2020，382（12）：1177–1179.

③ DAS K M，LEE E Y，JAWDER S E，et al. Acute middle east respiratory syndrome coronavirus：temporal lung changes observed on the chest radiographs of 55 patients[J]. AJR Am J Roentgenol，2015，205（3）：W267–274.

表 4–2　3 种高致病性冠状病毒的临床特征比较①②

	SARS	MERS	COVID-19
潜伏期	2 ~ 14 天	2 ~ 14 天	1 ~ 14 天，多数 3 ~ 7 天
起病过程和疾病演化	通常在感染后 8 ~ 14 天发病，发病后 6 ~ 12 天出现呼吸困难和低氧血症	严重病例通常在 1 周内发展为严重肺炎	严重的病例通常在发病后 1 周出现呼吸困难和 / 或低氧血症、呼吸衰竭甚至多器官衰竭而死亡
年龄分布	20 ~ 60 岁，主要是年轻人	中位年龄 56 岁，＞ 50 岁的约 50%	各年龄段均可感染
临床特征	发烧＞ 38 ℃，持续发烧；畏寒、肌痛、疲劳、干咳、喉痛、呼吸窘迫、腹泻、呕吐；通常没有卡他性症状	发热、畏寒、疲劳、肌痛、咳嗽、胸痛、呼吸困难、呕吐、腹泻，部分患者可无症状	发烧（严重和危急情况下为中低度发烧甚至不发烧）、疲劳、干咳、鼻塞、流鼻涕、喉咙痛、腹泻、神经症状；轻症病例可能没有肺炎症状，存在无症状感染者
高危因素	年龄＞ 50 岁，患有其他疾病，大手术史，外周血淋巴细胞计数减少	年龄＞ 65 岁，肥胖，患有其他基础疾病，共感染	年龄≥ 55 岁，体温＜ 37.5 ℃，患有其他基础疾病，外周血白细胞计数（WBC）＜ 4×10^9/L，淋巴细胞计数和血小板减少
重症表现	呼吸频率 R ＞ 30 次 /min，多叶病变＞肺总面积的 1/3，病变扩大＞ 50%，在 48 小时内占肺总面积的 1/4，氧合指数＜ 300 mmHg，休克或多器官功能障碍综合征（MODS）	ARDS、急性肾功能衰竭、多器官功能障碍综合征（MODS）	呼吸频率 R ＞ 30 次 /min，血氧饱和度＜ 93%，氧合指数＜ 300 mmHg；呼吸衰竭，需要机械通气或有创机械通气，休克及其他器官衰竭，需要 ICU 治疗等
并发症	急性肺损伤、ARDS、AKI、休克、AGI、AMI、心律不齐、MODS、难以纠正的代谢性酸中毒、凝血功能障碍等		

① PEIRIS J S，CHU C M，CHENG V C，et al.Clinical progression and viral load in a community outbreak of coronavirus-associated SARS pneumonia：a prospective study[J].Lancet，2003，361（9371）：1767–1772.

② ARABI Y M，ARIFI A A，BALKHY H H，et al.Clinical course and outcomes of critically ill patients with Middle East respiratory syndrome coronavirus infection[J].Ann Intern Med，2014，160（6）：389–397.

续表

	SARS	MERS	COVID-19
区别	在年轻人中较常见，起病急，无卡他症状	发生严重疾病的时间短，可见无症状病例	大多数病例为轻症病例，严重病例为快速进展；早期可能不发烧；胃肠道症状少；绝大多数为无症状感染；各个年龄段均可感染；慢性并发症患者多；“炎症因子风暴”；女性患者病情较轻，并发症较少

（二）病理学特征

1. 肺脏

肺脏是 SARS-CoV-2 感染最主要的靶器官，可出现急性肺泡损伤、肺实变和肺出血，表现为淋巴细胞性肺炎和急性纤维性和组织性肺炎（AFOP），重症患者可出现严重的肺炎、肺水肿和 ARDS。肺部在疾病早期呈脱屑性肺泡炎和渗出性病变，渗出可表现为纤维化和化脓性渗出①。可见大部分肺泡腔开放不良，肺泡壁弥漫性增厚，局灶性肺泡上皮细胞坏死脱落，Ⅲ型肺泡上皮细胞明显肿胀，肺泡细胞表面活性物质分泌减少，还可见到病毒颗粒。越靠近脏层胸膜，单核细胞和淋巴细胞的渗出越严重，纤维网形成越稀疏。随病情进展可形成广泛性肺透明膜，同时伴有严重的炎症反应及坏死，肺间质中淋巴细胞增多，肺泡间隔细胞肥大、核增大、核仁深染，肺泡间隔毛细血管红细胞淤积。肺泡腔内含有大量单核巨噬细胞，免疫组织化学染色 CD68 呈阳性，肺组织中 $CD4^+$ 辅助性 T 淋巴细胞和 $CD163^+$M2 巨噬细胞异常聚集，还可见肺泡内局灶性多核巨细胞及多形性细胞、肺细胞增生和胞质内病毒样包涵体等征象。可观察到微血管损伤、微血栓（包括毛细血管透明血栓和血管内混合血栓）、部分毛细血管腔闭锁、急性纤维性和组织性肺炎。恢复期肺部呈机化性肺炎改变。

死亡病例的肺部病理改变为弥漫性肺泡损伤（Diffuse Alveolar Damage，DAD），主要发生在急性渗出期和器质性增生期，表现为肺高度水肿、淋巴细胞和浆细胞渗出，肺泡腔内有纤维状渗出物聚集，形成透明膜，肺泡隔中有成纤维细胞

① WANG D W，HU B，ZHU F F，et al. Clinical characteristics of 138 hospitalized patients with 2019 novel coronavirus-infected pneumonia in Wuhan，China[J].JAMA，2020，323（11）：1061－1069.

增生，肺泡上皮细胞损伤伴有反应性增生和Ⅱ型肺泡上皮细胞脱落，终末期可见弥漫性肺泡间隔细胞肥大。研究认为，DAD 和血栓形成是 COVID-19 临床病情恶化的主要原因。COVID-19 致死患者尸体解剖后可见肺瘀血、肺小叶充盈扩张，并可见纤维条索、肺粘连，未见大量胸水产生，气管腔内可见白色泡沫状黏液及胶冻状黏液附着。

部分患者可出现深静脉血栓而导致肺栓塞死亡。深静脉血栓形成，肺栓塞和血栓形成动脉并发症（如肢体缺血、局部缺血性中风、心肌梗死），均提示凝血异常在新冠肺炎患者死亡中具有重要作用[①]。

2. 心脏

新冠肺炎患者可出现心肌细胞肥大，部分变性、坏死，心脏周围小血管血肿，血管内皮细胞肿胀，心肌间质少量单核细胞炎性浸润，电镜下可见心肌纤维肿胀、溶解征象。心电图显示心脏损伤患者在入院期间可出现 T 波压低和倒置，ST 段压低和病理性 Q 波的表现。尸体解剖可见心包积液、心外膜水肿表现。

3. 肝脏

对死亡病例进行肝部组织学检查，可见肝脏中度微囊性脂肪变性及轻度肝小叶和门脉活性，表明损伤可能是由病毒感染或药物所致的肝损伤所致[②]。肝细胞表现出明显的线粒体肿胀、内质网扩张和糖原颗粒减少。在组织学上，可以观察到大量肝细胞凋亡和某些双核肝细胞，胆汁淤积、纤维蛋白沉积、肉芽肿、大量中央坏死或界面性肝炎[③]。患者可出现肝细胞脂肪变性、局灶性坏死等非特异性表现。

4. 肾脏

新冠肺炎患者的肾脏损害以肾小管损伤为主，尿检异常较明显，可出现血尿、蛋白尿，肾小管上皮细胞水肿、变性、脱落，可见蛋白管型。也表现出肾小球滤过

---

① WIERSINGA W J，RHODES A，CHENG C A，et al. Pathophysiology，transmission，diagnosis，and treatment of coronavirus disease 2019（COVID-19）：a review[J].JAMA，2020，324（8）：782−793.

② CAO Y H，LIU X L，XIONG L J，et al. Imaging and clinical features of patients with 2019 novel coronavirus SARS-CoV-2：A systematic review and meta-analysis[J].J Med Virol，2020，92：1449−1459.

③ QI X L，LIU Y N，WANG J T，et al. Clinical course and risk factors for mortality of COVID-19 patients with pre-existing cirrhosis：a multicentre cohort study[J]. Gut，2020 May 20：gutjnl-2020−321666.

功能受损，血肌酐、尿素氮水平升高。

5. 脾脏

组织病理学检查主要表现为脾脏细胞组成减少，脾和淋巴结充血、出血，而淋巴滤泡减少或缺失，间质血管和隔膜的纤维组织增生。白髓呈不同程度萎缩，红髓与白髓的比例不同程度增加，严重者出现脾组织大片坏死、淋巴小结消失、淋巴窦内单核巨噬细胞增生等表现。部分患者出现中性粒细胞浸润、散在浆细胞浸润、巨噬细胞增殖和噬血现象，还可见组织细胞坏死和淋巴细胞凋亡[①]。

6. 消化道

新冠肺炎患者消化道内镜下病变表现差异较大，可见无异常、糜烂、溃疡甚至出血[②]。在病理切片中可见消化道腺上皮组织中的炎性细胞浸润、水肿等炎性反应表现。消化内镜活组织检查可见患者的胃、十二指肠、直肠固有层可见大量浸润性浆细胞和淋巴细胞及间质水肿。

7. 血管

血管表现是新冠肺炎区别于 SARS-CoV 和甲型 H1N1 流感感染的独特特征，患者各个器官的周围小血管均可见严重的内皮损伤、广泛的血栓形成伴微血管病变、内皮屏障破坏及新血管生成，还可见到没有纤维蛋白样坏死的非坏死性淋巴细胞性血管炎表现。患者由于凝血功能异常还可见深静脉血栓形成。Varga 等首次报道了在尸检样本中病毒相关内皮炎的明确证据。作者在不同器官（包括心脏、肾脏、肺、小肠）中发现了内皮炎表现，以及与内皮和凋亡小体相关的炎性细胞的积累，在受损的内皮细胞中同时发现了具有致密圆形关键标志物的病毒颗粒聚集体[③]。

---

① XIAO F，TANG M W，ZHENG X B，et al.Evidence for gastrointestinal infection of SARS-CoV-2[J]. Gastroenterology，2020，158（6）：1831−1833.

② ACKERMANN M，VERLEDEN S E，KUEHNEL M，et al. Pulmonary vascular endothelialitis，thrombosis，and angiogenesis in Covid-19[J]. N Engl J Med，2020，383（2）：120−128.

③ LAUER S A，GRANTZ K H，BI Q F，et al. The incubation period of coronavirus disease 2019（COVID-19）from publicly reported confirmed cases：estimation and application[J].Ann Intern Med，2020，172（9）：577−582.

（三）流行病学特征

1. 传染源

COVID-19 传染源主要是患者。无症状感染者也可作为传染源，目前认为潜伏期末具有传染性，恢复期患者的传染性还有待进一步研究。

2. 传播途径

（1）呼吸道飞沫传播

COVID-19 主要通过呼吸道飞沫传播，患者咳嗽、打喷嚏、谈话时可产生飞沫，易感者吸入后可导致感染[①]。

（2）接触传播

通过密切接触可以传播，可导致大量的家庭聚集性感染。含有病毒的飞沫沉积在物品表面，易感者接触后污染手，再通过接触口鼻、眼睛等黏膜感染病毒。目前在多地采样中可检测到门把手、手机等物品表面存在病毒。还有报道称结膜分泌物中也可检测到病毒存在，提示 COVID-19 可以通过鼻泪系统传播。近来报道冷链食品可被病毒污染，其在疫情传播中的作用应予以重视。

（3）气溶胶传播

新冠病毒可能具有通过气溶胶传播的潜力，但目前还存在争议，对其传播力还需进一步研究[②]。黏膜屏障和黏膜纤毛清除可以显著降低病毒载量和改善疾病进展，而室内空气相对湿度低会使其失活，可能会加剧疾病的严重性。

（4）粪便传播

研究发现人肠道类器官中病毒能够复制，引起肠感染，提示肠道传播也可能是传播途径之一。粪便拭子中也可检测到病毒，提示病毒可能通过粪便传播，但是否存在粪—口传播还存争议。

（5）母婴垂直传播

大流行初期由于检测方法及处理方式等原因，虽然出现孕妇感染后胎儿感染病

---

① HE X，LAU E H Y，WU P，et al.Temporal dynamics in viral shedding and transmissibility of COVID-19[J].Nat Med，2020，26（5）：672−675.

② ZHOU J，LI C，LIU X J，et al.Infection of bat and human intestinal organoids by SARS-CoV-2[J]. Nat Med，2020，26（7）：1077−1083.

例，但未发现直接证据表明病毒能够进行垂直传播。而新的研究证实病毒可经胎盘传播到新生儿体内。有病例报道新生儿的母亲在妊娠最后 3 个月感染病毒，免疫组化显示胎盘炎症及很高的病毒载量，在胎盘感染后新生儿也出现病毒感染，提示病毒可能进行垂直传播[①]。

3. 传播能力

COVID-19 的传播能力较强。大量研究模型及流行病学分析数据均表明，对密切接触者进行追踪和隔离、保持社交距离、戴口罩等非药物干预措施能够最大限度地缓解流行。根据随机效应模型的研究结果，COVID-19 的合并 R_0 估计为 3.32（R_0＞1 即可导致流行）[②]。武汉通过在暴发疫情的前 50 天迅速封城有效且迅速地控制住了病情，降低了 R_0，减少了进一步的暴发感染。

目前尚无明确证据表明 COVID-19 的季节传播性是否和流感病毒及其他冠状病毒相似，但有研究通过模型计算分析表明，如果没有有效的控制措施，在更潮湿的气候下可能会暴发强烈的疫情，目前证据表明夏季天气不会限制大流行的增长。

4. 易感人群

COVID-19 是一种新发传染病，人群没有免疫力，对各年龄段的人普遍易感，包括新生儿。但老年人由于存在基础疾病，免疫功能相对低下，在疾病暴发早期更易感。对于患有基础疾病，如高血压、冠心病、糖尿病、肥胖症、恶性肿瘤、哮喘、艾滋病、慢性肺纤维化、慢性肝炎、慢性呼吸道疾病等具有器官损害的人群更为易感，且易发生重症。

三、致病机制及其对防治的启示

对 41 名住院患者的研究发现，血浆高水平的促炎细胞因子与不良的临床结局相关，如 ARDS、休克、器官功能衰竭和死亡，但尚不清楚 SARS-CoV-2 感染如何促

① HELLEWELL J，ABBOTT S，GIMMA A，et al.Feasibility of controlling COVID-19 outbreaks by isolation of cases and contacts[J]. Lancet Glob Health，2020，8（4）：e488-e496.

② R_0，基本传染数（Basic Reproductive Number），主要用来衡量某种病原体的传染能力、传播效率。R_0 越高，说明病原体的传染性越强。

进“细胞因子风暴”[①]。病毒与机体的相互作用和免疫病理损伤在 SARS-CoV-2 的致病机制中发挥重要作用，本章基于现有研究进展，从病毒与受体相互作用、天然免疫与干扰素反应、补体反应、体液免疫和细胞免疫反应、炎症反应、凝血障碍等角度予以归纳，并探讨其在防治中的潜在价值。

（一）ACE2 受体的作用

目前已知 ACE2 是 SARS-CoV-2 入侵人体的主要受体，但对于 SARS-CoV-2 入侵后 ACE2 介导的机体相关反应尚不清楚。ACE2 是具有单一胞外催化结构域的 I 型跨膜糖蛋白，其编码基因位于染色体 Xp22 上，包含 18 个外显子，与 ACE 基因同源。ACE 和 ACE2 均属于肾素 – 血管紧张素系统（Renin-Angiotensin System，RAS）家族，但两者底物特异性不同，决定了它们在 RAS 中的不同功能，两者在维持和调节血压、维持体液平衡和炎症反应等方面均发挥着重要作用[②]。ACE 是 RAS 的负性调节酶，ACE2 主要通过水解循环血管紧张素酶（Ang）Ⅰ生成 Ang1-7，同时当 ACE 将 AngⅠ转化为 AngⅡ时，ACE2 裂解 AngⅠ产生 Ang1-9，然后由 ACE 转化为 Ang1-7，ACE2/Ang1-7/Mas 轴是 ACE2 介导保护作用的重要机制。除了其酶功能外，ACE2 还具有非催化作用，包括调节肾氨基酸转运、肠中性氨基酸转运和胰腺胰岛素分泌保护器官免受炎症损伤，并调节肠道功能。

ACE2 在病毒感染过程中发挥着介导病毒入侵和预防组织损伤的双重作用。与正常对照小鼠相比，感染 SARS-CoV 的 ACE2 基因敲除小鼠表现出严重的急性呼吸窘迫综合征（ARDS）/ 急性肺损伤（Acute Lung Injury，ALI）病理改变、血管通透性和肺水肿增加、中性粒细胞聚集、肺功能恶化[③]。ACE2/ACE 水平的平衡是炎症风暴期间肺损伤和保护的关键。ACE2 基因敲除高血压小鼠表现出促炎症细胞因子 IL-1β、IL-6、肿瘤坏死因子 -α 和趋化因子增强，而使用重组人 ACE2 则可以降低 AngⅡ诱导的 T 淋巴细胞介导的炎症反应。ACE2 可以通过诱导 RAS 失衡参与

---

① HUANG C L，WANG Y M，LI X W，et al. Clinical features of patients infected with 2019 novel coronavirus in Wuhan，China[J].Lancet，2020，395（10223）：497−506.

② YANG T，CHAKRABORTY S，SAHA P，et al. Gnotobiotic rats reveal that gut microbiota regulates colonic mRNA of ace2，the receptor for SARS-CoV-2 infectivity[J].Hypertension，2020，76（1）：e1-e3.

③ LAMEI Y，KUICHANG Y，PHUONG HTA，et al. Angiotensin-（1−5），an active mediator of renin-angiotensin system，stimulates ANP secretion via Mas receptor[J].Peptides，2016，86：33−41.

ALI。在 ALI 中，肺 ACE2 减少会导致 AngⅡ水平升高，补充 ACE2 或抑制 AngⅡ可改善预后，而且肺 ACE2 缺乏或减少会加重病毒诱导的 ALI。

在疾病过程中，胞外 ACE2 可与新冠病毒竞争性结合，不仅可以中和病毒，还可以负向调节 RAS，保护肺免受损伤。有研究表明，患者体内 AngⅡ的水平明显高于健康对照组，并且 ACE2 下调与全身 RAS 失衡具有直接的关系，促进了病毒感染引起的多器官损害的发生[①]。而一些研究显示，许多病毒感染者都有心脏受累表现（急性心肌损伤、心律失常、心脏骤停和病毒性心肌炎等），心肌表达 ACE2 比率较低，提示可能是由于 RAS 失调导致患者病情的进一步恶化。目前研究认为，机体细胞因子风暴驱动加速多器官衰竭是危重症患者病情恶化的主要原因之一，病毒感染导致的 RAS 失衡和 ACE2 的减少是导致组织和全身炎症的重要因素。小鼠实验显示，脂多糖可以诱导 ALI 使 ACE2 表达减少，引发炎症损伤，肾素、AngⅡ、ACE、AT1 受体表达上调，注射重组 ACE2 可以减轻肺病理损伤[②]。病毒入侵后导致 RAS 失衡的机制尚不完全清楚，但临床和动物实验研究提示，RAS 系统在 COVID-19 发病中扮演重要角色，可作为潜在的治疗与干预靶点。

（二）干扰素反应与天然免疫

病毒感染首先激活天然免疫，其通过不同信号通路诱导Ⅰ型干扰素（IFN）产生，在感染早期对于防止病毒入侵和清除病毒发挥着重要作用。但病毒为了自身的生存，进化出多种机制拮抗宿主的天然免疫，病毒对于天然免疫的拮抗作用与病毒的致病性密切相关。因此，阐明病毒与宿主天然免疫的相互调控机制，有利于发现治疗 COVID-19 的有效手段，也可为疫苗和药物的研发提供理论依据。

对 SARS-CoV-2 感染的细胞、动物和人类样本的转录组数据分析显示，新冠病毒感染诱导异常的免疫反应，主要表现为极低的干扰素反应和较强的炎症反应[③]。重症患者肺部以外周来源的巨噬细胞为主，中性粒细胞募集也是其重要特征，与这

① BLANCO-MELO D，NLLSSON-PAYANT B E，LIU W C，et al. Imbalanced host response to SARS-CoV-2 drives development of COVID-19[J].Cell，2020，181（5）：1036–1045.

② YE R S，LIU Z W. ACE2 exhibits protective effects against LPS-induced acute lung injury in mice by inhibiting the LPS-TLR4 pathway[J].Exp Mol Pathol，2020，13：104350.

③ ZHOU Z，REN L L，ZHANG L，et al.Heightened innate immune responses in the respiratory tract of COVID-19 patients[J].Cell host & microbe，2020，27（6）：883–890.

些表型一致的是，在感染细胞和患者转录组数据中单核细胞趋化因子 CCL2 和 CCL8 的显著升高和中性粒细胞趋化因子 CXCL1、CXCL2、CXCL8 的显著上升。炎性细胞因子的高表达可能与疾病的严重程度相关，对于疾病的预测具有重要的价值。对感染细胞早期和患者的转录组分析没有检测到干扰素的产生，但 Zhou 等发现新冠病毒感染患者中有 83 个干扰素刺激基因（Interferon Stimulated Gene，ISG）的表达，这些 ISG 大多数与炎症反应相关。在感染早期能够检测到大量的病毒复制，说明感染早期可能存在抑制 IFN 反应的机制，导致 IFN 产生的减弱或延迟，在 SARS-CoV 感染患者和小鼠模型中也表现为免疫反应失衡，IFN 表达延迟和较强的炎症反应[①]。因此，感染早期有效抑制 IFN 反应可能是新冠病毒感染诱导较强的炎症反应和严重肺部免疫损伤的重要原因。

RNA 病毒感染宿主细胞后，其基因组或复制的中间产物可以被宿主模式识别受体识别，激活下游信号分子，视黄酸（维 A 酸）诱导基因蛋白Ⅰ（RIG-Ⅰ）样信号通路通过线粒体蛋白 MAVS 激活下游信号，而 Toll 样受体（TLR）则通过 Myd88/Trif 激活下游信号，导致干扰素调节转录因子（Interferon Regulator Factor，IRF）和核因子 κB（Nuclear Factor，NF-κB）的活化[②]。活化的 IRF 经磷酸化、寡聚化并进入细胞核激活干扰素的产生，发挥宿主的抗病毒作用。而 NF-κB 入核后启动前炎症因子的表达，导致炎症反应和天然免疫细胞向损伤组织的募集。IFN 通过与自身或邻近细胞的 IFN 受体结合，激活 Tyk2/Jak1 激酶，诱导 STAT1/2 的磷酸化入核，刺激干扰素刺激反应元件（ISRE）启动子，从而诱导 ISG 的表达，进而抑制病毒感染。新冠病毒感染可诱导干扰素反应。已知 SARS-CoV 等冠状病毒感染主要通过 MDA5 模式识别受体识别病毒 RNA，活化线粒体蛋白 MAVS 进而诱导 IFN 产生[③]。我们从患者肺灌洗液转录组数据也发现 MDA5 在新冠肺炎患者的表达显著高于对照组（未发表），推测其可能在新冠病毒诱导的天然免疫中起着重要作用，但还需要实验

---

① CHANNAPPANAVAR R，FEHR A R，VIJAY R，et al. Dysregulated type I interferon and inflammatory monocyte-macrophage responses cause lethal pneumonia in SARS-CoV-Infected mice[J]. Cell host & microbe，2016，19（2）：181−193.

② MEYLAN E，CURRAN J，HOFMANN K，et al. Cardif is an adaptor protein in the RIG-I antiviral pathway and is targeted by hepatitis C virus[J].Nature，2005，437（7062）：1167−1172.

③ ZIELECKI F，WEBER M，EICKMANN M，et al. Human cell tropism and innate immune system interactions of human respiratory coronavirus EMC compared to those of severe acute respiratory syndrome coronavirus[J].J Virol，2013，87（9）：5300−5304.

验证。

离体组织培养中发现新冠病毒感染人肺组织和原代气道上皮细胞（Primary Human Airway Epithelial，pHAE）可诱导较低的 IFN 反应，推测感染早期存在抑制 IFN 反应的机制。通过体外过表达新冠病毒编码的 27 个蛋白，发现其中的 NSP1、NSP13、NSP14、NSP15、ORF6、ORF3b 等能显著抑制 IFN 反应[①]。SARS-CoV-2 通过表达 IFN 拮抗基因，迟滞和弱化了感染早期患者 IFN 反应，需进一步阐明其拮抗 IFN 的分子机制。

SARS-CoV-2 感染早期病毒对 IRF 反应的拮抗，反过来提示病毒对 IFN 比较敏感，因此使用外源 IFN 治疗可能是有效的抗病毒手段。Mantlo 等报道，IFN 可以在细胞上显著降低 SARS-CoV-2 的复制（2500 ～ 10 000 倍）[②]。Vanderheiden 等发现在体外培养的人气道上皮细胞中 Ⅰ 型和 Ⅲ 型 IFN 能够显著抑制病毒的复制[③]。但在小鼠模型中显示 Ⅰ 型干扰素促进了炎症细胞的浸润和炎性 ISG 的表达，与病毒诱导的炎症反应密切相关，而对于病毒清除作用却不明显。因此，在 IFN 可能是一个“双刃剑”。在 IFN 受体敲除的小鼠中可以减轻 SARS-CoV 引起的疾病，但在感染晚期使用 IFN 治疗则可能加剧病毒诱导的肺炎。因此，在干扰素治疗中，确定 IFN 的治疗时机十分关键，尚需进一步的研究。

（三）补体反应

补体系统是人体免疫反应的重要组成成分。补体系统主要通过调理病毒和病毒感染的细胞、诱导抗病毒免疫、增强病毒特异性免疫反应，以及直接中和细胞外病毒等机制，有效地识别和清除病毒。同时，病毒也进化出各种策略阻止或利用补体激活服务于自身的复制。除了作为免疫防御系统的重要组成部分外，补体系统在促进组织损伤的炎症过程中也起着关键作用。

研究表明，补体激活在 SARS-CoV 和新冠病毒的致病机制中发挥重要作用。

---

① LEI X B，DONG X J，MA R Y，et al. Activation and evasion of type I interferon responses by SARS-CoV-2[J]. Nat Commun，2020，11（1）：3810.

② MANTLO E，BUKREYEVA N，MARUYAMA J，et al. Antiviral activities of type I interferons to SARS-CoV-2 infection[J].Antiviral Res，2020，179：104811.

③ VANDERHEIDEN A，RALFS P，CHIRKOVA T，et al. Type I and type Ⅲ IFN restrict SARS-CoV-2 infection of human airway epithelial cultures[J]. J Virol，2020：105437.

Gralinski 等发现，SARS-CoV 感染小鼠后 1 天在肺部即可观察到 C3 激活产物（C3a、C3b、iC3b、C3c 和 C3dg）。病毒感染 C3 敲除小鼠后，尽管病毒载量无明显变化，但肺损伤和体重减轻获得明显改善，嗜中性粒细胞和炎性单核细胞明显减少，细胞因子和趋化因子水平也明显降低。这表明补体激活增强了肺部病理损伤及与 SARS-CoV 感染相关的全身性疾病。MERS-CoV、SARS-CoV 和新冠病毒的 N 蛋白二聚体均可激活甘露聚糖结合的凝集素相关丝氨酸蛋白酶 2（MASP-2），MASP-2 的激活导致产生 C3 转化酶，并形成膜攻击复合物（MAC）。阻断 N 蛋白 -MASP-2 相互作用或抑制补体激活，均可显著减轻 N 蛋白诱导的补体过度激活和肺损伤。这些数据提示冠状病毒感染后激活多种补体途径。

在新冠肺炎患者中可以观察到补体激活的可溶性标志物。中度和重度新冠肺炎患者血浆中 C5a 和末端补体成分 Sc5b-9（膜攻击复合物）水平升高①。在死于呼吸衰竭患者的肺部可见间隔毛细血管损伤伴随微血管中 C5b-9、C4d 和 MASP-2 的大量沉积，提示持续的全身性补体激活，并且 C4d 和 C5b-9 与 SARS-CoV-2 S 蛋白在肺和皮肤血管中呈现共定位。尸检发现肾小管间质中 $CD68^+$ 巨噬细胞浸润，补体 C5b-9 在肾小管沉积。

组织病理学检查发现新冠肺炎患者体内存在补体介导的内皮损伤，在肾脏、肺、心脏、小肠和肝脏等多个脏器中，均发现内皮及凋亡小体相关的炎性细胞累积、淋巴细胞内皮炎、血管内皮炎和肝细胞坏死②。在 26 例死亡病例中，有 5 例患者肾小球存在内皮细胞肿胀和泡沫变性，在另外 3 名患者中发现了肾小球毛细血管中的节段性纤维蛋白血栓，并与内皮损伤的严重程度相关。内皮细胞的这些细胞形态学改变是 C5b-9 诱导的补体介导损伤的典型表现。而 Magro 等人已经观察到患者中 C5b-9 在内皮的沉积③。ACE2 在血管内皮上广泛表达，SARS-CoV-2 可能会感染内皮细胞系统，导致内皮细胞损伤，激活补体并引发炎症反应。因此，高血压、糖尿病、肥胖症和心血管疾病等存在内皮功能障碍的基础疾病，可能会增加疾病的易

① CUGNO M，MERONI P L，GUALTIEROTTI R，et al. Complement activation in patients with COVID-19：a novel therapeutic target[J].J Allergy Clin Immunol，2020，146（1）：215−217.

② VARGA Z，FLAMMER A J，STEIGER P，et al. Endothelial cell infection and endotheliitis in COVID-19[J].Lancet，2020，395（10234）：1417−1418.

③ MAGRO C，MULVEY J J，BERLIN D，et al. Complement associated microvascular injury and thrombosis in the pathogenesis of severe COVID-19 infection：a report of five cases[J].Transl Res，2020，220：1−13.

感性和不良结局的风险。在严重的新冠病毒感染中，与弥散性血管内凝血（DIC）不同的高凝状态会叠加并可致更严重的炎症状态、内皮损伤和补体激活。研究显示，当 D- 二聚体水平＞ 1 μg/L 时住院死亡率增加 18 倍①。

中性粒细胞在先天免疫防御中也发挥重要作用。激活的补体蛋白可以刺激中性粒细胞外诱捕网（Neutrophilic Extracellular Trap，NET）的形成，而 NET 又构成补体激活的平台。尸检显示，死亡患者中中性粒细胞异常激活，肺毛细血管中中性粒细胞浸润、中性粒细胞渗入肺泡腔，表现出中性粒细胞黏膜炎。活化的中性粒细胞和 NET 含有 C3、B 因子和备解素②，这些成分是生成和稳定 C3 转化酶所必需的，从而放大了补体系统的级联反应。NET 还可促进 C3a 和 C5a 的形成，从而进一步诱导中性粒细胞、单核细胞和嗜酸性粒细胞的募集和活化，促进促炎性细胞因子的产生。因此，尽管 NET 在宿主抗病原体的防御中是有益的，但持续的 NET 形成会触发一系列炎症反应，造成组织的损伤和破坏。

补体、中性粒细胞和机体的高凝状态相互作用，形成复杂的作用网络，促进疾病的进展。补体和活化的中性粒细胞相互协同作用，产生凝血性环境从而导致急性肺、肾和心脏的微血栓。中性粒细胞增多和 NET 失调致补体激活，其协同作用与 ARDS、肺部炎症和血栓形成事件相关，可致多脏器损伤。同时，NET 通过激活凝血途径并增强其他血栓形成途径引发了动脉和静脉血栓的形成，导致凝血酶生成过多和随后的 C5a 生成。因此，补体、中性粒细胞和机体的高凝状态可能存在一个反馈环。

促进免疫细胞活化和促炎是补体的重要功能。补体成分 C3a 和 C5a 可激活嗜中性粒细胞、肥大细胞、单核 / 巨噬细胞、嗜碱性粒细胞、嗜酸性粒细胞、T 细胞和 B 细胞。免疫细胞的活化，尤其是巨噬细胞和中性粒细胞，分泌 TNF-α、IL-1β 和 IL-6 等细胞因子，可导致强烈的炎症反应。在中度和重度 COVID-19 及 IL-6 升高的患者中观察到血浆 C5a 升高。此外，由于甘露聚糖结合的凝集素途径活化，内皮细胞表达增强直接导致 IL-6 表达上调。因此，虽然在 COVID-19 中过度炎症反应可能涉及众多参与者，但研究表明，补体发挥了非常重要的作用。补体基因，包括编码

① ZHOU F，YU T，DU R H，et al. Clinical course and risk factors for mortality of adult inpatients with COVID-19 in Wuhan，China：a retrospective cohort study[J].Lancet，2020，395（10229）：1054−1062.

② DE BONT C M，BOELENS W C，PRUIJN G J M，et al. Pruijn，NETosis，complement，and coagulation：a triangular relationship[J].Cell Mol Immunol，2019，16（1）：19−27.

C1q、C2、因子 B 和因子 D 的基因，也属于 ISG 基因。但是，SARS-CoV-2 可弱化 IFN 的表达，IFN 应答减弱后是否影响 COVID-19 中的补体反应尚待进一步研究。

鉴于补体在 COVID-19 致病性中发挥重要作用，补体系统可能是治疗 COVID-19 的重要靶标。库丽单抗（Eculizumab）是一种针对 C5 的人源化单克隆抗体，已获得美国 FDA 批准①。目前正在开展库丽单抗治疗 COVID-19 的临床试验。此外，正在进行临床试验的还有 Ravulizumab、IFX-1 和 Avdoralimab。Ravulizumab 是一种重组人源化抗 C5 单克隆抗体，与依库珠单抗相比，其半衰期更长。IFX-1 是一种可阻断 C5a 作用的单克隆抗体，Avdoralimab 是抗 C5aR1 阻断抗体。由于补体在感染保护和致病中可能发挥双重作用，在何种情况下进行干预尚待明确。

（四）抗体与抗体增强作用

体液免疫是病原体感染机体后产生的重要获得性免疫反应，诱导机体产生的各类抗体可通过中和作用、抗体依赖的细胞毒作用、补体激活等机制清除病毒感染，但是低亲和力的抗体也会与病毒形成免疫复合物，产生病理损伤。

研究表明，大多数患者在症状出现后 7 ～ 14 天发生血清抗体转化，病毒清除后的几周内抗体滴度仍然存在（目前尚缺乏长时间的随访数据）②。研究发现，病毒特异性 IgM、IgA 和 IgG 抗体在新冠肺炎患者症状出现后 1 天即可被检出，IgM 和 IgA 抗体在急性期出现的中位时间为 5 天，其抗体滴度在第 2 周持续增加并达到峰值；IgG 抗体出现的中位数为 14 天，于 3 周后达到平台期并维持高水平。约 2/3 患者的血清 IgM 早于 IgG 抗体或同时与其发生血清转化，而部分患者的血清 IgG 转化时间早于 IgM 转化时间，其原因可能为机体既存的其他感染人类的冠状病毒抗体与 SARS-CoV-2 发生抗原交叉反应所致。平台期的 IgM 和 IgG 滴度在不同的新冠肺炎患者中差异较大，而且机体 IgM 和 IgG 抗体水平与疾病严重程度无明显相关性，提示 IgM 和 IgG 抗体滴度不能预测疾病的严重程度。但另一项研究认为，与重症组相比，轻症患者的 IgM 反应明显降低。N 和 S 蛋白通常用作 SARS-CoV-2 的检测抗原。尽管与 SARS-CoV S 和 N 蛋白及与 MERS-CoV S 蛋白存在抗体交叉反应，但来自新

---

① ZELEK WM，XIE L，MORGAN B P，et al. Compendium of current complement therapeutics[J]. Mol Immunol，2019，114：341−352.

② GUO L，REN L L，YANG S Y，et al. Profiling early humoral response to diagnose novel coronavirus disease（COVID-19）[J].Clin Infect Dis，2020，71（15）：778−785.

冠肺炎患者的血浆不能中和 SARS-CoV 或 MERS-CoV[①]。

新冠病毒抗体的保护作用目前尚不确定。有研究表明，特异性高滴度抗体与体外病毒中和活性高度相关，且与患者的病毒载量呈负相关。这些证据提示中和抗体（NAb）在大多数个体中发生中和反应，但更高的抗体滴度也与更严重的临床病例相关，表明仅有强大的抗体反应不足以避免患者发展为严重疾病。这种现象已在 SARS-CoV 研究中发现，与康复的患者相比，死者具有更强的抗体反应。这种现象可能是通过抗体依赖的增强作用（Antibody-Dependent Enhancement，ADE）导致更严重的肺部病理反应。病毒特异性非中和 IgG 抗体与病毒结合形成免疫复合物，促进病毒颗粒进入表达 Fc 受体（FcR）的细胞，特别是单核 / 巨噬细胞，可增强病毒的感染，并导致这些细胞活化，激活强烈的炎症反应。截至目前，尚无证据表明感染新冠病毒诱导的抗体引发更严重的病理反应。但是，鉴于对其他冠状病毒的研究提示 ADE 有可能在其致病性中发挥作用，疫苗研究需要警惕病毒感染后抗体驱动的病理反应的可能性，在这种情况下，使用 F（ab）片段或工程化 Fc 单克隆抗体的策略可能会避免 ADE 的发生[②]。

对 NAb 的研究有助于疫苗的研发和指导临床的治疗。S 蛋白的 RBD 具有高度免疫原性，可以诱导产生 NAb。病毒特异性 NAb 滴度与 S1、RBD 和 S2 抗体滴度相关，老年和中年患者的血浆 NAb 滴度和 S 抗体滴度高于年轻患者，NAb 水平与血浆中 C- 反应蛋白（CRP）呈正相关。在恢复期血浆治疗试验中，给患者输入含有 NAb 的恢复期血浆后，患者临床状况获得改善。但是有限的样本量和研究设计无法就该疗法的潜在疗效做出明确的评估，需要在更多的临床试验中进行验证。

在轻症病例中，出现症状后 3 天即观察到浆母细胞的频率增加，并伴有强烈的病毒特异性 IgA 反应，7 ～ 14 天后开始降低。相反，进展更为严重的病例显示出 IgA 抗体反应延迟（出现症状后 22 天），但最终发展为强烈的病毒特异性 IgA 反应。与非 ARDS 患者相比，ARDS 患者的 S-IgG 岩藻糖基化水平显著降低，而在非 ARDS 和 ARDS 患者中，N-IgG 和 S-IgG 的半乳糖基化水平均增加。以上结果提示，早期特异性 IgA 反应及岩藻糖基化的 S-IgG 抗体可能提示良好结局。

---

① JU B，ZHANG Q，GE X Y，et al. Human neutralizing antibodies elicited by SARS-CoV-2 infection[J].Nature，2020，584（7819）：115－119.

② AMANAT F，KRAMMER F. SARS-CoV-2 vaccines：status report[J].Immunity，2020，52（4）：583－589.

抗体的存续时间是体液免疫能否为感染者提供长期免疫力的重要因素，但新冠病毒抗体的存续时间尚不清楚。现有数据显示，症状出现后 60 天，在血清中可检测到 SARS-CoV-2 S 蛋白特异性 IgG 抗体，但症状出现后 8 周，IgG 滴度即开始下降。93.3% 的无症状感染者和 96.8% 有症状感染者的病毒特异性 IgG 抗体水平在出院后 8 周分别下降了 71.1% 和 76.2%，NAb 分别下降了 62.2% 和 81.1%，40% 的无症状感染者和 12.9% 的有症状感染者血清转阴[①]。这些结果提示，病毒特异性抗体在感染后 2 ～ 3 个月开始下降，而且无症状感染者对病毒具有更弱的免疫反应。抗体长期记忆反应的规律尚需要进一步研究。

（五）细胞免疫反应

细胞免疫在清除病毒感染和病毒致病性中也发挥重要作用。患者症状出现约 1 周后，血液中可检测到对新冠病毒应答的 T 细胞和 B 细胞。对死亡患者的尸检结果显示，患者肺部有淋巴细胞浸润，外周血中 $CD4^+$ 和 $CD8^+$T 细胞处于高度活化状态但数量显著减少，感染过程中活化的 $CD4^+$ 和 $CD8^+$T 细胞被募集到感染者的肺中以控制病毒感染，且这些 T 细胞水平与疾病结局相关。在重症患者中，T 细胞水平的严重下降与细胞因子风暴和高死亡率明显相关[②]。

研究提示新冠肺炎患者 $CD8^+$T 细胞处于过度激活但严重耗竭状态，且在重症病例中更为明显[③]。对新冠肺炎患者血样分析发现，$CD8^+$T 细胞晚期活化标志物 CD25 和耗竭标志物 PD-1 表达增强。对不同严重程度新冠肺炎患者的 $CD8^+$T 细胞分析发现，活化相关分子 HLA-DR 和 TIGIT 在重症患者中表达升高，非耗竭亚群（PD-1—CTLA-4—TIGIT—）明显低于正常人和轻症患者，而 PD-1、CTLA-4 和 TIGIT 分子的功能性阻断有利于 $CD8^+$T 细胞维持持久的抗原特异性免疫和抗病毒作用。新冠肺炎患者 $CD8^+$T 细胞功能性分子表达也存在差异。有研究报道轻症患者表达更高水平

① LONG Q X，TANG X J，SHI Q L，et al. Clinical and immunological assessment of asymptomatic SARS-CoV-2 infections[J].Nat Med，2020，26（6）：845–848.

② XU X W，WU X X，JIANG X G，et al. Clinical findings in a group of patients infected with the 2019 novel coronavirus（SARS-Cov-2）outside of Wuhan，China：retrospective case series[J].BMJ，2020，368：m606.

③ THEVARAJAN I，NGUYEN T H O，KOUTSAKOS M，et al. Breadth of concomitant immune responses prior to patient recovery：a case report of non-severe COVID-19[J].Nat Med，2020，26（4）：453–455.

的细胞毒性分子，包括颗粒酶 A、颗粒酶 K 和 Fas 配体（FASL），可能通过两种接触依赖机制杀死病毒感染的细胞；而重症患者 $CD8^+T$ 细胞的细胞毒性分子表达减少，导致细胞毒性 T 淋巴细胞（CTL）水平较低，无法产生较强的免疫应答①。但有研究取得了相反的结果，在重症患者 $CD8^+T$ 细胞中颗粒酶 B 和穿孔素的水平高于轻症患者。SARS-CoV-2 感染过程中 $CD8^+T$ 细胞的变化仍需进一步研究。

$CD4^+T$ 细胞也是清除病毒的关键。有研究报道，在 83% 的新冠肺炎患者外周血中存在 S 蛋白特异性 $CD4^+T$ 细胞，重症患者体内 $CD4^+T$ 细胞比例低于轻症患者。重症新冠肺炎患者 $CD4^+$ T 细胞中激活的相关分子与健康人和轻症患者无明显差异，但 $CD4^+T$ 细胞功能多样性降低，IFN-γ 和 TNF-α 分泌水平在重症患者中较低，多功能 $CD4^+T$ 细胞（IFN-γ、TNF-α 和 IL-2 至少两种细胞因子阳性）在重症患者中显著下降，非功能性细胞亚群显著增加。结合 $CD8^+$ T 细胞的研究，发现 COVID-19 与一些慢性感染性疾病类似，破坏 $CD4^+T$ 细胞的功能，促进 $CD8^+T$ 细胞过度激活，并导致细胞耗竭②。$CD4^+T$ 细胞与抗体产生有关，新冠病毒的 S、E、M、N 蛋白中存在 8 个高亲和力的 $CD4^+T$ 细胞表位，可以被亚太地区人群的白细胞抗原 -DR（HLA-DR）等位基因普遍识别。这些抗原表位可能为启动 $CD4^+T$ 细胞介导的免疫反应提供基础，从而通过激活体内 T 细胞依赖的 B 细胞产生特异性抗体，对恢复期患者的研究发现病毒特异性 $CD4^+T$ 细胞与 IgA 和 IgM 抗体滴度相关，NAb 滴度也与 N 蛋白特异性 T 细胞数量显著相关。对死亡病例的尸检发现了高水平的促炎 Th17 细胞，提示 Th17 细胞炎症反应在肺炎发病中的作用，包括释放 IL-17 和粒细胞 – 巨噬细胞集落刺激因子（GM-CSF）等关键细胞因子、下调 Treg 细胞、促进中性粒细胞迁移和诱导 Th2 反应加剧免疫损伤。

新冠病毒感染可导致淋巴细胞减少，但其机制尚不清楚，是否可以直接感染淋巴细胞尚存争议。

（六）炎症反应与细胞因子风暴

危重症的新冠肺炎患者会表现为 ARDS 或病毒性脓毒症（Sepsis），这些症候的

① LIAO M F，LIU Y，YUAN J，et al.Single-cell landscape of bronchoalveolar immune cells in patients with COVID-19[J].Nat Med，2020，26（6）：842−844.

② SAEIDI A，ZANDI K，CHEOK Y Y，et al. T-Cell exhaustion in chronic infections：reversing the state of exhaustion and reinvigorating optimal protective immune responses[J].Front Immunol，2018，9：2569.

出现与 SARS-CoV-2 感染引起的免疫紊乱密切相关。与对照人群相比，新冠肺炎患者血清中的多种炎症因子，包括 IL-1β、IL-1Ra、IL-7、IL-8、IL-9、IL-10、IFN-γ、CXCL10、CCL2、CCL3、CCL4 和 TNFα 等细胞因子显著升高。患者血清中 IL-2、IL-6、GM-CSF 和 IFN-γ 等细胞因子的表达水平可能与疾病的严重程度相关。对新冠肺炎患者的肺泡灌洗液（BALF）的转录组分析显示，患者呼吸道细胞中的促炎细胞因子，特别是针对中性粒细胞和单核细胞的趋化因子的表达显著升高。细胞因子的大量表达促进免疫细胞的活化和招募。BALF 的单细胞测序分析表明，相比轻症患者，重症患者中存在一类由单核细胞分化成的 FCN1 阳性巨噬细胞，这类细胞具有高度的促炎活性。多项研究显示，单核细胞和巨噬细胞是新冠肺炎患者中细胞因子风暴的主要来源，这些髓系细胞可能在 COVID-19 的免疫失衡中起到驱动作用[①]。

病毒感染过程中，宿主的抗病毒反应不完全，可以引起过度炎症反应，这种抗病毒反应和促炎反应的失衡，被认为是病毒感染引起细胞因子风暴的原因[②]。Blanco-Melo 等人发现，在病毒感染的细胞和雪貂中，IFN-Ⅰ和 IFN-Ⅲ的表达较低，但促炎因子却大量表达，这提示病毒能够逃避天然免疫系统的识别，却同时激活机体的炎症反应。目前，病毒逃避天然免疫识别的机制还不完全清楚。从对 SARS 的研究结果推测，病毒可在封闭的双层膜囊泡（Double Membrane Vesicle）中进行复制和转录，使其不易被宿主细胞中的模式识别受体所发现，另外，病毒能够编码多种拮抗 IFN 通路的蛋白来对抗宿主细胞的抗病毒反应[③]，这使 SARS-CoV-2 能够在宿主细胞充分复制。这种病毒在细胞内的迅速复制和积累可能造成两个后果：首先，由于 SARS-CoV-2 是一类致细胞病变病毒，SARS-CoV-2 的复制可能导致细胞焦亡，这使得细胞中大量损伤相关的分子模式（Damage Associated Molecular Patterns，DAMP），包括 ATP、宿主细胞基因组 DNA、ASC 寡聚物等释放到环境中，这些 DAMP 被周围的各种细胞，包括表皮细胞、肺泡巨噬细胞等所识别并释放的多种细胞因子和趋化因子，招募免疫细胞，引起局部炎症；细胞焦亡还可能破坏血管的通

---

① MOORE J B，JUNE C H. Cytokine release syndrome in severe COVID-19[J].Science，2020，368（6490）：473−474.

② D'ELIA R V，HARRISON K，OYSTON P C，et al. Argeting the "cytokine storm" for therapeutic benefit[J].Clin Vaccine Immunol，2013，20（3）：319−327.

③ DE WIT E，VAN DOREMALEN N，FALZARANO D，et al. SARS and MERS：recent insights into emerging coronaviruses[J].Nat Rev Microbiol，2016，14（8）：523−534.

透性，使炎症因子进入血液，引起系统性的炎症反应①。其次，病毒复制产生的双链RNA等病原体相关模式分子（Pathogen Associated Molecular Pattern，PAMP）大量增加，其载荷过大造成的激活作用超出了病毒对天然免疫反应的拮抗作用，从而导致宿主天然免疫反应过度激活，引起IFN和其他促炎细胞因子的大量表达：一方面，IFN-Ⅰ或IFN-Ⅲ能够诱导具有抗病毒功能基因的表达，直接限制细胞中病毒的复制；另一方面，促炎细胞因子，包括TNF-α、IL-6、IL-1、IP-10、MCP1、IFN-γ等，招募包括巨噬细胞、树突状细胞自然杀伤细胞、杀伤性T细胞等免疫细胞，直接吞噬病毒或清除被感染的细胞②。如果宿主抗病毒反应和促炎反应的共同协作能够及时清除病毒的感染，机体的炎症反应会及时终止，机体损伤会得到修复，可能使新冠肺炎患者表现为无症状或轻症；如果病毒无法在短时间内被彻底清除，感染部位的中性粒细胞、单核细胞、巨噬细胞等持续释放细胞因子，这会导致更多的免疫细胞被招募，形成正反馈的促炎效应，最终引起细胞因子风暴。随着炎症反应引起的感染部位的组织损伤和血管通透性增加，炎症因子会通过血液循环进入其他器官，造成多组织/脏器损伤，使新冠肺炎患者表现为重症或危重症。

新冠肺炎患者中ISG大量上调表达，这些ISG很多具有促炎功能，提示COVID感染过程中IFN的免疫病理效应。一项多时间点的患者样本免疫分析表明，重症患者血清中的IFN-Ⅰ持续升高，并且高水平的IFN-Ⅰ与患者死亡相关，推测持续的IFN-Ⅰ表达可能促进细胞因子风暴的产生。Broggi等人发现IFN-Ⅰ和IFN-Ⅲ在新冠肺炎患者的BALF样本中上调表达，IFN还可能破坏病毒感染中肺部屏障的完整性，使机体更容易发生继发性的细菌感染③。另外，IFN还抑制肺部表皮细胞的增殖和分化，影响其损伤修复。上述研究表明，IFN除了限制病毒复制，还可能促进机体的免疫损伤。目前并不清楚重症或危重症患者中的高水平IFN-Ⅰ为何不能及时清除病毒。病毒感染引起机体免疫失衡的机制还有待进一步研究。

由于过度的免疫反应是造成重症或死亡的关键因素，免疫调节药物成为治疗的

① BERGSBAKEN T，FINK S L，COOKSON B T，et al. Cookson，Pyroptosis：host cell death and inflammation[J].Nat Rev Microbiol，2009，7（2）：99−109.

② TAY M Z，ROH C M，RENIA L，et al. The trinity of COVID-19：immunity，inflammation and intervention[J].Nat Rev Immunol，2020，20（6）：363−374.

③ BROGGI A，GHOSH S，SPOSITO B，et al. Type Ⅲ interferons disrupt the lung epithelial barrier upon viral recognition[J].Science，2020，369（6504）：706−712.

手段之一。羟基氯喹由于具有抗感染和免疫调节功能被用于治疗 COVID-19 的临床实验，但治疗效果尚存争论[①]。牛津大学的一项研究结果表明，糖皮质激素地塞米松能够使新冠肺炎重症患者病亡率降低，提示该免疫抑制剂在重症患者中具有应用潜能。针对细胞因子进行阻断也是策略之一。Xu 等利用 IL-6 受体的阻断剂妥珠单抗（Tocilizumab）对重症和危重症新冠肺炎患者进行治疗，发现显著的改善作用[②]。另外，对细胞因子下游的关键激酶 JAK 进行抑制也可作为治疗策略之一。

（七）凝血障碍

将近 20%的患者表现出严重的凝血异常，几乎所有 COVID-19 重症和危重症病例中都存在凝血功能紊乱，静脉血栓栓塞（VTE）发生率高达 25%。尸检显示，在毛细血管中高度表达 ACE2 的肺部和脑部均显示为血栓形成，而不表达 ACE2 的肾小球和肾血管均未显示出血栓形成性微血管病。这一研究提供了内皮功能障碍和高凝状态的证据，并为解释某些临床症状，包括血栓栓塞和神经精神病学特征提供了依据。

急性呼吸衰竭的患者表现出严重的高凝性而不是消耗性凝血障碍[③]。纤维蛋白的形成和聚合会导致血栓形成，纤维蛋白原在凝血酶的作用下形成纤维蛋白单体，纤维蛋白单体的 D 片段之间非共价结合而形成不稳定的长链凝血，XIII因子使 D 片段之间共价交联形成而形成稳定的长链。纤溶酶可以将纤维蛋白长链进行切割，形成最简单的 D-D 结构，就是 D- 二聚体。新冠肺炎患者凝血参数的特征性变化包括 D- 二聚体和纤维蛋白原降解产物（FDP）的中度升高。疾病早期纤维蛋白原和血小板计数的升高，提示对病毒感染和炎症有“适应性”凝血激活作用。随着疾病的进展，D- 二聚体升高，凝血酶原时间（PT）延长和血小板计数降低与疾病的严重程度和死亡率相关。研究表明，入院时 D- 二聚体（＞ 1000 ng/mL）升高与院内死亡风险增

① BOULWARE D R，PULLEN M F，BANGDIWALA A S，et al. A randomized trial of hydroxychloroquine as postexposure prophylaxis for Covid-19[J].N Engl J Med，2020，383（6）：517–525.

② XU X L，HAN M F，LI T T，et al. Effective treatment of severe COVID-19 patients with tocilizumab[J].Proc Natl Acad Sci U S A，2020，117（20）：10970–10975.

③ SPIEZIA L，BOSCOLO A，POLETTO F，et al.COVID-19-related severe hypercoagulability in patients admitted to intensive care unit for acute respiratory failure[J]. Thromb Haemost，2020，120（6）：998–1000.

加相关，升高的 D- 二聚体是公认的不良预后的标志之一[①]。血管性血友病因子升高与 D- 二聚体的显著升高相一致，表明内皮细胞的活化在疾病的进展中起着重要的作用。活化的内皮细胞大量释放血管性血友病因子，使其在血管内皮细胞中蓄积，可能会加重动脉微血管血栓形成。

多项研究还报道了新型冠状病毒感染患者的抗磷脂抗体（aPL），包括狼疮抗凝（LAC）和 / 或抗心磷脂（aCL）IgA，抗 β2 糖蛋白 I（aβ2GPI）IgA 和 IgG 升高的现象，提示自身免疫紊乱与 COVID-19 患者凝血异常、血栓事件发生密切相关[②]。中国医学科学院北京协和医院采用规范化的抗凝治疗方案实现了对危重症 COVID-19 患者的有效救治。研究表明，抗凝血药（能减缓凝血的血液稀释剂）可提高住院 COVID-19 患者的生存率[③]。

综上所述，COVID-19 患者中的高凝状态由多种因素导致，但由于抗血栓治疗和凝血功能障碍之间的复杂性，其治疗仍然具有挑战性。

四、诊防治研究进展

（一）诊断

SARS-CoV-2 诊断技术按其检测靶标可至少分为 3 类：第一类是病毒核酸检测技术，包括聚合酶链式反应（PCR）、CRISPR、环介导等温扩增（Loop Mediated Isothermal Amplification，LAMP）、宏基因组测序技术（metagenomic Next-Generation Sequencing，mNGS）；第二类是病毒抗原、抗体等免疫检测技术，包括酶联免疫吸附测定（Enzyme Linked Immunosorbent Assay，ELISA）、免疫层析（Immuno-Chromatography，ICA）、化学发光免疫分析（Chemiluminescence Immunoassay，CLIA）、侧流免疫分析（Lateral Flow Immunoassay，LFIA）；第三类是病毒分离培

① BIKDELI B，MADHAVAN M V，JIMENEZ D，et al. COVID-19 and thrombotic or thromboembolic disease：implications for prevention，antithrombotic therapy，and follow-up：JACC state-of-the-art review[J].J Am Coll Cardiol，2020，75（23）：2950—2973.

② ZHANG Y，XIAO M，ZHANG S L，et al. Coagulopathy and antiphospholipid antibodies in patients with Covid-19[J].N Engl J Med，2020，382（17）：e38.

③ PARANJPE I，FUSTER V，LALA A，et al. Association of Treatment Dose Anticoagulation with In-Hospital Survival Among Hospitalized Patients with COVID-19[J].J Am Coll Cardiol，2020，76（1）：122—124.

养技术。

1. 病毒核酸检测技术

① PCR。SARS-CoV-2基因组为单股正链RNA，采用一步法RT-PCR可避免操作污染；由于上呼吸道新冠病毒载量较低，对鼻咽拭子等临床标本通常选用灵敏度高的TaqMan探针荧光定量反转录PCR（real time Reverse Transcription-PCR，qRT-PCR）和数字PCR（digital PCR，dPCR）等方法检测新冠病毒；巢式PCR由于易引入操作污染且费时费力，不适于新冠病毒诊断。

应用qRT-PCR检测新冠病毒，具有灵敏度高（1～10拷贝/反应）和特异性强（与宿主基因组或其他病原体无交叉反应）、线性检测范围宽等优点，但由于COVID-19肺炎痰少且上呼吸道采样部位病毒载量低等原因，可能产生假阴性检测结果。新冠病毒基因组相对保守的ORF 1ab和*N*基因，被广泛选作qRT-PCR引物、探针靶向区域，靶向*E*基因的引物探针由于与病毒基因组其他区域存在非特异结合而被逐步弃用[①]。

数字PCR具有比qRT-PCR更高的灵敏度，可降低病毒检测假阴性率，应用于新冠肺炎疫情防控具有现实意义，但dPCR存在费用高、通量低等缺点，不适于大规模人群病毒筛查。

② CRISPR。传统的qRT-PCR从样品准备到结果读取至少需要3～4小时，实验操作需由专业技术人员在生物安全实验室应用荧光定量PCR仪等设备完成，步骤烦琐、费时费力。为改善这一状况，人们将CRISPR基因编辑技术改进、优化，并应用到SARS-CoV-2的核酸检测，其基本原理为基于Cas13/12a切割靶标RNA后，无差别“连带剪切”周边单链RNA/DNA的特性，通过添加特定RNA/DNA荧光标记物，达到准确检测单个核酸分子的目的。基于CRISPR-Cas13/12a的侧向层析检测（Lateral Flow Assay）可在30～45分钟内完成新冠病毒核酸检测，与qRT-PCR阳性符合度达95%以上，阴性符合度达100%。Ramachandran等利用电场梯度原理聚集CRISPR体系组分，加速反应。CRISPR技术用于新冠病毒核酸检测存在灵敏度较低、检测通量不高等缺点。

---

① EIS-HUBINGER A M，HÖNEMANN M，WENIEL J，et al. Ad hoc laboratory-based surveillance of SARS-CoV-2 by real-time RT-PCR using minipools of RNA prepared from routine respiratory samples[J].J Clin Virol，2020，127：104381.

③ LAMP。RT-LAMP 被应用于 SARS-CoV-2 的 RNA 检测，其基本原理是：靶向基因不同区域的多条特异引物和一种具有链置换活性的 DNA 聚合酶及 AMV 反转录酶，在 60 ~ 65 ℃对 RNA 进行同步反转录及等温扩增，短时间扩增效率可达 109 ~ 1010 拷贝。RT-LAMP 检测新冠病毒的灵敏度可达 12 ~ 100 拷贝 / 反应，与 qRT-PCR 相比，阳性预测值（Positive Predictive Value）和阴性预测值（Negative Predictive Value）分别可达 73% ~ 97.62% 和 83% ~ 98.72%[①]，可在 30 ~ 60 分钟内完成新冠病毒核酸检测。

④ mNGS。mNGS 在未知病原体鉴定和病毒基因组变异检测方面发挥重要作用，亦被用于新冠病毒诊断和全基因组测序及变异监测。为使 mNGS 适应大规模人群病毒筛查需求，Schmid-Burgk 等开发了一种名为“LAMP-seq”的条码 RT-LAMP 方法，应用条形码（Barcode）序列将众多样品集合到一个样品集，利用 mNGS 的测序通量优势，大幅降低大人群病毒检测的成本，具备每天检测上百万份样本的能力。mNGS的高测序深度还被用于研究新冠病毒宿主内变异[②]。为提高低病毒载量样本高通量测序建库成功率，人们发展了杂交捕获（Hybrid Capture）和掺入引物富集（Spike Primer Enrichment）等技术应用于 mNGS，在靶向富集病毒基因组序列的同时，兼顾了宏基因组测序的高通量。

2. 免疫检测技术

① ELISA。可用于检测新冠病毒抗原和抗体。大量文献报道应用间接 ELISA 检测抗 SARS-CoV-2 的 IgG、IgM 和 IgA 等抗体。SARS-CoV-2 N 蛋白和 S 蛋白的 S1 亚基、RBD、融合前固化构象（Prefusion-Stabilized Form）S 蛋白等用于 ELISA 的检测抗原。基于不同病毒蛋白的 ELISA 方法的抗体检出率存在差异，Liu 等发现，基于 S 蛋白的 ELISA 对 IgM 的检出率显著高于基于 N 蛋白的 ELISA。IgG+IgM ELISA 用于 SARS-CoV-2 抗体检测具有良好灵敏度和特异性，分别可达 97.3% 和 97.5%。IgG+IgM 的检出率在新冠病毒核酸阳性和阴性病例中分别为 87.5% 和 72.7%，并受采样时间的影响，采样时间距症状出现时间越长，检出率越高，在症状出现 0 ~ 5 天

① MOHON A N，OBERDING L，HUNDT J，et al. Development and validation of direct RT-LAMP for SARS-CoV-2[J].J Virol Methods，2020，9（286）：113972.

② XIAO M，LIU X Q，JI J K，et al. Multiple approaches for massively parallel sequencing of HCoV-19（SARS-CoV-2）genomes directly from clinical samples[J].Genome Med，2020，12 ①：57.

和 15 天后分别为 10% ～ 35.7% 和 100%。

ELISA 用于检测新冠病毒抗原的报道较少。Li 等应用双抗体夹心法 ELISA 检测新冠病毒 N 蛋白，从 76% 新冠病毒核酸阳性、抗体阴性病例和 2.7% 新冠病毒抗体阳性病例的血清样本中检出病毒 N 蛋白[①]。

② ICA。可用于检测 SARS-CoV-2 的抗原和抗体。Vandenberg 等考察了一种名为“COVID-19 Ag Respi-Strip”的抗原检测免疫层析方法，与 qRT-PCR 方法相比，该方法的灵敏度和特异性分别为 57.6% 和 99.5%。阳性病例的检出阈值设定为 qRT-PCR 的 Ct 值为 22。Garcia 等考察了一种名为“All Test COV-19 IgG/IgM kit”的新冠病毒抗体免疫层析检测试剂盒，该试剂盒对新冠肺炎确诊患者 IgM 和 IgG 的检测阳性率为 47.3%，症状出现 14 天后，检测阳性率升至 73.9%。

③ CLIA。用于检测新冠病毒抗体。Lin 等研制了一种基于新冠病毒 N 蛋白和磁珠的化学发光免疫分析方法（Chemiluminescence-Immunoassay），用于检测新冠病毒 IgG 的可靠性比 IgM 高，灵敏度和特异性分别达 82.28% 和 97.5%[②]。Cai 等研制了一种基于磁珠耦联多肽的化学发光酶免疫分析方法（Magnetic Chemiluminescence Enzyme Immunoassay）用于新冠病毒 IgG 和 IgM 检测，在新冠病毒确诊病例中，IgG 和 IgM 的检测阳性率分别为 71.4% 和 57.2%[③]。Wan 等评估了 4 种化学发光方法检测新冠病毒抗体的效能，结果显示各方法的灵敏度和特异性均具有显著差异，提示应充分考察、谨慎选择商业化化学发光试剂盒。

④ LFIA。可用于检测新冠病毒抗体。Adams 等评估了 9 种商业化 LFIA 试剂盒检测新冠病毒 IgG+IgM 的效能，与 qRT-PCR 方法相比，灵敏度和特异性分别为 55% ～ 70% 和 95% ～ 100%，作者认为 LFIA 灵敏度不满足 COVID-19 的诊断需求。

---

① LI T，WANG L，WANG H H，et al. Serum SARS-COV-2 nucleocapsid protein： a sensitivity and specificity early diagnostic marker for SARS-COV-2 infection[J].Front Cell Infect Microbiol，2020，10：470.

② LIN D，LIU L，ZHANG M X，et al. Evaluations of serological test in the diagnosis of 2019 novel coronavirus（SARS-CoV-2）infections during the COVID-19 outbreak[J].Eur J Clin Microbiol Infect Dis，2020，7（17）；1—7.

③ CAI X F，CHEN J，HU J L，et al. A peptide-based magnetic chemiluminescence enzyme immunoassay for serological diagnosis of coronavirus disease 2019（COVID-19）[J].J Infect Dis，2020，222 ②：189—193.

3. 病毒分离培养技术

SARS-CoV-2 毒株分离培养对于病毒研究、药物和疫苗研发至关重要，然而由于传统病毒分离方法费时费力，从临床样品的分离成功率不高，Francis 等报道了一种基于高内涵筛选（HCS）的病毒分离方法，1 周内可完成病毒分离，并可实现高通量①。作者应用 72 份 qRT-PCR 鉴定阳性的临床标本进行病毒分离，HCS 和传统分离方法的分离成功率均达 43%，qRT-PCR Ct 值 27 是分离成功与否的界限。

截至 2020 年 7 月 1 日，国家药品监督管理局已批准了 43 种 SARS-CoV-2 诊断试剂，主要涉及 SARS-CoV-2 核酸和抗体检测及多病原排查（表 4–3）。

表 4–3 国内批准上市 COVID–19 诊断试剂

序号	注册证号	产品名称	注册机构
1	国械注准 20203400057	新型冠状病毒 2019-nCoV 核酸检测试剂盒（荧光 PCR 法）	上海之江生物科技股份有限公司
2	国械注准 20203400058	新型冠状病毒 2019-nCoV 核酸检测试剂盒（荧光 PCR 法）	上海捷诺生物科技有限公司
3	国械注准 20203400059	新型冠状病毒 2019-nCoV 核酸检测试剂盒（联合探针锚定聚合测序法）	华大生物科技（武汉）有限公司
4	国械注准 20203400060	新型冠状病毒 2019-nCoV 核酸检测试剂盒（荧光 PCR 法）	华大生物科技（武汉）有限公司
5	国械注准 20203400063	新型冠状病毒 2019-nCoV 核酸检测试剂盒（荧光 PCR 法）	中山大学达安基因股份有限公司
6	国械注准 20203400064	新型冠状病毒 2019-nCoV 核酸检测试剂盒（荧光 PCR 法）	圣湘生物科技股份有限公司
7	国械注准 20203400065	新型冠状病毒 2019-nCoV 核酸检测试剂盒（荧光 PCR 法）	上海伯杰医疗科技有限公司
8	国械注准 20203400176	新型冠状病毒（2019-nCoV）抗体检测试剂盒（胶体金法）	广州万孚生物技术股份有限公司
9	国械注准 20203400177	新型冠状病毒（2019-nCoV）IgM/IgG 抗体检测试剂盒（胶体金法）	英诺特（唐山）生物技术有限公司
10	国械注准 20203400178	六项呼吸道病毒核酸检测试剂盒（恒温扩增芯片法）	成都博奥晶芯生物科技有限公司

① FRANCIS R，BIDEAU M L，JARDOT P，et al. High speed large scale automated isolation of SARS-CoV-2 from clinical samples using miniaturized co-culture coupled with high content screening[J].Clin Microbiol Infect，2020，9（23）：S1198–743X（20）30570-X.

续表

序号	注册证号	产品名称	注册机构
11	国械注准 20203400179	新型冠状病毒 2019-nCoV 核酸检测试剂盒（荧光 PCR 法）	北京卓诚惠生生物科技股份有限公司
12	国械注准 20203400182	新型冠状病毒（2019-nCoV）IgM 抗体检测试剂盒（磁微粒化学发光法）	博奥赛斯（重庆）生物科技有限公司
13	国械注准 20203400183	新型冠状病毒（2019-nCoV）IgG 抗体检测试剂盒（磁微粒化学发光法）	博奥赛斯（重庆）生物科技有限公司
14	国械注准 20203400184	新型冠状病毒 2019-nCoV 核酸检测试剂盒（荧光 PCR 法）	迈克生物股份有限公司
15	国械注准 20203400198	新型冠状病毒（2019-nCoV）抗体检测试剂盒（磁微粒化学发光法）	厦门万泰凯瑞生物技术有限公司
16	国械注准 20203400199	新型冠状病毒（2019-nCoV）IgM 抗体检测试剂盒（胶体金法）	广东和信健康科技有限公司
17	国械注准 20203400212	新型冠状病毒 2019-nCoV 核酸检测试剂盒（荧光 PCR 法）	武汉明德生物科技股份有限公司
18	国械注准 20203400239	新型冠状病毒（2019-nCoV）IgM/IgG 抗体检测试剂盒（胶体金法）	南京诺唯赞医疗科技有限公司
19	国械注准 20203400240	新型冠状病毒（2019-nCoV）IgM/IgG 抗体检测试剂盒（胶体金法）	珠海丽珠试剂股份有限公司
20	国械注准 20203400241	新型冠状病毒 2019-nCoV 核酸检测试剂盒（恒温扩增 - 实时荧光法）	杭州优思达生物技术有限公司
21	国械注准 20203400298	新型冠状病毒 2019-nCoV 核酸检测试剂盒（杂交捕获免疫荧光法）	安邦（厦门）生物科技有限公司
22	国械注准 20203400299	新型冠状病毒（2019-nCoV）核酸检测试剂盒（荧光 PCR 法）	上海复星长征医学科学有限公司
23	国械注准 20203400300	新型冠状病毒 2019-nCoV 核酸检测试剂盒（RNA 捕获探针法）	上海仁度生物科技有限公司
24	国械注准 20203400301	新型冠状病毒 2019-nCoV 核酸检测试剂盒（RNA 恒温扩增 - 金探针层析法）	武汉中帜生物科技股份有限公司
25	国械注准 20203400302	新型冠状病毒 2019-nCoV 核酸检测试剂盒（双扩增法）	武汉中帜生物科技股份有限公司
26	国械注准 20203400322	新型冠状病毒 2019-nCoV 核酸检测试剂盒（荧光 PCR 法）	北京金豪制药股份有限公司
27	国械注准 20203400365	新型冠状病毒（2019-nCoV）IgG 抗体检测试剂盒（磁微粒化学发光法）	丹娜（天津）生物科技有限公司
28	国械注准 20203400366	新型冠状病毒（2019-nCoV）IgM 抗体检测试剂盒（磁微粒化学发光法）	丹娜（天津）生物科技有限公司

续表

序号	注册证号	产品名称	注册机构
29	国械注准 20203400367	新型冠状病毒（2019-nCoV）抗体检测试剂盒（胶体金法）	上海芯超生物科技有限公司
30	国械注准 20203400384	新型冠状病毒 2019-nCoV 核酸检测试剂盒（荧光 PCR 法）	江苏硕世生物科技股份有限公司
31	国械注准 20203400457	新型冠状病毒（2019-nCoV）IgM 抗体检测试剂盒（胶体金法）	北京新兴四寰生物技术有限公司
32	国械注准 20203400494	新型冠状病毒（2019-nCoV）IgM 抗体检测试剂盒（磁微粒化学发光法）	郑州安图生物工程股份有限公司
33	国械注准 20203400495	新型冠状病毒（2019-nCoV）IgG 抗体检测试剂盒（磁微粒化学发光法）	郑州安图生物工程股份有限公司
34	国械注准 20203400496	新型冠状病毒（2019-nCoV）IgG 抗体检测试剂盒（直接化学发光法）	迈克生物股份有限公司
35	国械注准 20203400497	新型冠状病毒（2019-nCoV）IgM 抗体检测试剂盒（直接化学发光法）	迈克生物股份有限公司
36	国械注准 20203400498	新型冠状病毒（2019-nCoV）IgG 抗体检测试剂盒（化学发光法）	博奥赛斯（天津）生物科技有限公司
37	国械注准 20203400499	新型冠状病毒（2019-nCoV）IgM 抗体检测试剂盒（化学发光法）	博奥赛斯（天津）生物科技有限公司
38	国械注准 20203400520	新型冠状病毒 2019-nCoV 核酸检测试剂盒（荧光 PCR 法）	浙江东方基因生物制品股份有限公司
39	国械注准 20203400523	新型冠状病毒（2019-nCoV）抗体检测试剂盒（上转发光免疫层析法）	北京热景生物技术股份有限公司
40	国械注准 20203400535	新型冠状病毒 2019-nCoV 核酸检测试剂盒（荧光 PCR 法）	深圳联合医学科技有限公司
41	国械注准 20203400536	新型冠状病毒（2019-nCoV）IgM/IgG 抗体检测试剂盒（量子点荧光免疫层析法）	北京金豪制药股份有限公司
42	国械注准 20203400537	新型冠状病毒 2019-nCoV 核酸检测试剂盒（荧光 PCR 法）	北京纳捷诊断试剂有限公司
43	国械注准 20203400567	新型冠状病毒（2019-nCoV）IgM/IgG 抗体检测试剂盒（酶联免疫法）	北京华大吉比爱生物技术有限公司

注：截至 2020 年 7 月 1 日。

（二）治疗

1. 药物治疗

根据卫生健康委发布的《新型冠状病毒肺炎诊疗方案（试行第七版）》推荐，基于患者病情，给予最佳的对症支持治疗，针对患者的药物治疗分为抗病毒治疗、抗菌药物治疗和针对危重症患者的特殊治疗 3 类。抗病毒药物主要包括瑞德西韦（Remdesivir）、克力芝（洛匹那韦 / 利托那韦）、氯喹 / 羟基氯喹（Chloroquine/Hydroxychloroquine）、法匹拉韦、阿比多尔和干扰素等，但有些药物对于 COVID-19 患者的具体治疗效果及安全性尚存争议，有待进一步临床研究证实①。对于糖皮质激素，早期、轻症 COVID-19 患者不建议使用，需呼吸机支持的重症患者使用糖皮质激素可降低死亡风险，需考虑适应证、时机及用量，有研究发现，地塞米松治疗可降低需要补充氧气或接受有创通气患者 28 天的死亡率。对于发生 ARDS 的 COVID-19 患者应用广谱蛋白酶抑制剂及 IL6 拮抗剂等抗体类抗炎药物，可控制细胞因子风暴，减弱过度激活的炎症反应，改善临床症状和严重程度。有研究通过聚合反应合成纳米过氧化氢酶聚合物 n（CAT），通过分解 H_2O_2 抑制 ROS，能够在猕猴体内有效降低 SARS-CoV-2 病毒定量，尚需进一步研究②（表 4-4）。

表 4-4　COVID-19 治疗临床用药及其作用

类别	药物名称	临床治疗效果	参考文献
抗病毒药物	瑞德西韦	改善临床症状，对重症患者恢复时间和死亡率无显著影响； 显著加快患者康复速度； 可用于治疗 COVID-19 新生儿患者	WANG Y M，ZHANG D Y，DU G H，et al. Remdesivir in adults with severe COVID-19：a randomised，double-blind，placebo-controlled，multicentre trial[J].Lancet，2020，395（10236）：1569-1578.
	克力芝（洛匹那韦 / 利托那韦）	有效抗病毒作用待确认； 早期预防重症 COVID-19 的产生	CAO B，WANG Y M，WEN D N，et al. A trial of lopinavir-ritonavir in adults hospitalized with severe Covid-19[J].N Engl J Med，2020，382（19）：1787-1799.
	氯喹 / 羟基氯喹	治疗效果尚存争议； 增加死亡率和心律失常； 缩短患者排毒和核酸转阴时间，出现胃肠道反应和神经系统不良事件，但未见严重不良反应	TANG W，CAO Z J，HAN M F，et al. Hydroxychloroquine in patients with mainly mild to moderate coronavirus disease 2019：open label，randomised controlled trial[J].BMJ，2020，369：m1849.

① HORBY P，LIM S W，EMBERSON J R，et al. Dexamethasone in hospitalized patients with Covid-19 - Preliminary report[J].N Engl J Med，2020，7（17）：NEJMoa2021436.

② CAO B，WANG Y M，WEN D N，et al. A trial of lopinavir-ritonavir in adults hospitalized with severe Covid-19[J].N Engl J Med，2020，382（19）：1787—1799.

续表

类别	药物名称	临床治疗效果	参考文献
抗病毒药物	法匹拉韦	加快病毒清除，缓解胸部影像学表现，未见明显不良反应； 抑制病毒复制	CAI Q，YANG M H，LIU D J，et al，Experimental treatment with favipiravir for COVID-19：an open-label control study[J/OL]. Engineering (Beijing)，2020[2020-07-21].http://www.sciencedirect.com/science/article/pii/s2095809920300631.
	阿比多尔	抑制病毒复制和病毒引起的病变效应； 提高病毒排除效率，降低死亡率； 未见症状改善或核酸转阴时间缩短	MORSE J S，LALONDE T，XU S Q，et al. Learning from the past：possible urgent prevention and treatment options for severe acute respiratory infections caused by 2019-nCoV[J]. Chembiochem，2020，21（5）：730-738.
	干扰素	IFN-α 预防病毒感染； IFNβ-1a 降低死亡率； IFNβ-1b 减少合并症的发生，与死亡率无关； IFN-λ 早期启动抗病毒免疫，长期活化抑制肺部组织修复，诱导屏障损伤，增加细菌感染风险	DAVOUDI-MONFARED E，RAHMANI H，KHALILI H，et al. A randomized clinical trial of the efficacy and safety of interferon β-1a in treatment of severe COVID-19[J].Antimicrob Agents Chemother，2020，64（9）：e1-e20.
抗炎药	阿那白滞素（Anakinra）	有效缓解合并急性白血病患者的高炎症综合征； 抑制炎症反应，缓解全身炎症反应，改善呼吸症状，且无继发感染等不良反应； 减弱脓毒血症的高炎症反应，提高生存率	DAY J W，FOX T A，HALSEY R，et al.Interleukin-1 blockade with anakinra in acute leukaemia patients with severe COVID-19 pneumonia appears safe and may result in clinical improvement[J]. Br J Haematol，2020，190（2）：e80-e83.
	Sarilumab（Kevzara）	减轻病毒介导的炎症反应，且安全性良好； 抑制病毒复制，并降低由病毒介导的IL-6 和 TNF-α 的释放	FINTELMAN-RODRIGUES N，SACRAMENTO C Q，LIMA C R，et al. Atazanavir inhibits SARS-CoV-2 replication and pro-inflammatory cytokine production[J].Antimicrob Agents Chemother. 2020，64（10）：e1-20.

续表

类别	药物名称	临床治疗效果	参考文献
抗炎药	Tocilizumab	改善重症临床症状，缓解细胞因子风暴，减弱过度激活的炎症反应，增强抗病毒免疫反应，降低死亡率	BUONAGURO F M，PUZANOV I，ASCIERTO A P，et al. Anti-IL6R role in treatment of COVID-19-related ARDS[J].J Transl Med，2020，18（1）：165.
	Ruxolitinib	改善临床症状，恢复淋巴细胞数	CAO Y，WEI J，ZOU L，et al. Ruxolitinib in treatment of severe coronavirus disease 2019（COVID-19）：a multicenter，single-blind，randomized controlled trial[J].J Allergy Clin Immunol，2020，144（10）：1223-1229.
	Baricitinib	缓解临床症状，降低细胞因子水平，抑制病毒复制； 抑制 clathrin 介导的内吞作用，抑制病毒感染； 限制细胞因子风暴，改善临床症状和减轻疾病严重程度	STEBBING J，KRISHNAN V，BONO S，et al. Mechanism of baricitinib supports artificial intelligence-predicted testing in COVID-19 patients[J].EMBO Mol Med，2020：e12697.
	Tofacitinib	缓解合并溃疡性结肠炎患者的呼吸道症状	JACOBS J，SNUSTADK C，LEE S，et al. Case report of a SARS-CoV-2 infection in a patient with ulcerative colitis on tofacitinib[J].Inflamm Bowel Dis，2020，26（7）：e64.
	降压药	与 SARS-CoV-2 感染风险和 COVID-19 严重程度无相关性	MEHTA N，KALRA A，NOWACKI A S，et al. Association of use of angiotensin-converting enzyme inhibitors and angiotensin Ⅱ receptor blockers with testing positive for coronavirus disease 2019（COVID-19）[J].JAMA Cardiol，2020，5（9）：1020-1026.
激素	糖皮质激素	降低住院死亡率； 对无须吸氧和呼吸机的轻症患者无效； 对非重症 COVID-19 肺炎患者的肺部损伤修复产生不良反应	LEDFORD H. Coronavirus breakthrough：dexamethasone is first drug shown to save lives[J].Nature，2020，582（7813）：469.

截至 2020 年 7 月 9 日，单独或联合使用抗 IL-6、抗 IL-1、抗 GM-CSF 和抗 TNF 单克隆抗体的临床疗效同行评审证据如表 4-5 所示。

表 4–5　治疗 COVID–19 的临床靶向药研究进展

药物名称	研发机构	靶标	所处临床试验阶段	治疗方式
伊西拉Ⅱ sira (levilimab)	Biocad	IL-6R	3 期（NCT04397562）	单药治疗
Kevzara（sarilumab）	Regeneron，赛诺菲 Sanofi	IL-6R	3 期（NCT04327388）	单药治疗
Sylvant（siltuximab）	EUSA Pharma，BeiGene	IL-6	3 期（NCT04330638）	单药治疗 / Kineret 联合疗法
Actemra（tocilizumab）	罗氏 Roche	IL-6R	3 期（NCT04320615）	单药治疗 / Kineret 联合疗法
Olokizumab (R-Pharm)		IL-6	2/3 期（NCT04380519）	单药治疗
Clazakizumab	Bristol-Myers Squibb，Alder Biopharmaceuticals	IL-6	2 期（NCT04349500/ NCT04363502/ NCT04343989）	单药治疗
Kineret（anakinra）	Novartis，Swedish Orphan Biovitrum	IL-1	3 期（NCT04364009）	单药治疗
Ilaris（canakinumab）	Novartis	IL-1β	3 期（NCT04362813）	单药治疗
RPH-104（包含与 IgG 重链连接的 IL-1R1 和 IL-1RAcP 的融合）	R-Pharm	IL-1β	2/3 期（NCT04380519）	单药治疗
Mavrilimumab	Kiniksa	GM-CSF	2 期（NCT04399980	单药治疗
Lenzilumab	Humanigen	GM-CSF	3 期（NCT04351152）	单药治疗
TJ003234（人源化 IgG1 mAb）	I-Mab	GM-CSF	1/2 期（NCT04341116）	单药治疗
Gimsilumab	Roivant	GM-CSF	2 期（NCT04351243）	单药治疗
Otilimab	MorphoSys，glaxoSmithKline	GM-CSF	2 期（NCT04376684）	单药治疗
那米单抗 Namilumab	伊扎那 Izana	GM-CSF	CATALYST 试用	单药治疗
XPro1595	INmune Bio	TNF-α	2/3 期（NCT04370236）	单药治疗
gamifant (emapalumab)	Swedish Orphan Biovitrum	TNF-α	2/3 期（NCT04324021）	单药治疗
雷米卡德 Remicade（英夫利昔单抗 infliximab）	Janssen	TNF-α	2 期（NCT04425538）	CATALYST 试用 / 单药治疗

注：改编自文献[①]。

① LEANG B，CHEN J H，LI T，et al. Clinical remission of a critically ill COVID-19 patient treated by human umbilical cord mesenchymal stem cells[J].Medicine，2020，99（31）：e21429.

2. 细胞治疗

SARS-CoV-2 感染入侵人体后，产生细胞因子风暴，引发强烈的炎症反应，导致 ARDS 甚至死亡。间充质干细胞（Mesenchymal Stem Cell，MSC）能够分化成不同谱系的细胞，因其具有抗炎和免疫调节功能，且能够明显改善机体微环境，促进宿主的内源性修复，常应用于抑制免疫系统过度激活引发的移植物抗宿主病或自身免疫疾病[①]。Leng 等研究发现，MSC 移植疗法可以有效降低病毒在患者体内引发的剧烈炎症反应，减少肺损伤、改善肺功能，对肺部进行保护和修复，对减轻患者的肺纤维化具有积极作用，显著改善重症和危重症患者的预后[②]。Liang 等也证实了人脐带间质干细胞（Human Umbilical Cord Mesenchymal Stem Cell，hUCMSC）移植可用于重症患者的治疗，并且可以联合使用免疫调节剂[③]。

3. 被动免疫疗法

《新冠肺炎康复者恢复期血浆临床治疗方案（试行第二版）》推荐康复患者血浆主要用于病情进展较快、重症和危重症新冠肺炎患者。COVID-19 康复患者血浆中含有高效价病毒特异性抗体，抗体不仅可以直接封闭病毒表位进而抑制病毒入侵，也可以通过抗体 Fc 作用清除感染细胞，是恢复期血浆治疗的基础。康复患者血浆经灭活处理后，可用于危重型患者的治疗。多项研究表明，对早期患者进行输注恢复期血浆治疗后，患者的临床症状明显好转，降低重症和危重型患者的死亡率，缩短了住院时间，且具有较高的安全性，为临床救治提供了重要依据[④]。但是在重症或危重患者中，与单独的标准治疗相比，标准治疗联合恢复期血浆疗法在 28 天内并不能显著提高临床改善率。

中和抗体可以有效阻断病毒入侵，被广泛用于多种病毒的防治。利用单细胞测

① GOLCHIN A，SEYEDJAFARI E，ARDESHIRYIAJIMI A，et al. Ardeshirylajimi，mesenchymal stem cell therapy for COVID-19：present or future[J].Stem Cell Rev Rep，2020，16（3）：427−433.

② LENG Z，ZHU R，HOW W，et al. Transplantation of ACE2-mesenchymal stem cells improves the outcome of patients with COVID-19 pneumonia[J].Aging Dis，2020，11（2）：216−228.

③ BING L，CHEN J H，LI T，et al. Clinical remission of a critically ill COVID-19 patient treated by human umbilical cord mesenchymal stem cells：a case report[J]. Medicine，2020，99（31）：e21429.

④ LI L，ZHANG W，HU Y，et al. Effect of convalescent plasma therapy on time to clinical improvement in patients with severe and life-threatening COVID-19：a randomized clinical trial[J].JAMA，2020，324（5）：460−470.

序、抗体文库等多种技术，国内外开展了大量的抗新冠病毒单克隆抗体研发，国内外均已有产品已进入临床试验（表 4–6）。

表 4–6　抗 SARS–CoV–2 单克隆抗体研究情况 ①②

抗体名称	作用方式	治疗效果
B38，H4	阻断病毒 RBD 蛋白和受体 ACE2 的结合，且两种抗体识别 RBD 蛋白上的不同位置	可使被 SARS-CoV-2 感染的小鼠体内病毒含量分别下降 32.8% 和 26%
CA1，CB6	全人源单克隆抗体，与 RBD 区结合，在非人灵长类动物模型中，能有效治疗和预防 SARS-CoV-2 的感染	能够有效降低恒河猴体内 SARS-CoV-2 载量及减弱肺部损伤
4A8	靶向刺突蛋白 S 的 N 端结构域（NTD）	可用于高效“鸡尾酒”疗法，与针对受体结合域的抗体连用
P2B 等	与 SARS-CoV-2 S 的 RBD 区结合	抑制病毒与 ACE2 的结合，从而阻断病毒的进入
Meplazumab	与细胞表面受体 CD147 结合	抑制病毒入侵宿主细胞，IC50 达到 15.16 ng/mL
BD-368-2 等	与细胞表面受体 ACE2 结合	对 SARS-CoV-2 的 IC50 为 15 ng/mL，能完全抑制小鼠的病毒感染
nAbs	分别与 S 的 RBD 与非 RBD 区域结合	保护叙利亚仓鼠免受 SARS-CoV-2 的攻击
REGN10933 等	使用人源化小鼠和恢复期患者来产生 SARS-CoV-2 刺突蛋白的抗体，并选择同时结合刺突蛋白受体结合域的高效抗体（抗体鸡尾酒疗法）	两种抗体组合使用时会形成强有力的保护作用，目前正在进行临床试验
REGN10933 等	验证了鸡尾酒疗法与刺突突变体之间的关系	抗体的组合疗法可最大限度减少 SARS-CoV-2 的突变逃逸
ADI-55688 等	从康复的 SARS 供者的记忆 B 细胞中发现 200 种靶向 S 蛋白表面多个保守型位点的 SARS-CoV-2 结合抗体	通过阻断受体结合并诱导 S1 脱落，能有效中和 SARS-CoV、SARS-CoV-2 和蝙蝠类 SARS 样病毒 WIV1

① ROGERS T F，ZHAO F，HUANG D，et al. Isolation of potent SARS-CoV-2 neutralizing antibodies and protection from disease in a small animal model[J].Science，2020，369（6506）：956–963.

② BAUM A，FULTON B O，WLOGA E，et al. Antibody cocktail to SARS-CoV-2 spike protein prevents rapid mutational escape seen with individual antibodies[J].Science，2020，369（6506）：1014–1018.

续表

抗体名称	作用方式	治疗效果
COVA1-12 等	从 3 名患者体内得到 18 种抗体，可靶向 S 蛋白上不同的抗原位点	其中一小部分抗体在低至 0.007 μg/mL 时就能够强效地抑制 SARS-CoV-2 感染
47D11	靶向 S1 受体结合域的核心保守部分	能同时中和 SARS-CoV 和 SARS-CoV-2，对 SARS-CoV-2 的 IC_{50} 为 0.57 μg/mL
S309	从非典康复者的记忆 B 细胞中鉴定出针对 SARS-CoV-2 S 的单克隆抗体	有效中和 SARS-CoV-2 和 SARS-CoV 假病毒
414-1 等	利用 SARS-CoV 重组 S1 或 RBD 抗原；从 11 例 COVID-19 康复患者血浆中富集了 1000 多个抗原特异性 B 细胞，之后对 B 细胞抗体重链和轻链基因进行克隆	414-1 中和病毒的 IC_{50} 值为 1.75 纳摩尔，与 105-38 联合后 IC_{50} 值能低至 0.4 纳摩尔
311mab-31B5 311mab-32D4	与 SARS-CoV-2 的 S 结合，阻断 RBD 与 ACE2 的结合	IC_{50} 分别为 0.0332 μg/mL 和 0.0450 μg/mL
n3021 等	针对 SARS-CoV-2 的单域抗体，部分抗体的靶点是 SARS-CoV-2 S 隐蔽的三聚体界面	
4A3 等	破坏 SARS-CoV-2 的 RBD 与 ACE2 的结合	抑制 SARS-CoV-2 感染细胞
COV2-2196 COV2-2130	破坏 SARS-CoV-2 的 RBD 与 ACE2 的结合	两种抗体单独使用或联合使用能减少小鼠的病毒负荷和肺部炎症
SARS VHH-72	针对 SARS-CoV 的单域抗体	能中和 SARS-CoV-2
R-015 等	破坏 SARS-CoV-2 的 RBD 与 ACE2 的结合	17 株单抗在体外均能中和 SARS-CoV-2
CC12.1 等	针对 SARS-CoV-2 的 S	对假病毒的 IC50 为 0.019 μg/mL，能保护仓鼠免受病毒感染

注：截至 2020 年 7 月。

4. 中医药治疗

中医药在新冠肺炎防治中发挥着非常重要的作用。《新型冠状病毒肺炎诊疗方案（试行第七版）》推荐针对医学观察期和临床治疗期（轻型、普通型、重型和危重型）、当地气候特点及不同体质等情况进行辨证论治。目前，推荐使用的中药制剂主要包括“三药三方”：金花清感颗粒、连花清瘟胶囊、血必净注射液、清肺排毒汤、化湿败毒方、宣肺败毒方。中国超过 85% 的感染者接受了中医治疗，清肺排毒汤治疗总有效率达 90% 以上，其中 60% 以上患者症状和影像学表现明显改善，30% 患者症状平稳。Yang Y 等研究通过分子对接实验发现中草药中的黄芩苷、橙皮苷、甘草酸、烟酰胺能与 ACE2 结合，因此这些化合物及含有这些成分的草药可能具有抑制 SARS-CoV-2 感染的能力[①]。

（三）疫苗

疫苗接种是预防和控制传染性疾病的重要手段，能够减少发病和死亡，大大节省防控成本，具有积极的社会效益。尽管新冠病毒是一种新兴病毒，其相关疫苗研究仍在世界范围内以前所未有的速度进行着。这一方面得益于以往对 SARS-CoV 和 MERS-CoV 的研究所奠定的基础和疫苗技术的长足发展；另一方面得益于中国科学家快速解析了病毒基因序列和蛋白结构，并与全世界共享。国务院联防联控机制科研攻关组组织开展了 5 条技术路线的疫苗研发，主要包括灭活疫苗、基因工程重组疫苗、腺病毒载体疫苗、核酸疫苗、流感病毒载体疫苗等[②]，它们在免疫原性、安全性、生产运输等方面各具特点（表 4-2），多条技术路线的探索有助于最大限度降低疫苗研发失败风险[③]。

1. 灭活疫苗

使用化学药品（如福尔马林、β- 丙内酯和焦碳酸二乙酯）或放射线灭活病毒得到的灭活疫苗，其完整的病毒体结构得以保留，失去了传染性，安全性较高，是传统的疫苗生产方式。中国医学科学院和北京科兴生物公司率先在《科学》杂志公布了其联合研发的 SARS-CoV-2 灭活疫苗 PiCoVacc 动物实验结果。使用丙内酯灭活 SARS-CoV-2 得到的 PiCoVacc 在小鼠、大鼠、恒河猴中诱导产生具有更为广泛的中和能力的特异性抗体，且在恒河猴体内无不良反应。由北京生物制品研究所研发的灭活疫苗 BBIBP-CorV 动物实验结果在《细胞》杂志发表。动物实验结果表明 BBIBP-CorV 在动物模型中诱导高水平的中和抗体滴度，可有效保护猕猴，且没有

---

① YANG Y，ISLAM M S，WANG J，et al.Traditional chinese medicine in the treatment of patients infected with 2019-New Coronavirus（SARS-CoV-2）：a review and perspective[J].Int J Biol Sci，2020，16（10）：1708—1717.

② COREY L，MASCOLA J R，FAUCI A，et al. A strategic approach to COVID-19 vaccine R&D[J]. Science，2020，368（6494）：948—950.

③ LURIE N，SAVILLE M，HATCHETT R，et al. Developing Covid-19 vaccines at pandemic speed[J].N Engl J Med，2020，382（21）：1969—1973.

观察到抗体依赖的增强效应。两种疫苗都已进入Ⅲ期临床试验阶段。此外，中国医学科学院病原生物学研究所研发灭活疫苗已完成Ⅱ期临床试验。

2. 基因工程重组疫苗

由单纯抗原蛋白组成的亚单位疫苗具有稳定、可靠的优势。与 SARS-CoV、MERS-CoV 相似，新冠病毒通过 S 蛋白感染表达 ACE2 的细胞，其 S 蛋白和 RBD 包含多个线性表位可用作疫苗研发。中和抗体可以阻断 S 蛋白结合 ACE2，因此 S 蛋白和 RBD 常被看作疫苗研发的主要靶标[①]。我国 S 蛋白和 RBD 基因重组亚单位疫苗获批进入临床试验。

3. 腺病毒载体疫苗

编码抗原组分的病毒基因组与载体病毒重组可得到载体疫苗。载体疫苗感染宿主细胞后以类似内源性病原体的方式诱导有效的免疫应答反应[②]。腺病毒受体在大多数人细胞表面表达，具有广泛的组织亲嗜性，是常见的非复制型病毒载体[③]。麻疹病毒经连续传代培养失去致病性，是常见的复制型病毒载体。2020 年 5 月 22 日，《柳叶刀》杂志在线发表了首个公开的 COVID-19 疫苗临床实验结果——由中国人民 解放军事科学院军事医学研究院和中国康希诺生物股份公司开发的重组腺病毒载体疫苗 Ad5-nCoV 临床 I 期实验结果。该研究显示，在接种 Ad5-nCoV 第 14 天，可观察到特异性 T 细胞应答，体液免疫在接种后 28 天达到高峰。大多数不良反应为轻度或中度，表现为疼痛、疲劳、发热，接种 28 内无严重不良反应事件，初步证实了 Ad5-nCoV 的安全性和免疫原性。在武汉进行的单中心Ⅱ期 RCT 临床试验结果显示，508 名受试者接种后 28 天，可产生高滴度 RBD IgG，且从接种后第 14 天即能够诱导特异性 T 细胞应答，不良反应相对轻微，且该剂量可诱导有效的免疫反应，目前已进入Ⅲ期临床试验，并获批紧急使用。由牛津大学和阿斯利康公司开发的

---

① WALLS A C，RARK Y J，TORTOEICI M A，et al. Structure，function，and antigenicity of the SARS-CoV-2 spike glycoprotein[J].Cell，2020，181（2）：281−292.

② ZHU F C，LI Y，GUAN X H，et al. Safety，tolerability，and immunogenicity of a recombinant adenovirus type-5 vectored COVID-19 vaccine：a dose-escalation，open-label，non-randomised，first-in-human trial[J].Lancet，2020，395（10240）：1845−1854.

③ TAI W，HE L，ZHANG X J，et al. Characterization of the receptor-binding domain（RBD）of 2019 novel coronavirus：implication for development of RBD protein as a viral attachment inhibitor and vaccine[J].Cell Mol Immunol，2020，17（6）：613−620.

AZD1222 腺病毒载体疫苗目前已经进行Ⅲ期临床试验。国内厦门大学等研发了基于流感病毒载体的新冠病毒疫苗已获批进入临床试验。除了 S 蛋白外，有文献报道 M 蛋白和 N 蛋白也会引起特异性的 $CD4^{+}$T 细胞和 $CD8^{+}$T 免疫应答，可能成为疫苗设计的新靶点。

4. 核酸疫苗

包括 DNA 疫苗和 mRNA 疫苗两种形式。

① DNA 疫苗。DNA 疫苗由编码病毒抗原蛋白的重组质粒组成。重组质粒传染宿主细胞后表达免疫原成分，通过激活 $CD8^{+}$ 细胞毒性 T 细胞和 $CD4^{+}$ 辅助 T 细胞诱发细胞免疫和体液免疫反应。虽然还没有上市的核酸疫苗，但已有多种 DNA 候选疫苗进展至临床实验阶段，包括流感病毒疫苗、乙型肝炎病毒疫苗、呼吸道合胞病毒疫苗、单纯疱疹病毒疫苗等[①]。值得关注的是，Inovio 制药公司开发了一种名为 INO-4800 的 SARS-CoV-2 DNA 疫苗。将 S 蛋白序列与 pGX9501 载体重组形成 IN0-4800，经皮下接种在小鼠和豚鼠体内激活体液免疫和细胞免疫，阻断 S 蛋白与 ACE2 结合。该疫苗已于 2020 年 4 月进入临床试验[②]。我国 DNA 疫苗也进入临床试验。

② mRNA 疫苗。与 DNA 疫苗类似，RNA 疫苗可在宿主细胞内表达抗原蛋白。主要分为两种类型——以 cDNA 为模板体转录得到的非复制型 mRNA 疫苗和基于病毒基因组的自我扩增型 mRNA 疫苗[③]。自我扩增型 mRNA 疫苗包含 RNA 复制所需的基因，能指导其自我复制，产生多个拷贝的编码抗原的 mRNA，进而产生更高的抗原表达水平。mRNA 可被多种细胞表面免疫受体所识别，具有免疫刺激作用。自 mRNA 疫苗问世以来，经过多次探索和改进，其稳定性、安全性、免疫效力得以提高，是具有良好应用潜力的疫苗策略。现有多种 mRNA 疫苗处于临床前或临床实验阶段。其中，Moderna 公司研发的 mRNA 疫苗 mRNA-1273 是进展最快的 mRNA 疫苗，已经进入临床Ⅱ期实验阶段（NCTD4405076）。预计招募 600 名受试者进行随

---

① RAUCH S，JASNY E，SCHMIDT K E，et al. New vaccine technologies to combat outbreak situations[J].Front Immunol，2018，9：1963.

② SMITH T R F，PATEL A，RAMOS S，et al. Immunogenicity of a DNA vaccine candidate for COVID-19[J].Nat Commun，2020，11（1）：2601.

③ ARMENGAUD J，DELALLNAY-MOISAN A，THURET J Y，et al. The importance of naturally attenuated SARS-CoV-2in the fight against COVID-19[J].Environ Microbiol，2020，22（6）：1997–2000.

机双盲实验，以验证 mRNA-1273 的安全性、反应原性和免疫原性。我国 mRNA 疫苗也获批进入临床试验。

5. 流感病毒载体疫苗

该疫苗以减毒流感病毒为载体，表达新冠病毒的 RBD 抗原，感染机体后可获得针对新冠病毒的免疫反应，目前厦门大学等研发的该疫苗在我国也获批进入临床研究。

6. 其他疫苗

①减毒活疫苗。通过化学驱动或定点诱变可以减弱或消除减毒活疫苗中病毒的致病性，同时保留抗原性和免疫性。但是减毒活疫苗有恢复感染性的风险。借助日趋完善的核酸测序技术了解 SARS-CoV-2 在传播过程中的演变，寻找自然进化的突变减毒 SARS-CoV-2 病毒株，或许可以为研发安全稳定的减毒活疫苗提供保障。

②多肽疫苗。通过模拟抗原表位，多肽疫苗在人类主要组织相容性复合体（Major Histocompatibility Complex，MHC）介导下激活适应性免疫反应。引入化学修饰后的多肽疫苗稳定性得以增强。借助免疫信息学、细胞肽库、基于结构等方法预测的 S 蛋白 T 细胞或 B 细胞表位（如残基 274–306、 510–586、 587–628、784–803、 870-893，S14P5 和 S21P2）为疫苗研究提供了方向。此外，一种被命名为“4A8”的单克隆抗体可有效中和 S 蛋白 N 端结构域（N terminal domain，NTD），提示 NTD 为 S 蛋白的脆弱表位，有望成为药物研发和疫苗设计的新靶标[①]。

③病毒样颗粒疫苗。由多种病毒结构组装而成的病毒样颗粒（Virus-like Particle，VLP）因其结构与病毒类似，具有良好的抗原相似性和免疫刺激能力。Arora Kajal 开发的基于工程酿酒酵母平台 D-Crypt ™ 的 VLP 疫苗能够表达 S 蛋白、M 蛋白、N 蛋白，并将其组装成为病毒样颗粒，有望成为 SARS-CoV-2 候选疫苗。

根据世界卫生组织发布的报告，截至 2020 年 7 月 20 日，已有 24 种 SARS-CoV-2 疫苗平台进入临床评估阶段，尚有 142 种候选疫苗平台正在进行临床前评估（表 4–7）。面对严峻的疫情，各种疫苗策略下的研发工作可谓齐头并进、全面开花。然而，考虑到安全性、稳定性、老年人群的保护等问题，疫苗研发工作依然任重道远。

① CHI X，YAN R D，ZHANG J，et al. A neutralizing human antibody binds to the n-terminal domain of the spike protein of SARS-CoV-2[J].Science，2020，369（6504）：650–655.

表 4-7　已经进入临床实验阶段的候选疫苗

研发策略	候选疫苗名称	研发机构	临床试验进展
非复制病毒载体	AZD1222	牛津大学 / 阿斯利康（AstraZeneca）	Ⅲ期
	Ad5-nCoV	康希诺（CanSino）生物股份公司 / 中国人民解放军军事科学院军事医学研究院	Ⅱ期
	Gam-COVID-Vac	伽玛莱亚研究所（Gamaleya Research Institute）	Ⅰ期
RNA	mRNA-1273	莫德纳（Moderna）公司	Ⅲ期
	BNT162-01	BioNTech/Fosun Pharma/ 辉瑞（Pfizer）	Ⅰ/ Ⅱ期
	LNP-nCoVsaRNA	伦敦帝国理工学院（Imperial College London）	Ⅰ期
	CVnCoV Vaccine	CureVac	Ⅰ期
RNA	—	军事科学院军事医学研究院 / 沃尔瓦克斯生物技术公司	Ⅰ期
灭活疫苗	CoronaVac	北京科兴中维生物技术有限公司（Sinovac）	Ⅲ期
	COVID-19 Vaccine	武汉生物制品研究所 / 国药控股（Sinopharm）	Ⅰ/ Ⅱ期
	BBIBP-CorV	北京生物制品研究所 / 国药控股（Sinopharm）	Ⅰ/ Ⅱ期
	BBV152	巴拉特生物技术（Bharat Biotech）	Ⅰ/ Ⅱ期
	PiCoVacc	中国医学科学院医学生物学研究所	Ⅰ期
亚单位疫苗	—	安徽智飞龙科马生物制药 / 中国科学院微生物研究所	Ⅱ期
	NVX-CoV2373	诺瓦瓦克斯医药（Novavax）	Ⅰ/ Ⅱ期
	KBP-201	肯塔基州生物加工公司（Kentucky Bioprocessing，Inc）	Ⅰ/ Ⅱ期
	SCB-2019	三叶草生物制药公司 / 葛兰素史克 /Dynavax	Ⅰ期
	COVAX19	Vaxine Pty Ltd/Medytox	Ⅰ期
	—	昆士兰大学 /CSL/Seqirus	Ⅰ期
DNA 疫苗	INO-4800	伊诺维奥制药公司（Inovio）	Ⅰ/ Ⅱ期
	AG0301-COVID19	大阪大学 / 安格斯（AnGes）/ 宝生物公司（Takara Bio）	Ⅰ/ Ⅱ期
	GX-19	基因联盟（Genexine Consortium）	Ⅰ/ Ⅱ期
	—	卡迪拉（Cadila）医疗有限公司	Ⅰ/ Ⅱ期
VLP 疫苗	—	Medicago 有限公司	Ⅰ期

注：①截至 2020 年 7 月 20 日。

②本表内容由公开资料整理获得；—表示部分公司尚未公开其疫苗名称。

（四）防控策略

自新冠肺炎疫情暴发以来，我国采取了包括交通限制、保持社交距离、居家隔离、集中隔离、改善医疗资源、追踪密切接触人群等在内的非药物干预措施，国内学者通过开展一系列研究评估上述措施在疫情中发挥的作用[①②]。

上述措施有效遏制了疫情的蔓延，但新冠肺炎患者数目激增仍旧给医疗系统带来了巨大挑战，有限的医疗资源仅能满足重症患者的住院需求。方舱医院的建设为新冠肺炎疫情防控中顺应国家“应收尽收，应治尽治”战略方针的重要举措，具有可快速建设、大规模、低成本三大特点，实现了轻型、普通型患者的集中隔离、病情监测、医疗照护等，有效阻断了家庭及社区范围内的传播，避免延误患者的最佳治疗时间[③④]。随着新冠肺炎在全球蔓延，除中国以外的其他国家同样面临床位短缺等医疗资源不足的问题，方舱医院这一公共卫生概念的提出及其实施方案为全球疫情防控提供了宝贵的经验。

为综合评估公共卫生干预措施对于疫情进展的影响，国内研究人员根据可能影响新冠病毒传播所采取的防控措施时间节点，划分出以下 5 个时间段，即 2020 年春运开始前（2020 年 1 月 10 日之前）、春运期间（2020 年 1 月 10—22 日）、封城、交通限制及居家隔离（1 月 23 日至 2 月 1 日）、集中隔离治疗及改善医疗资源（2 月 2—16 日）、集中隔离及社区症状调查（2 月 17 日至 3 月 8 日）。研究结果显示，日确诊病例率在采取封城、交通限制及居家隔离措施初期达到最高，之后快速下降。新冠病毒有效繁殖指数（R_t）在 1 月 24 日达到高峰（3.82），2 月 6 日降至 1.0，直至 3 月 1 日已降至 0.3。

以上研究结果充分体现了我国政府所采取的一系列突发公共卫生事件应急响应措施有效地切断了新冠病毒在社区层面的传播，为延缓和阻断全国范围内疫情传播

---

① PAN A，LIU L，WANG C L，et al. Association of public health interventions with the epidemiology of the COVID-19 outbreak in wuhan，china[J]. JAMA，2020，323：1915−1923.

② ZHANG J，LITVINOVA M，WANG W，et al. Evolving epidemiology and transmission dynamics of coronavirus disease 2019 outside Hubei province，China：a descriptive and modelling study[J]. Lancet Infect Dis，2020，20：793−802.

③ CHEN S，ZHANG Z J，YANG J T，et al. Fangcang shelter hospitals：a novel concept for responding to public health emergencies[J]. Lancet，2020，395：1305−1314.

④ SHANG L，XU J，CAO B，et al. Fangcang shelter hospitals in COVID-19 pandemic：the practice and its significance[J]. Clin Microbiol Infect，2020，26：976−978.

和扩散蔓延做出了重要贡献。

五、展望

面对百年不遇的特大疫情，中国科技工作者以创纪录的速度锁定新冠肺炎疫情病原，第一时间向全世界分享毒株序列，揭示新冠肺炎临床特征，制定诊疗方案，为全球疫情防控奠定了重要基础。全球科研人员奋力拼搏，充分利用了高通量测序，结构生物学，基因编辑，干细胞，合成生物学，单细胞测序，基因组、转录组、蛋白质组、代谢组等多组学技术及新型抗体与疫苗技术等多种前沿技术，在极短时间内在临床救治、流行病学、病毒致病与免疫反应机制、病毒传播机制、疫苗、抗体、药物等研究中取得重要进展，为疫情防控提供了有力武器。当前，人类与 COVID-19 的战斗仍在继续，但是，面对新冠病毒这一极其“狡猾”的敌人，在临床相关研究方面还有诸多的未解之谜，需要继续加强科技攻关以取得抗疫的最终胜利。

一是需要深入阐明病毒的流行传播规律。病毒从哪里来尚不清楚。目前推测 SARS-CoV-2 起源于蝙蝠，由于蝙蝠与人类接触的机会有限，借鉴 SARS-CoV 和 MERS-CoV 等其他冠状病毒的经验，推测 SARS-CoV-2 很有可能存在中间宿主，但目前尚未发现。动物在病毒传播中扮演何种角色？何种动物发挥关键作用？阐明中间宿主和易感动物对于阻断未来疫情传播至关重要，需要继续加强溯源工作。病毒的传播机制尚未完全阐明，如病毒在感染者体内可排泌多长时间？病毒载量与其传染性是否存在相关性，是否存在决定其传染性的载量阈值？其感染性可持续多长时间？无症状感染者的病毒载量并不低于临床病例，其在疾病传播中究竟发挥什么作用，是否可引起暴发流行？粪便样本中可检测到新冠病毒，粪—口途径是否在病毒传播中发挥作用？目前，国内多个地区报道进口冷冻食品外包装上检测到新冠病毒核酸，冷链运输及环境污染在病毒传播中是否发挥作用？病毒的演化趋势需要密切关注，尤其病毒变异对致病性、诊断、治疗和疫苗的影响。例如，现有研究表明，S 蛋白 D614G 的变异可增强其传染性，具有该突变的毒株已经在多个地区成为优势毒株，其在疫情传播中的作用需要深入研究。同时需要关注其他类型的变异，再如检测新加坡发现该国流行病毒的 *ORF8* 基因有 382 个核苷酸的缺失，可导致其致病性减弱①。此外，美国报道发现 ORF7a 81nt 的缺失②。建立群体免疫是最终控制 SARS-CoV-2 流行的关键。掌握 SARS-CoV 在人群中的传播情况对于应对未来可能的第二波疫情及制定疫苗免疫策略具有重要意义，亟须开展血清流行病学研究，掌握相关情况。

二是深入阐明新冠病毒的致病机制及对健康的影响。对于新冠病毒这种新生病毒，尽管已经进行了大量的临床研究，较全面地了解了其临床表现，但是其致病机制尚未完全阐明，需要基础和临床相结合深入开展研究。新冠病毒感染人体的临床表现呈现多种状态，包括无症状隐性感染、轻症感染、重症和危重症感染等。目前，已经发现多种危险因素与 COVID-19 的结局相关，诸如男性、高龄、糖尿病、严重哮喘、心血管疾病、高血压和肿瘤等基础疾病③。这些因素中，男性相比女性，风险增加了 59%。这些危险因素导致死亡增加的机制是什么，如何进行干预，目前尚不完全清楚。临床和病理学研究发现，新冠肺炎具有多脏器损害的特点，肺、心脏、肾脏、肝脏等均可受累，其中肺脏病变最为多见。新冠病毒导致病理损伤的机制是什么？特别是造成 ARDS、病毒性脓毒血症等重症化的机制是什么？预测患者预后的生物标志物是什么？现有研究表明，免疫失衡在 COVID-19 发病中发挥重要作用，但是病毒感染造成系统性炎症反应的机制尚不清楚。目前，发现患者体内存在极其复杂的病理改变，如肺部急性炎症损害与纤维化共存、血栓与出血共存，免疫反应与凝血异常密切相关，而新冠病例中普遍存在静脉血栓。病毒侵入机体后体内传播的途径、导致多器官损伤的机制是什么？新冠病毒的 ACE2 受体在人体内广泛分布，另外存在其他受体，这些受体在多脏器损伤中发挥什么作用，ACE2 等受体基因多态性是否会影响疾病的严重性，是否存在新冠的遗传易感性，这些问题尚有待研究。临床上发现部分患者可较长时间排泌病毒（被称为“长阳”），有些患者出院后经过一段时间做病毒核酸检测又出现阳性（被称为“复阳”），其机制为

① YOUNG B E，FONG S W，CHAN Y H，et al. Effects of a major deletion in the SARS-CoV-2 genome on the severity of infection and the inflammatory response：an observational cohort study[J].Lancet，2020，396（10251）：603−611.

② HOLLAND L A，KAELIN E A，MAQSOOD R，et al. An 81-Nucleotide Deletion in SARS-CoV-2 ORF7a Identified from Sentinel Surveillance in Arizona（January to March 2020）[J].J Virol，2020，94（14）：1−6.

③ WILLIAMSON E J，WALKER A J，BHASKARAN K，et al. OpenSAFELY：factors associated with COVID-19 death in 17 million patients[J].Nature，2020，584（7821）：430−436.

何，是否具有传染性？新冠病毒感染的后遗症和对健康的远期影响如何，如何进行有效干预和加快康复？这些问题需要深入研究，特别是要加强对康复病例的随访研究。

三是深入阐明病毒感染的免疫反应机制。获得安全有效的新冠疫苗是当务之急，研发有效的疫苗需要对机体免疫反应的深入理解。抗病毒免疫反应的发生、维持、演进、相变过程受到机体、病毒因素调控且决定着临床表现的类型和预后。目前，发现新冠病毒感染后抗体在较短时间内出现下降趋势，感染后诱导免疫反应可持续多久？是否可对再次感染提供足够保护并建立群体免疫？ 229E、OC43、NL63、HKU1 等季节性冠状病毒广泛流行，人体内普遍存在预存免疫，既有免疫在新冠病毒感染中扮演何种角色，是保护性还是致病性？病毒感染可诱导天然免疫、细胞免疫和体液免疫，但是抗体水平（包括中和抗体水平）与疾病严重程度无明显相关性，何种免疫反应在保护性免疫中发挥主导作用？ COVID-19 患者中淋巴细胞减少与不良预后相关，其机制为何？病毒感染可损伤 DC 和 T 细胞等反应[①]，病毒是否可破坏宿主免疫系统？对免疫反应产生何种影响？各种疫苗诱导免疫反应可持续多长时间？如何设计有效的抗原、佐剂和递送系统，诱导全面、持久免疫应答？何种疫苗形式能有效诱导免疫保护？病毒感染的 ADE 作用一直是病毒性疫苗开发的重要关注点，疫苗免疫是否会诱导 ADE ？为加快疫苗的应用，特别是满足应急使用的需求，需要尽快确定临床保护效力与免疫应答指标之间的定性和定量关系，以建立免疫学替代指标，从而加快疫苗临床试验。

四是加强新冠病毒诊断试剂研发。目前，国家药品监督管理局已批准多种新冠病毒核酸、抗体检测试剂上市，为新冠肺炎疫情防控发挥了重要作用。截至 7 月末，我国核酸日检测能力达到 484 万份，具备核酸检测能力的医疗机构达到 4946 家，检测技术人员达到 3.8 万余人。为应对秋冬可能出现的疫情，需要加强速度更快、灵敏度更高、特异性更好、通量和自动化程度更高的新型诊断试剂研发。包括：①快速核酸检测产品。检测时间在 30 分钟左右，最好是样品进、结果出。②更高灵敏度、更大通量的检测产品。检测下限降低至 100 拷贝 /mL。③抗原检测产品的研发。与抗体检测相比，抗原检测能够更早检出病毒感染，并且可以作为新冠病毒存在的直接证据。虽然由于缺乏扩增步骤，抗原检测灵敏度可能低于核酸检测，

---

① ZHOU R，WANG K K，WONG Y C，et al. Acute SARS-CoV-2 infection impairs dendritic cell and T cell responses[J].Immunity，2020，53（4）：864−877.

但是其操作比较简便，可以实现快速检测。④对新冠病毒和其他常见呼吸道病原体进行鉴别的联检产品，有效分辨流感病毒、呼吸道合胞病毒等重要呼吸道感染病毒。⑤智能化、自动化检测技术，如可穿戴的智能检测设备、非接触式的综合体征检测系统等。

五是继续加强治疗药物和新疗法的研究。一方面，继续加强抗病毒药物研发。目前通过“老药新用”，已筛选出多种抗新冠病毒药物，但一些药物临床试验的效果尚不确定，尚需要在治疗时机、用药剂量和适应证类型等方面进行细致深入研究，并对其他药物进行临床测试。同时，需要基于病毒及其编码产物结构和病毒感染复制机制研究，加快新型抗病毒药物的靶点研究，研发新型药物，并研发可应对不同流行毒株的高活性抗体。另一方面，针对细胞因子风暴等新冠病毒免疫损伤的病理反应，筛选和研发有效的抗炎与免疫干预药物，并加强细胞治疗、免疫治疗、微生态调节等新型治疗技术和产品，有效降低病死率。

（本章主要参考了截至 2020 年 7 月公开发表的文献，由于新冠病毒研究进展迅速、文献众多，且篇幅有限，难窥全豹，难免存在错漏之处，同时因本书格式要求，只能以脚注方式列出少量参考文献，对于未能列出引用的大量文献谨致歉意。）

图表索引

图 1–1　2010—2019 年全球临床医学研究论文数量 …… 2
图 1–2　2019 年全球各年龄组临床医学研究论文数量 …… 3
图 1–3　2019 年全球不同临床医学应用领域的论文数量 …… 3
图 1–4　2019 年临床医学研究论文数量排名前 10 位的疾病领域 …… 4
图 1–5　临床医学论文数量排名前 10 位国家的年度变化趋势（2010—2019 年） …… 5
图 1–6　2019 年在 *NEJM*、*Lancet*、*JAMA*、*BMJ* 上发表论文数量排名前 10 位的国家 …… 6
图 1–7　2010—2019 年全球临床试验数量总体情况 …… 7
图 1–8　2019 年全球开展的Ⅰ期至Ⅳ期临床试验数量分布 …… 8
图 1–9　2010—2019 年 CDER 年度新药获批数量 …… 21
图 1–10　2010—2019 年中国临床医学研究论文数量年度变化趋势 …… 23
图 1–11　2019 年中国各年龄组临床医学研究论文数量 …… 24
图 1–12　2019 年中国不同临床医学应用领域研究论文数量 …… 24
图 1–13　2019 年中国临床医学研究论文数量较多的 10 个疾病领域 …… 25
图 1–14　2010—2019 年中国在 *NEJM*、*Lancet*、*JAMA*、*BMJ* 上发表论文的情况 …… 26
图 1–15　2015—2019 年中国药物临床试验数量年度变化趋势 …… 28
图 1–16　2015—2019 年中国Ⅰ期至Ⅳ期药物临床试验数量变化趋势 …… 28
图 1–17　2015—2019 年中国药物临床试验的药物类型分布 …… 29
图 1–18　2015—2019 年中国开展的临床试验与国际多中心临床试验变化趋势 …… 30
图 1–19　2019 年中国药物临床试验的主要疾病领域分布 …… 31
图 1–20　2015—2019 年中国在 ClinicalTrials.gov 数据库登记的临床研究数量年度变化 …… 32

图 1–21 2015—2019 年中国在 ClinicalTrials.gov 数据库登记的干预性研究数量及全球占比 ………… 32

图 1–22 2015—2019 年中国在 ClinicalTrials.gov 数据库登记的观察性研究数量及全球占比 ………… 33

图 1–23 2019 年中国获资格认证的药物临床试验机构地区分布排名前 10 位的省（区、市） ………… 35

表 1–1 2019 年发表临床医学研究论文数量排名前 10 位的国家 ………… 4

表 1–2 2019 年在 *NEJM*、*Lancet*、*JAMA*、*BMJ* 上发表论文数量排名前 10 位的研究机构 ………… 6

表 1–3 2019 年全球临床试验数量排名前 20 位的国家 ………… 8

表 1–4 2019 年全球临床试验数量排名前 20 位的机构 ………… 9

表 1–5 “2020 年世界最佳医院”榜单排名前 10 位 ………… 11

表 1–6 2019 年在 *NEJM*、*Lancet*、*JAMA*、*BMJ* 上发表论文数量前 10 位的中国研究机构 ………… 26

表 1–7 2019 年药物临床试验登记省（区、市）分布 ………… 30

表 1–8 2019 年药物临床试验登记地区分布 ………… 31

表 1–9 2019 年 ClinicalTrials.gov 数据库上登记的中国临床试验省（区、市）分布 ………… 33

表 1–10 2019 年中国主要省（区、市）临床研究机构登记的药物临床试验数量 ………… 36

表 1–11 2019 年 50 家临床中心开展的临床研究情况 ………… 39

表 1–12 临床中心网络成员单位分布情况（按地区分布） ………… 41

表 4–1 COVID-19 受累器官 / 系统并发症表现 ………… 150

表 4–2 3 种高致病性冠状病毒的临床特征比较 ………… 155

表 4–3 国内批准上市 COVID-19 诊断试剂 ………… 178

表 4–4 COVID-19 治疗临床用药及其作用 ………… 181

表 4–5 治疗 COVID-19 的临床靶向药研究进展 ………… 184

表 4–6 抗 SARS-CoV-2 单克隆抗体研究情况 ………… 186

表 4–7 已经进入临床实验阶段的候选疫苗 ………… 192

附　录

附录 A　2019 年度中国临床医学相关政策文件

序号	文件名称	发文字号	发布单位	成文时间
1	国家卫生健康委办公厅关于印发《医院智慧服务分级评估标准体系（试行）》的通知	国卫办医函〔2019〕236 号	国家卫生健康委办公厅	2019 年 3 月 5 日
2	国家卫生健康委办公厅《关于持续做好抗菌药物临床应用管理工作的通知》	国卫办医发〔2019〕12 号	国家卫生健康委办公厅	2019 年 3 月 29 日
3	《关于调整医疗器械临床试验审批程序的公告》	2019 年第 26 号公告	国家药监局	2019 年 3 月 29 日
4	国家卫生健康委《关于开展药品使用监测和临床综合评价工作的通知》	国卫药政函〔2019〕80 号	国家卫生健康委	2019 年 4 月 3 日
5	《国家药监局启动中国药品监管科学行动计划》		国家药监局	2019 年 4 月 30 日
6	国务院办公厅《关于印发深化医药卫生体制改革 2019 年重点工作任务的通知》	国办发〔2019〕28 号	国务院办公厅	2019 年 5 月 23 日
7	《关于发布上市药品临床安全性文献评价指导原则（试行）的通告》	2019 年第 27 号通告	国家药监局	2019 年 5 月 23 日
8	《中华人民共和国人类遗传资源管理条例》	国令第 717 号	国务院	2019 年 5 月 28 日
9	《关于印发遏制结核病行动计划（2019—2022 年）的通知》	国卫疾控发〔2019〕41 号	国家卫生健康委、国家发展改革委、教育部、科技部、民政部、财政部、国务院扶贫办、国家医保局	2019 年 5 月 31 日

续表

序号	文件名称	发文字号	发布单位	成文时间
10	国务院《关于实施健康中国行动的意见》	国发〔2019〕13 号	国务院	2019 年 6 月 24 日
11	《关于印发儿童腺病毒肺炎诊疗规范（2019 年版）的通知》	国卫办医函〔2019〕582 号	国家卫生健康委办公厅、国家中医药管理局办公室	2019 年 6 月 25 日
12	《关于发布定制式医疗器械监督管理规定（试行）的公告》	2019 年第 53 号通告	国家药监局、国家卫生健康委	2019 年 6 月 26 日
13	《关于印发尘肺病防治攻坚行动方案的通知》	国卫职健发〔2019〕46 号	国家卫生健康委、国家发展改革委、民政部、财政部、人力资源社会保障部、生态环境部、应急部、国务院扶贫办、国家医保局、全国总工会	2019 年 7 月 11 日
14	国家卫生健康委办公厅《关于印发医疗机构短缺药品分类分级与替代使用技术指南的通知》	国卫办药政函〔2019〕625 号	国家卫生健康委办公厅	2019 年 7 月 12 日
15	《关于开展儿童血液病、恶性肿瘤医疗救治及保障管理工作的通知》	国卫医发〔2019〕50 号	国家卫生健康委、民政部、国家医保局、国家中医药局、国家药监局	2019 年 7 月 31 日
16	国家卫生健康委办公厅《关于印发儿童血液病、恶性肿瘤相关 10 个病种诊疗规范（2019 年版）的通知》	国卫办医函〔2019〕716 号	国家卫生健康委办公厅	2019 年 9 月 4 日
17	《印发健康中国行动——癌症防治实施方案（2019—2022 年）的通知》	国卫疾控发〔2019〕57 号	国家卫生健康委、国家发展改革委、教育部、科技部、财政部、生态环境部、国家医保局、国家中医药局、国家药监局、国务院扶贫办	2019 年 9 月 20 日

续表

序号	文件名称	发文字号	发布单位	成文时间
18	国家药监局关于适用《E1：人群暴露程度：评估非危及生命性疾病长期治疗药物的临床安全性》等15个国际人用药品注册技术协调会指导原则的公告	2019年第88号公告	国家药监局	2019年11月5日
19	国家药监局关于适用《S1A：药物致癌性试验必要性指导原则》等13个国际人用药品注册技术协调会指导原则的公告	2019年第89号公告	国家药监局	2019年11月5日
20	国家卫生健康委办公厅《关于印发心血管疾病介入等4个介入类诊疗技术临床应用管理规范的通知》	国卫办医函〔2019〕828号	国家卫生健康委办公厅	2019年11月15日
21	关于印发《中共中央国务院关于促进中医药传承创新发展的意见》重点任务分工方案的通知	国中医药办发〔2019〕15号	国务院中医药工作部际联席会议办公室	2019年11月23日
22	国家药监局关于贯彻实施《中华人民共和国药品管理法》有关事项的公告	2019年第103号公告	国家药监局	2019年11月29日
23	国家药监局、国家卫生健康委《关于发布药物临床试验机构管理规定的公告》	2019年第101号公告	国家药监局、国家卫生健康委	2019年11月29日
24	国家卫生健康委办公厅《关于进一步做好国家组织药品集中采购中选药品配备使用工作的通知》	国卫办医函〔2019〕889号	国家卫生健康委办公厅	2019年12月13日
25	国家卫生健康委办公厅《关于印发新型抗肿瘤药物临床应用指导原则（2019年版）的通知》	国卫办医函〔2019〕896号	国家卫生健康委办公厅	2019年12月16日
26	国家药监局《关于发布预防用疫苗临床试验不良事件分级标准指导原则的通告》	2019年第102号通告	国家药监局	2019年12月31日
27	印发《关于规范国家临床医学研究中心分中心建设的指导意见》的通知	国科办社〔2019〕107号	科技部办公厅、卫生健康委办公、厅军委后勤保障部办公厅、药监局综合司	2019年12月31日

附录 B 国家临床医学研究中心名录

序号	国家临床医学研究中心	依托单位	中心主任
1	国家心血管疾病临床医学研究中心	中国医学科学院阜外医院	胡盛寿
2	国家心血管疾病临床医学研究中心	首都医科大学附属北京安贞医院	马长生
3	国家神经系统疾病临床医学研究中心	首都医科大学附属北京天坛医院	赵继宗
4	国家慢性肾病临床医学研究中心	中国人民解放军东部战区总医院	刘志红
5	国家慢性肾病临床医学研究中心	中国人民解放军总医院	陈香美
6	国家慢性肾病临床医学研究中心	南方医科大学南方医院	侯凡凡
7	国家恶性肿瘤临床医学研究中心	中国医学科学院肿瘤医院	赫捷
8	国家恶性肿瘤临床医学研究中心	天津医科大学肿瘤医院	郝希山
9	国家呼吸系统疾病临床医学研究中心	广州医科大学附属第一医院	钟南山
10	国家呼吸系统疾病临床医学研究中心	中日友好医院	王辰
11	国家呼吸系统疾病临床医学研究中心	首都医科大学附属北京儿童医院	申昆玲
12	国家代谢性疾病临床医学研究中心	中南大学湘雅二医院	周智广
13	国家代谢性疾病临床医学研究中心	上海交通大学医学院附属瑞金医院	宁光
14	国家精神心理疾病临床医学研究中心	北京大学第六医院	陆林
15	国家精神心理疾病临床医学研究中心	中南大学湘雅二医院	王小平
16	国家精神心理疾病临床医学研究中心	首都医科大学附属北京安定医院	王刚
17	国家妇产疾病临床医学研究中心	中国医学科学院北京协和医院	郎景和
18	国家妇产疾病临床医学研究中心	华中科技大学同济医学院附属同济医院	马丁
19	国家妇产疾病临床医学研究中心	北京大学第三医院	乔杰
20	国家消化系统疾病临床医学研究中心	空军军医大学第一附属医院	樊代明
21	国家消化系统疾病临床医学研究中心	首都医科大学附属北京友谊医院	张澍田
22	国家消化系统疾病临床医学研究中心	海军军医大学第一附属医院	李兆申
23	国家口腔疾病临床医学研究中心	上海交通大学医学院附属第九人民医院	张志愿
24	国家口腔疾病临床医学研究中心	四川大学华西口腔医院	陈谦明
25	国家口腔疾病临床医学研究中心	北京大学口腔医院	郭传瑸

续表

序号	国家临床医学研究中心	依托单位	中心主任
26	国家口腔疾病临床医学研究中心	空军军医大学口腔医学院	陈吉华
27	国家老年疾病临床医学研究中心	中国人民解放军总医院	范利
28	国家老年疾病临床医学研究中心	中南大学湘雅医院	唐北沙
29	国家老年疾病临床医学研究中心	四川大学华西医院	刘伦旭
30	国家老年疾病临床医学研究中心	北京医院	王建业
31	国家老年疾病临床医学研究中心	复旦大学附属华山医院	顾玉东
32	国家老年疾病临床医学研究中心	首都医科大学宣武医院	陈彪
33	国家感染性疾病临床医学研究中心	浙江大学医学院附属第一医院	李兰娟
34	国家感染性疾病临床医学研究中心	中国人民解放军总医院	王福生
35	国家感染性疾病临床医学研究中心	深圳市第三人民医院	周琳
36	国家儿童健康与疾病临床医学研究中心	浙江大学医学院附属儿童医院	舒强
37	国家儿童健康与疾病临床医学研究中心	重庆医科大学附属儿童医院	李秋
38	国家骨科与运动康复临床医学研究中心	中国人民解放军总医院	唐佩福
39	国家眼耳鼻喉疾病临床医学研究中心	温州医科大学附属眼视光医院	瞿佳
40	国家眼耳鼻喉疾病临床医学研究中心	上海市第一人民医院	许迅
41	国家眼耳鼻喉疾病临床医学研究中心	中国人民解放军总医院	杨仕明
42	国家皮肤与免疫疾病临床医学研究中心	北京大学第一医院	李若瑜
43	国家皮肤与免疫疾病临床医学研究中心	中国医学科学院北京协和医院	曾小峰
44	国家血液系统疾病临床医学研究中心	苏州大学附属第一医院	阮长耿
45	国家血液系统疾病临床医学研究中心	北京大学人民医院	黄晓军
46	国家血液系统疾病临床医学研究中心	中国医学科学院血液病医院	王建祥
47	国家中医临床医学研究中心	中国中医科学院西苑医院	陈可冀
48	国家中医临床医学研究中心	天津中医药大学第一附属医院	石学敏
49	国家医学检验临床医学研究中心	中国医科大学附属第一医院	尚红
50	国家放射与治疗临床医学研究中心	复旦大学附属中山医院	葛均波

附录 C　中国合格评定国家认可委员会（CNAS）认定的医学实验室[①]

序号	医学实验室	机构所在省（区、市）
1	北京艾迪康医学检验实验室有限公司	北京市
2	北京大学第三医院检验科	北京市
3	北京大学第一医院检验科	北京市
4	北京大学口腔医学院检验科	北京市
5	北京大学人民医院检验科	北京市
6	北京迪安医学检验实验室有限公司	北京市
7	北京海思特医学检验实验室有限公司	北京市
8	北京和合医学诊断技术股份有限公司中心实验室	北京市
9	北京积水潭医院检验科	北京市
10	北京凯普医学检验实验室有限公司	北京市
11	北京洛奇医学检验实验室股份有限公司	北京市
12	北京清华长庚医院检验医学科	北京市
13	北京市海淀医院检验科	北京市
14	北京市体检中心医学检验科	北京市
15	北京医院检验科	北京市
16	北京中同蓝博临床检验所	北京市
17	北京中医药大学东方医院检验科	北京市
18	北京中医药大学东直门医院核医学科	北京市
19	北京中医药大学东直门医院检验科	北京市
20	慈铭健康体检管理集团有限公司北京奥亚医院检验科	北京市
21	解放军总医院第六医学中心检验科	北京市
22	首都儿科研究所附属儿童医院检验科	北京市
23	首都医科大学附属北京安贞医院检验科	北京市
24	首都医科大学附属北京朝阳医院检验科	北京市
25	首都医科大学附属北京儿童医院检验中心	北京市

① 检索时间：2020 年 4 月 28 日。数据检索源自：https：//las.cnas.org.cn/LAS/publish/externalQueryML.jsp。表中数据以网站公示结果为准，表中列出的医院名称为获得 CNAS 认定时的名称。

续表

序号	医学实验室	机构所在省（区、市）
26	首都医科大学附属北京世纪坛医院临床检验中心	北京市
27	首都医科大学附属北京天坛医院实验诊断中心	北京市
28	首都医科大学附属北京同仁医院检验科	北京市
29	首都医科大学附属北京佑安医院临床检验中心	北京市
30	首都医科大学附属北京中医医院检验科	北京市
31	首都医科大学宣武医院检验科	北京市
32	中国人民解放军总医院第五医学中心临床检验中心	北京市
33	中国人民解放军总医院输血科	北京市
34	中国人民解放军总医院医学检验中心	北京市
35	中国医学科学院北京协和医院检验科	北京市
36	中国医学科学院阜外医院实验诊断中心	北京市
37	中国医学科学院肿瘤医院病理科	北京市
38	中国医学科学院肿瘤医院检验科	北京市
39	中国中医科学院广安门医院检验科	北京市
40	中国中医科学院望京医院检验科	北京市
41	中国中医科学院西苑医院检验科	北京市
42	中日友好医院检验科	北京市
43	泰达国际心血管病医院检验科	天津市
44	天津艾迪康医学检验所有限公司	天津市
45	天津迪安执信医学检验所有限公司	天津市
46	天津港（集团）有限公司天津港口医院检验科	天津市
47	天津金域医学检验实验室有限公司	天津市
48	天津市宝坻区人民医院医学检验科	天津市
49	天津市北辰医院检验科	天津市
50	天津市第三中心医院检验科	天津市
51	天津市第五中心医院检验科	天津市
52	天津市第一中心医院检验科	天津市
53	天津市蓟州区人民医院检验科	天津市
54	天津市宁河区医院检验科	天津市
55	天津市天津医院检验科	天津市

续表

序号	医学实验室	机构所在省（区、市）
56	天津市胸科医院检验科	天津市
57	天津市中医药研究院附属医院检验科	天津市
58	天津医科大学肿瘤医院检验科	天津市
59	天津医科大学总医院空港医院检验科	天津市
60	天津中医药大学第二附属医院检验科	天津市
61	天津中医药大学第一附属医院检验科	天津市
62	中国医学科学院血液病医院临床检测中心	天津市
63	保定市儿童医院检验科	河北省
64	河北省沧州中西医结合医院实验诊断科	河北省
65	河北医科大学第二医院检验科	河北省
66	河北医科大学第四医院东院检验科	河北省
67	河北医科大学第四医院检验科	河北省
68	秦皇岛市第一医院检验科	河北省
69	石家庄金域医学检验实验室有限公司	河北省
70	石家庄平安医院有限公司实验诊断学部	河北省
71	石家庄市第五医院检验科	河北省
72	石家庄市第一医院检验科	河北省
73	临汾市中心医院检验科	山西省
74	山西迪安医学检验中心有限公司	山西省
75	山西尚宁高科技医学检验中心（有限公司）	山西省
76	山西省儿童医院（山西省妇幼保健院）临床医学检验中心	山西省
77	山西省人民医院检验科	山西省
78	山西省中医药研究院（山西省中医院）检验科	山西省
79	山西医科大学第一医院实验诊断中心	山西省
80	太原金域临床检验有限公司	山西省
81	长治医学院附属和平医院检验科	山西省
82	巴彦淖尔市医院检验科	内蒙古自治区
83	呼伦贝尔市人民医院检验科	内蒙古自治区
84	内蒙古林业总医院检验科	内蒙古自治区

续表

序号	医学实验室	机构所在省（区、市）
85	内蒙古民族大学附属医院检验科	内蒙古自治区
86	内蒙古医科大学附属医院检验科	内蒙古自治区
87	兴安盟人民医院检验科	内蒙古自治区
88	大连市血液中心	辽宁省
89	大连医科大学附属第二医院检验科	辽宁省
90	大连医科大学附属第一医院检验科	辽宁省
91	抚顺市中心医院检验科	辽宁省
92	辽宁省人民医院检验医学科	辽宁省
93	辽宁中医药大学附属第二医院检验科	辽宁省
94	辽宁中医药大学附属医院临床检验中心	辽宁省
95	盘锦市中心医院医学检验科	辽宁省
96	沈阳艾迪康医学检验所有限公司	辽宁省
97	沈阳迪安医学检验所有限公司	辽宁省
98	沈阳金域医学检验所有限公司	辽宁省
99	沈阳中心血站（辽宁省血液中心）	辽宁省
100	中国人民解放军北部战区总医院检验医学中心	辽宁省
101	中国人民解放军第二〇二医院检验科	辽宁省
102	中国医科大学附属第一医院检验科	辽宁省
103	中国医科大学附属盛京医院检验科	辽宁省
104	北华大学附属医院检验科	吉林省
105	吉林艾迪康医学检验实验室有限公司	吉林省
106	吉林大学第一医院二部检验科	吉林省
107	吉林大学第一医院检验科	吉林省
108	吉林大学中日联谊医院核医学科	吉林省
109	吉林大学中日联谊医院检验科	吉林省
110	吉林金域医学检验所有限公司	吉林省
111	长春中医药大学附属医院检验科	吉林省
112	大庆油田总医院检验科	黑龙江省
113	哈尔滨市血液中心	黑龙江省
114	哈尔滨医科大学附属第一医院检验科	黑龙江省

续表

序号	医学实验室	机构所在省（区、市）
115	黑龙江迪安医学检验所有限公司	黑龙江省
116	黑龙江金域医学检验所有限公司	黑龙江省
117	黑龙江中医药大学附属第一医院检验科	黑龙江省
118	佳木斯市妇幼保健院检验科	黑龙江省
119	牡丹江市第一人民医院检验科	黑龙江省
120	齐齐哈尔市第一医院检验科	黑龙江省
121	绥芬河市人民医院检验科	黑龙江省
122	复旦大学附属儿科医院临床检验医学中心	上海市
123	复旦大学附属妇产科医院检验科	上海市
124	复旦大学附属华山医院检验科	上海市
125	复旦大学附属中山医院检验科	上海市
126	复旦大学附属肿瘤医院病理科	上海市
127	复旦大学附属肿瘤医院检验科	上海市
128	华东医院医学检验科	上海市
129	上海艾迪康医学检验所有限公司	上海市
130	上海达安医学检验所有限公司	上海市
131	上海迪安医学检验所有限公司	上海市
132	上海枫林医药医学检验有限公司	上海市
133	上海交通大学医学院附属仁济医院检验科	上海市
134	上海交通大学医学院附属瑞金医院临床实验诊断中心	上海市
135	上海交通大学医学院附属上海儿童医学中心检验科	上海市
136	上海金域医学检验所有限公司	上海市
137	上海兰卫医学检验所股份有限公司	上海市
138	上海千麦博米乐医学检验所有限公司	上海市
139	上海市宝山区中西医结合医院检验科	上海市
140	上海市第十人民医院检验科	上海市
141	上海市第一人民医院宝山分院检验科	上海市
142	上海市东方医院检验科	上海市
143	上海市东方医院南院医学检验科	上海市
144	上海市儿童医院检验科	上海市

续表

序号	医学实验室	机构所在省（区、市）
145	上海市肺科医院检验科	上海市
146	上海市公共卫生临床中心检验医学科	上海市
147	上海市精神卫生中心检验科	上海市
148	上海市浦东新区公利医院检验科	上海市
149	上海市浦东医院（复旦大学附属浦东医院）检验科	上海市
150	上海市普陀区中心医院检验科	上海市
151	上海市松江区中心医院检验科	上海市
152	上海市同济医院检验科	上海市
153	上海市胸科医院检验科	上海市
154	上海市徐汇区大华医院检验科	上海市
155	上海市杨浦区中心医院检验科	上海市
156	上海市中西医结合医院检验科	上海市
157	上海裕隆医学检验所股份有限公司	上海市
158	上海长海医院实验诊断科	上海市
159	上海长征医院实验诊断科	上海市
160	上海中检医学检验所有限公司	上海市
161	上海中医药大学附属龙华医院检验科	上海市
162	上海中医药大学附属曙光医院检验科	上海市
163	中国福利会国际和平妇幼保健院检验科	上海市
164	中国人民解放军第二军医大学东方肝胆外科医院检验科	上海市
165	常熟市医学检验所	江苏省
166	核工业总医院核医学科	江苏省
167	核工业总医院检验科	江苏省
168	淮安市第一人民医院检验科	江苏省
169	江苏大学附属医院医学检验科	江苏省
170	江苏省人民医院病理学部	江苏省
171	江苏省人民医院检验学部	江苏省
172	江苏省苏北人民医院医学检验科	江苏省
173	江苏省中西医结合医院检验科	江苏省
174	江苏省中医院检验科	江苏省

续表

序号	医学实验室	机构所在省（区、市）
175	昆山迪安医学检验实验室有限公司	江苏省
176	连云港市第二人民医院医学检验科	江苏省
177	南京艾迪康医学检验所有限公司	江苏省
178	南京迪安医学检验所有限公司	江苏省
179	南京鼓楼医院病理科	江苏省
180	南京鼓楼医院核医学科	江苏省
181	南京鼓楼医院检验科	江苏省
182	南京鼓楼医院输血科	江苏省
183	南京红十字血液中心实验室	江苏省
184	南京金域医学检验所有限公司	江苏省
185	南京临床核医学中心实验诊断部	江苏省
186	南京市第一医院医学检验科	江苏省
187	南京医科大学第二附属医院检验医学中心	江苏省
188	南京医科大学附属逸夫医院检验科	江苏省
189	南通大学附属医院医学检验科	江苏省
190	沭阳县人民医院检验科	江苏省
191	苏州大学附属第一医院临床检测中心	江苏省
192	苏州科技城医院检验科	江苏省
193	苏州市立医院医学检验科	江苏省
194	泰州市人民医院检验科	江苏省
195	中国人民解放军东部战区总医院全军临床检验医学研究所	江苏省
196	东阳市人民医院检验科	浙江省
197	杭州艾迪康医学检验中心有限公司	浙江省
198	杭州迪安医学检验中心有限公司	浙江省
199	杭州金域医学检验所有限公司	浙江省
200	杭州千麦医学检验所有限公司	浙江省
201	杭州师范大学附属医院医学检验科	浙江省
202	杭州市第一人民医院检验科	浙江省
203	杭州市妇产科医院检验科	浙江省

续表

序号	医学实验室	机构所在省（区、市）
204	湖州市中心医院检验科	浙江省
205	嘉兴市第二医院检验科	浙江省
206	金华市中心医院检验科	浙江省
207	丽水市人民医院医学检验中心	浙江省
208	丽水市中心医院医学检验中心	浙江省
209	宁波美康盛德医学检验所有限公司	浙江省
210	宁波市第二医院临床医学检验中心	浙江省
211	宁波市第一医院检验科	浙江省
212	绍兴市人民医院临床检验中心	浙江省
213	树兰（杭州）医院有限公司实验诊断部	浙江省
214	台州恩泽医疗中心（集团）浙江省台州医院检验科	浙江省
215	温岭市第一人民医院检验科	浙江省
216	温州医科大学附属第一医院医学检验中心	浙江省
217	永康市第一人民医院检验科	浙江省
218	浙江大学医学院附属第二医院检验科	浙江省
219	浙江大学医学院附属第四医院检验医学中心	浙江省
220	浙江大学医学院附属第一医院检验科	浙江省
221	浙江大学医学院附属儿童医院实验检验中心	浙江省
222	浙江大学医学院附属邵逸夫医院检验科	浙江省
223	浙江省人民医院检验中心	浙江省
224	浙江省中医院检验科	浙江省
225	浙江医院医学检验科	浙江省
226	安徽省立医院检验科	安徽省
227	安徽医科大学第二附属医院检验科	安徽省
228	安徽医科大学第一附属医院检验科	安徽省
229	安徽中医药大学第一附属医院检验中心	安徽省
230	合肥艾迪康医学检验实验室有限公司	安徽省
231	合肥迪安医学检验实验室有限公司	安徽省
232	合肥金域医学检验实验室有限公司	安徽省
233	合肥千麦医学检验实验室有限公司	安徽省

续表

序号	医学实验室	机构所在省（区、市）
234	马鞍山市临床检验中心	安徽省
235	福建省立医院检验科	福建省
236	福建省肿瘤医院检验科	福建省
237	福建医科大学附属第一医院检验科	福建省
238	福州艾迪康医学检验所有限公司	福建省
239	福州金域医学检验所有限公司	福建省
240	泉州市第一医院检验科	福建省
241	厦门大学附属第一医院检验科	福建省
242	厦门大学附属中山医院检验科	福建省
243	厦门湖里国宇门诊部有限公司检验科	福建省
244	厦门市妇幼保健院医学检验科	福建省
245	中国人民解放军第 175 医院检验科	福建省
246	中国人民解放军联勤保障部队第 910 医院检验科	福建省
247	中国人民解放军联勤保障部队第九〇〇医院检验科	福建省
248	江西迪安华星医学检验实验室有限公司	江西省
249	南昌艾迪康医学检验实验室有限公司	江西省
250	南昌大学第二附属医院检验科	江西省
251	南昌大学第一附属医院检验科	江西省
252	南昌千麦医学检验实验室有限公司	江西省
253	上海市东方医院吉安医院医学检验科	江西省
254	济南艾迪康医学检验中心有限公司	山东省
255	济南迪安医学检验中心有限公司	山东省
256	济南金域医学检验中心有限公司	山东省
257	济南齐鲁医学检验有限公司	山东省
258	聊城市东昌府区妇幼保健院检验科	山东省
259	聊城市人民医院检验科	山东省
260	临沂市人民医院临床检验科	山东省
261	青岛市城阳区人民医院检验科	山东省
262	青岛市中心血站	山东省
263	山东大学第二医院检验医学中心	山东省

续表

序号	医学实验室	机构所在省（区、市）
264	山东大学齐鲁医院检验科	山东省
265	山东山大附属生殖医院有限公司医学检验科	山东省
266	山东省千佛山医院检验科	山东省
267	山东省胸科医院检验科	山东省
268	山东中医药大学附属医院检验科	山东省
269	烟台毓璜顶医院检验科	山东省
270	中国人民解放军海军第 971 医院检验科	山东省
271	淄博市第一医院检验科	山东省
272	河南省洛阳正骨医院医学检验中心	河南省
273	河南省人民医院病理科	河南省
274	河南中医药大学第一附属医院医学检验科	河南省
275	郑州艾迪康医学检验所（普通合伙）	河南省
276	郑州迪安图医学检验所有限公司	河南省
277	郑州金域临床检验中心	河南省
278	郑州颐和医院检验医学中心	河南省
279	鄂东医疗集团市中心医院（市普爱医院、湖北理工学院附属医院）医学检验科	湖北省
280	湖北省中医院检验科	湖北省
281	华中科技大学同济医学院附属同济医院检验科	湖北省
282	华中科技大学同济医学院附属协和医院病理科	湖北省
283	华中科技大学同济医学院附属协和医院检验科	湖北省
284	黄石市中医医院（市传染病医院）医学检验科	湖北省
285	荆州市中心医院检验医学部	湖北省
286	十堰市中心血站	湖北省
287	武汉艾迪康医学检验所有限公司	湖北省
288	武汉大学人民医院（湖北省人民医院）医学检验科	湖北省
289	武汉大学中南医院医学检验科	湖北省
290	武汉迪安医学检验实验室有限公司	湖北省
291	武汉康圣达医学检验所有限公司	湖北省
292	武汉兰卫医学检验实验室有限公司	湖北省

续表

序号	医学实验室	机构所在省（区、市）
293	武汉千麦医学检验实验室有限公司	湖北省
294	武汉市中心医院检验科	湖北省
295	武汉亚洲心脏病医院检验医学中心	湖北省
296	襄阳市中心血站	湖北省
297	襄阳市中心医院医学检验部	湖北省
298	宜昌市红十字中心血站	湖北省
299	常德力源医学检验中心	湖南省
300	郴州市第三人民医院检验医学中心	湖南省
301	郴州市第一人民医院检验医学中心	湖南省
302	湖南省人民医院检验科	湖南省
303	湖南省肿瘤医院检验科	湖南省
304	湖南圣维尔医学检验所有限公司	湖南省
305	浏阳市中医医院检验科	湖南省
306	长沙艾迪康医学检验所有限公司	湖南省
307	长沙迪安医学检验所有限公司	湖南省
308	长沙金域医学检验实验室有限公司	湖南省
309	长沙兰卫医学检验实验室有限公司	湖南省
310	长沙市中心医院检验科	湖南省
311	中南大学湘雅二医院检验科	湖南省
312	中南大学湘雅三医院检验科	湖南省
313	中南大学湘雅医院检验科	湖南省
314	北京大学深圳医院检验科	广东省
315	东莞康华医院有限公司检验科	广东省
316	佛山迪安医学检验实验室有限公司	广东省
317	佛山市禅城区中心医院有限公司检验科	广东省
318	佛山市第一人民医院检验科	广东省
319	佛山市中医院检验医学中心	广东省
320	广东省中医院大学城医院检验科	广东省
321	广东省中医院二沙岛分院检验科	广东省
322	广东省中医院芳村医院检验科	广东省

续表

序号	医学实验室	机构所在省（区、市）
323	广东省中医院检验科	广东省
324	广东省中医院珠海医院检验科	广东省
325	广州艾迪康医学检验所有限公司	广东省
326	广州达安临床检验中心有限公司	广东省
327	广州华银医学检验中心有限公司	广东省
328	广州金域医学检验中心有限公司实验诊断部	广东省
329	广州康都临床检验所	广东省
330	广州市第一人民医院检验科	广东省
331	广州市番禺区中心医院检验科	广东省
332	广州市妇女儿童医疗中心检验部	广东省
333	广州中医药大学第一附属医院检验科	广东省
334	南方医科大学南方医院检验科	广东省
335	深圳华大临床检验中心	广东省
336	深圳市宝安区妇幼保健院检验科	广东省
337	深圳市妇幼保健院检验科	广东省
338	深圳市罗湖医院集团医学检验实验室	广东省
339	深圳市南山区人民医院检验科	广东省
340	深圳市血液中心	广东省
341	深圳市中医院检验科	广东省
342	台山市人民医院检验科	广东省
343	阳江市人民医院检验科	广东省
344	中山大学肿瘤防治中心病理科	广东省
345	中山大学肿瘤防治中心检验科	广东省
346	中山市人民医院检验医学中心	广东省
347	珠海市人民医院检验科	广东省
348	广西金域医学检验实验室有限公司	广西壮族自治区
349	柳州市工人医院检验科	广西壮族自治区
350	柳州市工人医院输血科	广西壮族自治区
351	柳州市柳铁中心医院检验科	广西壮族自治区
352	南宁市第二人民医院核医学科	广西壮族自治区

续表

序号	医学实验室	机构所在省（区、市）
353	南宁市第一人民医院医学检验科	广西壮族自治区
354	南宁市妇幼保健院检验科	广西壮族自治区
355	南宁中心血站	广西壮族自治区
356	海南金域医学检验中心有限公司	海南省
357	中国人民解放军总医院海南分院检验中心	海南省
358	第三军医大学第三附属医院检验科	重庆市
359	第三军医大学西南医院检验科	重庆市
360	陆军军医大学第二附属医院检验科	重庆市
361	重庆迪安医学检验中心有限公司	重庆市
362	重庆金域医学检验所有限公司	重庆市
363	重庆市第三人民医院检验科	重庆市
364	重庆市垫江县人民医院医学检验科	重庆市
365	重庆市垫江县中医院检验科	重庆市
366	重庆医科大学附属大学城医院检验科	重庆市
367	重庆医科大学附属第二医院检验科	重庆市
368	重庆医科大学附属第一医院检验科	重庆市
369	重庆医科大学附属儿童医院临床检验中心	重庆市
370	重庆医科大学附属永川医院检验科	重庆市
371	成都艾迪康医学检测实验室有限公司	四川省
372	成都博奥独立医学实验室有限公司	四川省
373	成都高新达安医学检验有限公司	四川省
374	成都千麦医学检验所有限公司	四川省
375	成都市第三人民医院临床医学检验部	四川省
376	成都市血液中心	四川省
377	成都中医药大学附属医院（四川省中医医院）检验科	四川省
378	广元市中心医院检验科	四川省
379	绵阳市中心医院检验科	四川省
380	四川大家医学检测有限公司	四川省
381	四川大学华西第二医院临床检验科	四川省
382	四川金域医学检验中心有限公司	四川省

续表

序号	医学实验室	机构所在省（区、市）
383	四川赛尔医学检验有限公司	四川省
384	四川省医学科学院（四川省人民医院）检验科	四川省
385	四川省自贡市第一人民医院检验科	四川省
386	西南医科大学附属医院医学检验部	四川省
387	贵州安康医学检验中心有限公司	贵州省
388	贵州金域医学检验中心有限公司	贵州省
389	贵州省人民医院检验科	贵州省
390	兴义市人民医院医学检验科	贵州省
391	遵义市第一人民医院检验科	贵州省
392	遵义医学院附属医院医学检验科	贵州省
393	保山市人民医院检验科	云南省
394	昆明金域医学检验所有限公司	云南省
395	昆明医科大学第二附属医院医学检验科	云南省
396	昆明医科大学第一附属医院医学检验科	云南省
397	云南艾迪康医学检验所有限公司	云南省
398	云南迪安医学检验所有限公司	云南省
399	云南昆钢医院检验科	云南省
400	云南省第一人民医院医学检验科	云南省
401	西藏自治区人民医院检验科	西藏自治区
402	汉中市中心血站	陕西省
403	三二〇一医院微生物免疫检验科	陕西省
404	三二〇一医院医学检验科	陕西省
405	陕西省核工业二一五医院医学检验科	陕西省
406	陕西友谊医学检验实验室	陕西省
407	陕西中医药大学附属医院医学检验科	陕西省
408	渭南市妇幼保健院检验科	陕西省
409	西安迪安医学检验实验室有限公司	陕西省
410	西安交通大学医学院第二附属医院检验科	陕西省
411	西安交通大学医学院第一附属医院检验科	陕西省
412	西安金域医学检验所有限公司	陕西省

续表

序号	医学实验室	机构所在省（区、市）
413	西安市儿童医院检验科	陕西省
414	西安市中心医院检验科	陕西省
415	西京医院病理科	陕西省
416	西京医院检验科	陕西省
417	咸阳市中心血站	陕西省
418	甘肃省人民医院检验中心	甘肃省
419	中国人民解放军联勤保障部队第九四〇医院检验科	甘肃省
420	青海大学附属医院医学检验中心	青海省
421	青海红十字医院检验科	青海省
422	青海省人民医院检验科	青海省
423	青海省中医院检验科	青海省
424	宁夏医科大学总医院医学实验中心	宁夏回族自治区
425	新疆生产建设兵团医院医学检验科	新疆维吾尔自治区
426	新疆维吾尔自治区喀什地区第二人民医院检验科	新疆维吾尔自治区
427	新疆维吾尔自治区人民医院临床检验中心	新疆维吾尔自治区
428	新疆维吾尔自治区中医医院临床检验中心	新疆维吾尔自治区
429	新疆医科大学第一附属医院医学检验中心	新疆维吾尔自治区
430	澳门特别行政区政府卫生局公共卫生化验所	澳门特别行政区

附录 D　美国病理学家协会（CAP）认证的临床检验实验室[①]

序号	机构名称	英文名称		城市
		认证单位	认证名称	
1	爱尔兰爱康控股临床研究国际有限公司中国实验室	ICON Lab Svcs China	ICON Laboratory Services China	北京
2	安诺优达基因科技（北京）有限公司二代测序（NGS）临床实验室	Beijing Annoroad Medical Laboratory Co., Ltd.	NGS Clinical Lab	北京
3	北京 MEDPACE 医药科技有限公司	MedPace Reference Labs China	NA	北京
4	北京大学肝病研究所实验室	Peking University	Hepatology Institute Laboratory	北京
5	北京大学人民医院检验科 *	People's Hospital Peking University	Laboratory Medicine	北京
6	北京泛生子医学检验实验室有限公司临床实验室	Genetron Health（Beijing）Co., Ltd.	Clinical Laboratory	北京
7	北京妇产医院检验科	Beijing Obstetrics and Gynecology Hospital	Department of Laboratory Medicine	北京
8	北京和睦家医院病理临床检验中心	Beijing United Family Hospital Co., Ltd.	Department of Pathology & Laboratory	北京
9	北京吉因加医学检验实验室有限公司临床实验室	GenePlus	Clinical Laboratory	北京
10	北京嘉宝医学检验实验室	Jab Diagnostics	Laboratory	北京
11	北京洛奇医学检验实验室 *	Beijing Lawke Health Lab	Central Laboratory	北京
12	北京明谛生物医药科技有限公司明谛医学检验所	MD Biotech Corp	MDx Clinical Laboratory	北京
13	中国医学科学院北京协和医院检验科 *	Peking Union Medical College Hosp	Dept of Laboratory Medicine	北京

① 检索时间：2020 年 4 月 28 日，表中机构名称经核对分别为该机构的官方中文名称和英文名称。数据检索自：https：//webapps.cap.org/apps/cap.portal ？ _nfpb=true&ALSearch_3_1_actionOverride=%2Fportlets%2Faccrlabsearch%2Faccrlabsearchpgflow%2Fprocess_searchcriteria&_windowLabel=ALSearch_3_1&_pageLabel=accrlabsearch_page。

续表

序号	机构名称	英文名称		城市
		认证单位	认证名称	
14	福建和瑞基因科技有限公司分子诊断实验室	Berry Oncology Co., Ltd.	Molecular Diagnostic Lab	北京
15	杭州莲和医学检验所有限公司实验室	Hangzhou Life Healthcare Med Lab Co., Ltd.	Laboratory	北京
16	昆皓睿诚医药研发（北京）有限公司实验室	Q Squared Solutions (Beijing) Co., Ltd.	Laboratory	北京
17	首都医科大学附属北京朝阳医院检验科 *	Beijing Chao-yang Hospital	Laboratory Department	北京
18	首都医科大学附属北京世纪坛医院临床检验中心 *	Beijing Shijitan Hosp, Capital Med Univ	Dept of Clinical Lab Medicine	北京
19	无锡臻和生物科技有限公司科技实验室	Genecast Biotechnology Co., Ltd.	Clinical Laboratory	北京
20	信纳克（北京）生化标志物检测医学研究有限责任公司	Synarc Research Laboratory (Beijing) Ltd	NA	北京
21	中国食品药品检定研究院食品药品安全评价研究所临床实验室	National Center for Safety Evaluation of Drugs	Clinical Laboratory	北京
22	慧渡（上海）医疗科技有限公司临床实验室	Huidu Shanghai Medical Sciences Ltd	Predicine Shanghai Clinical Laboratory	上海
23	天津诺禾医学检验所有限公司二代测序（NGS）临床实验室	Tianjin Novogene Med LAB	NGS Clinical Lab	天津
24	天津市第三中心医院检验科 *	Tianjin Third Central Hospital	Clinical Laboratory	天津
25	中国医学科学院血液病医院血液病理诊断中心 *	Institute of Hematology & Blood Diseases Hosp	CAMS & PUMC Dept of Hematopathology Lab	天津
26	内蒙古林业总医院检验科 *	Inner Mongolia Forestry General Hosp	Clinical Laboratory	呼伦贝尔
27	中国医科大学附属第一医院医学检验科 *	The First Hospital of CMU	Department of Laboratory Medicine	沈阳
28	科文斯医药研发（上海）有限公司中心实验室	Covance Pharmaceutical Research and Development	Central Laboratory Service	上海
29	明码（上海）生物科技有限公司实验室	WuXi NextCODE Genomics	Laboratory	上海

续表

序号	机构名称	英文名称		城市
		认证单位	认证名称	
30	欧陆检测技术服务（上海）有限公司	Eurofins Central Laboratory China Ltd.	NA	上海
31	上海艾迪康医学检验所有限公司 *	Shanghai Adicon Clinical Laboratories	NA	上海
32	上海安可济生物科技有限公司临床实验室	AccuraGen	Clinical Laboratory	上海
33	上海达安医学检验所有限公司 *	Shanghai Daan Med Laboratory	NA	上海
34	上海迪安医学检验所有限公司中心实验室 *	Shanghai Dian Med Testing Lab Centr	Central Laboratory	上海
35	上海观合医药科技有限公司	Teddy Clinical Research Laboratory	NA	上海
36	上海金域医学检验所有限公司实验室 *	Kingmed Diagnostics (Shanghai)	Laboratory	上海
37	上海立闻医学检验所有限公司实验室	Shanghai Liwen Diagnostics	Laboratory	上海
38	上海千麦博米乐医学检验所有限公司 *	Shanghai CBML Med Labs Inc	NA	上海
39	上海厦维医学检验实验室有限公司实验室	Shanghai Xiawei Medical Laboratory	Laboratory	上海
40	上海市内分泌代谢病研究所内分泌临床实验室	Shanghai Inst of Endocrine and Meta	Clinical Laboratory for Endocrinology	上海
41	上海思路迪医学检验所有限公司临床实验室	3DMed Clinical Laboratory Inc	Clinical Laboratory	上海
42	上海药明傲喆医学检验所有限公司独立临床实验室	WuXi AppTec Medical Testing Institute (Shanghai) Co.， Ltd.	Independant Clinical Lab	上海
43	上海药明傲喆医学检验所有限公司中心实验室	WuXi AppTec	Central Laboratory	上海
44	上海医药临床研究中心中心实验室（上海枫林医药医学检验有限公司）*	SCRC Fenglin - PPD China Clin & Cen	Clinical & Central Laboratories	上海

续表

序号	机构名称	英文名称		城市
		认证单位	认证名称	
45	上海益诺思生物技术股份有限公司（国家上海新药安全评价研究中心）	INNOSTAR	Shanghai Innostar Bio-Tech. Co. Ltd.	上海
46	至本医疗科技（上海）有限公司临床实验室	Shanghai OrigiMed Co., Ltd.	Clinical Laboratory	上海
47	南京世和基因生物技术股份有限公司实验室	Nanjing Shihe Jiyin Biotech Inc	Laboratory	南京
48	南京先声诊断技术有限公司实验室	Nanjing Simcere Diagnostics Laboratory Co.，Ltd.	Laboratory	南京
49	迈杰转化医学研究（苏州）有限公司中心实验室	MEDx Suzhou Translational Medicine Co.，Ltd.	Central Laboratory	苏州
50	苏州珀金埃尔默医学检验所有限公司中心实验室	Suzhou PerkinElmer Medical Lab Co.，Ltd.	Center Lab	苏州
51	杭州 MED 生物技术公司生物技术实验室	Hangzhou Med Biotech Ltd	Biotechnology Lab	杭州
52	杭州凯莱谱医学检验实验室有限公司实验室	Hangzhou Calibra Diagnostics Co.	Laboratory	杭州
53	杭州千麦医学检验所有限公司实验室 *	Hang Zhou CMLabs，Inc.	Hang Zhou CMLab	杭州
54	杭州瑞普基因科技有限公司实验室	Hangzhou Repu Medical Lab Co.，Ltd.	Laboratory	杭州
55	杭州奕真医学检验所有限公司	Hangzhou Veritas	Genetics Medical Institute Co.，Ltd.	杭州
56	浙江湖州数问观止医学检验中心有限公司	Shuwen Guanz Diagnostic Lab Co.，Ltd	NA	湖州
57	启东领星医学检验所有限公司	GenomiCare Clinical Laboratory，Qidong	NA	启东
58	厦门艾德生物技术研究中心有限公司医学检验所实验室	AmoyDx Biotechnology Research Ctr	AmoyDx Medical Institute Lab	厦门
59	武汉千麦医学检验实验室有限公司实验室 *	Wuhan CMLabs，Inc.	Wuhan CMLabs	武汉
60	华中科技大学同济医学院附属同济医院检验科	Tongji Hospital，Tongji Med College，HUST	Department of Laboratory Medicine	武汉

续表

序号	机构名称	英文名称		城市
		认证单位	认证名称	
61	广州达安临床检验中心有限公司 *	Guangzhou DAAN	Clinical Laboratory Ctr Co.，Ltd.	广州
62	广州华银医学检验中心有限公司病理诊断中心 *	Guangzhou Huayin Med Lab Ctr Co.，Ltd.	Pathological Diagnosis Center Lab	广州
63	广州金域医学检验中心有限公司临床实验室 *	Kingmed Ctr for Clin Lab Co.，Ltd.	Guangzhou Kingmed Ctr for Clin Lab	广州
64	燃石医学 -CTONG 联合实验室	Burning Rock & CTONG Laboratory	NA	广州
65	深圳海普洛斯医学检验实验室二代测序（NGS）临床实验室	Shenzhen HaploX Med Lab	NGS Clinical Laboratory	深圳
66	香港大学深圳医院病理科	The University of Hong Kong Shenzhen Hospital	Hospital Pathology Services	深圳
67	成都高新达安医学检验有限公司 *	Chengdu Gaoxin-Daan Medical Laboratory Co., Ltd.	NA	成都
68	成都华西海圻医药科技有限公司临床检验分析部	West China-Frontier Pharma Tech Co.，Ltd.	Clinical Pathology Department Lab	成都
69	四川大学华西第二医院临床检验科 *	West China Second Univ Hosp，Sichuan	Department of Laboratory Medicine	成都
70	四川大学华西医院病理科	West-China Hospital	Department of Pathology Laboratory	成都
71	四川大学华西医院实验医学科	West China Hosp of Sichuan Univ	The Department of Lab Medicine	成都

注：* 为同时获得 CNAS 和 CAP 认证的机构。

附录 E 2019 年度中国企业发起的国际多中心临床试验

序号	登记号	药物名称	适应证	试验题目	申办单位
1	CTR20190055	SHR-1314 注射液	银屑病	SHR-1314 在中重度慢性银屑病患者中的安全性和有效性研究	江苏恒瑞医药股份有限公司、上海恒瑞医药有限公司
2	CTR20190092	D-0502 片	晚期或转移性 ER 阳性和 HER2 阴性乳腺癌	D-0502 治疗晚期乳腺癌女性的安全性和耐受性	益方生物科技（上海）有限公司
3	CTR20190098	BGB-3111 胶囊	慢性淋巴细胞白血病、小淋巴细胞淋巴瘤	BGB-3111 与伊布替尼治疗慢性淋巴细胞白血病 / 小淋巴细胞淋巴瘤	百济神州（北京）生物科技有限公司
4	CTR20190174	BAT1806 注射液	类风湿性关节炎	BAT1806 与雅美罗有效性和安全性的对照研究	百奥泰生物制药股份有限公司
5	CTR20190180	BLU-554 胶囊	肝细胞癌	BLU-554 治疗肝细胞癌患者的 I 期临床研究	基石药业（苏州）有限公司
6	CTR20190241	EMB-01 注射液	晚期、转移性实体瘤	EMB-01 在晚期 / 转移性实体肿瘤患者中的剂量递增研究	岸迈生物科技（苏州）有限公司 / 上海岸迈生物科技有限公司
7	CTR20190397	selexipag 片	儿童肺动脉高压	评估在肺动脉高压儿童中安全性、耐受性和药代动力学	杭州泰格医药科技股份有限公司
8	CTR20190416	BGB-3111 胶囊	慢性淋巴细胞白血病、小淋巴细胞淋巴瘤	一项 BGB-3111 对比苯达莫司汀联合利妥昔单抗用于初治的慢性淋巴细胞白血病或小淋巴细胞淋巴瘤受试者的国际、Ⅲ期、开放性、随机研究	百济神州（北京）生物科技有限公司

续表

序号	登记号	药物名称	适应证	试验题目	申办单位
9	CTR20190522	TT-00420 胶囊	三阴乳腺癌等实体瘤	TT-00420 胶囊 I 期临床试验	南京药捷安康生物科技有限公司
10	CTR20190555	Ropeginterferonalfa-2b（P1101）注射液	慢性丙型肝炎	评估 P1101+ 利巴韦林治疗 GT2 慢丙肝的安全性和疗效的 3 期临床	诺思格（北京）医药科技股份有限公司、永昕生物医药股份有限公司、药华医药股份有限公司
11	CTR20190682	Avapritinib（BLU-285）	胃肠道间质瘤	比较 BLU-285 与瑞戈非尼治疗胃肠道间质瘤的Ⅲ期研究	基石药业（苏州）有限公司
12	CTR20190754	重组抗 PD-1 人源化单克隆抗体注射液	广泛期小细胞肺癌	HLX10 联合化疗治疗广泛期小细胞肺癌的Ⅲ期临床研究	上海复宏汉霖生物技术股份有限公司
13	CTR20190767	BLU-667	甲状腺髓样癌、含有 RET 融合的非小细胞肺癌和其他含有 RET 变异的晚期实体肿瘤	BLU-667 治疗甲状腺髓样癌、非小细胞肺癌和其他实体瘤的研究	基石药业（苏州）有限公司
14	CTR20190900	谷美替尼片	具有 c-MET 改变的晚期非小细胞肺癌	谷美替尼在 c-MET 改变的非小细胞肺癌患者中有效性和安全性	上海海和药物研究开发有限公司
15	CTR20190907	重组抗 PD-1 人源化单克隆抗体注射液	局部晚期或转移性鳞状非小细胞肺癌患者	HLX10 联合化疗一线治疗局部晚期或转移性 sNSCLC 的Ⅲ期临床研究	上海复宏汉霖生物技术股份有限公司
16	CTR20190941	LB1148	改善大手术后胃肠功能恢复、减少术后肠梗阻及腹腔内粘连	一项评价 LB1148 改善术后胃肠功能恢复、减少术后肠梗阻的研究	Almac Pharma Services Limited 恒翼生物医药科技（上海）有限公司
17	CTR20191055	非布司他片	高尿酸血症	非布司他片生物等效性研究	青岛百洋制药有限公司

续表

序号	登记号	药物名称	适应证	试验题目	申办单位
18	CTR20191065	非布司他片	高尿酸血症	非布司他生物等效性研究	青岛百洋制药有限公司
19	CTR20191290	重组抗 VEGF 人源化单克隆抗体注射液	新生血管年龄相关性黄斑变性	比较 QL1205 与 Lucentis 在新生血管年龄相关黄斑变性患者的Ⅲ期临床	齐鲁制药有限公司
20	CTR20191300	马昔腾坦片	马昔腾坦治疗 Fontan 姑息治疗受试者	Fontan 姑息治疗受试者中评估药物安全性、耐受性和有效性	杭州泰格医药科技股份有限公司
21	CTR20191306	艾司奥美拉唑镁肠溶胶囊	胃食管反流性疾病（GERD）等	艾司奥美拉唑镁肠溶胶囊生物等效性研究	青岛百洋制药有限公司
22	CTR20191309	艾司奥美拉唑镁肠溶胶囊	胃食管反流性疾病（GERD）等	艾司奥美拉唑镁肠溶胶囊生物等效性研究	青岛百洋制药有限公司
23	CTR20191310	艾司奥美拉唑镁肠溶胶囊	胃食管反流性疾病（GERD）等	艾司奥美拉唑镁肠溶胶囊生物等效性研究	青岛百洋制药有限公司
24	CTR20191391	康柏西普眼用注射液	新生血管性年龄相关性黄斑变性	康柏西普眼用注射液治疗 wAMD 的试验	成都康弘生物科技有限公司
25	CTR20191519	阿奇霉素干混悬剂	敏感细菌所引起的感染	阿奇霉素干混悬剂餐后生物等效性研究	海南普利制药股份有限公司
26	CTR20191522	盐酸二甲双胍缓释片	2 型糖尿病	盐酸二甲双胍缓释片空腹生物等效性研究	海南普利制药股份有限公司
27	CTR20191532	地氯雷他定分散片	过敏性鼻炎、慢性特发性荨麻疹	地氯雷他定分散片空腹生物等效性研究	海南普利制药股份有限公司
28	CTR20191533	地氯雷他定干混悬剂	慢性特发性荨麻疹、过敏性鼻炎	地氯雷他定干混悬剂空腹生物等效性研究	海南普利制药股份有限公司

续表

序号	登记号	药物名称	适应证	试验题目	申办单位
29	CTR20191534	盐酸二甲双胍缓释片	2 型糖尿病	盐酸二甲双胍缓释片餐后生物等效性研究	海南普利制药股份有限公司
30	CTR20191535	地氯雷他定分散片	过敏性鼻炎、慢性特发性荨麻疹	地氯雷他定分散片餐后生物等效性研究	海南普利制药股份有限公司
31	CTR20191536	地氯雷他定干混悬剂	慢性特发性荨麻疹、过敏性鼻炎	地氯雷他定干混悬剂餐后生物等效性研究	海南普利制药股份有限公司
32	CTR20191537	阿奇霉素干混悬剂	敏感细菌所引起的感染	阿奇霉素干混悬剂空腹生物等效性研究	海南普利制药股份有限公司
33	CTR20191544	AR-301 注射液	金黄色葡萄球菌性(S.aureus)呼吸机相关性肺炎（VAP）	评价 AR-301 治疗呼吸机相关性肺炎的Ⅲ期临床研究	深圳市瑞迪生物医药有限公司
34	CTR20191551	甲磺酸阿帕替尼片	晚期肝细胞癌	SHR-1210 联合阿帕替尼对比索拉非尼一线治疗晚期肝癌临床研究	江苏恒瑞医药股份有限公司、上海恒瑞医药有限公司
35	CTR20191711	注射用 ETX2514SUL	鲍曼不动杆菌 - 醋酸钙不动杆菌复合体（ABC）引起的严重感染	ETX2514SUL 治疗鲍曼不动杆菌复合体感染患者的Ⅲ期研究	再鼎医药（上海）有限公司
36	CTR20191747	法莫替丁片	胃溃疡、十二指肠溃疡、吻合口溃疡等	法莫替丁片(20mg)人体生物等效性试验	上海世康特制药有限公司
37	CTR20191748	法莫替丁片	胃溃疡、十二指肠溃疡、吻合口溃疡等	法莫替丁片(20mg)人体生物等效性试验	上海世康特制药有限公司
38	CTR20191757	尼莫地平片	预防动脉瘤性蛛网膜下腔出血后缺血性神经损伤	尼莫地平片(30mg)人体生物等效性试验	上海世康特制药有限公司

续表

序号	登记号	药物名称	适应证	试验题目	申办单位
39	CTR20191758	尼莫地平片	预防动脉瘤性蛛网膜下腔出血后缺血性神经损伤	尼莫地平片(30mg)人体生物等效性试验	上海世康特制药有限公司
40	CTR20191782	VNRX-5133for Injection	复杂性尿路感染	头孢吡肟 /VNRX-5133 治疗复杂性尿路感染（包括急性肾盂肾炎）	云济华美药业(北京)有限公司
41	CTR20191830	重组抗 PD-1 人源化单克隆抗体	胃癌	HLX10 或安慰剂联合化疗新辅助 / 辅助治疗胃癌	上海复宏汉霖生物技术股份有限公司
42	CTR20191837	谷美替尼片	复发转移性非小细胞肺癌	谷美替尼联合奥希替尼治疗非小细胞肺癌患者的临床研究	上海海和药物研究开发有限公司
43	CTR20191845	E2609	早期阿尔茨海默病	在早期阿尔茨海默病受试者中评估 E2609 的疗效有效性和安全性	盈帆达医药咨询（上海）有限公司
44	CTR20191971	Pracinostat 60mg 胶囊	急性髓性白血病患者	Pracinostat 联合阿扎胞苷治疗初诊急性髓性白血病患者的Ⅲ期研究	诺思格（北京）医药科技股份有限公司
45	CTR20192192	阿伐曲泊帕片	肿瘤化疗引起的血小板减少症	阿伐曲泊帕对肿瘤化疗所致血小板减少疗效和安全性研究	上海复星医药产业发展有限公司
46	CTR20192226	重组抗 PD-1 人源化单克隆抗体注射液	三阴性乳腺癌	HLX10 联合化疗新辅助 / 辅助治疗 TNBC 的有效性和安全性研究	上海复宏汉霖生物技术股份有限公司
47	CTR20192238	头孢克肟颗粒	急性支气管炎、肺炎、慢性呼吸系统疾病的继发感染等	头孢克肟颗粒 50mg 餐后生物等效性试验	浙江巨泰药业有限公司

续表

序号	登记号	药物名称	适应证	试验题目	申办单位
48	CTR20192239	盐酸美金刚缓释胶囊	中度至重度阿尔兹海默型痴呆	盐酸美金刚缓释胶囊生物等效性研究	青岛百洋制药有限公司
49	CTR20192241	盐酸美金刚缓释胶囊	中度至重度阿尔兹海默型痴呆	盐酸美金刚缓释胶囊生物等效性研究	青岛百洋制药有限公司
50	CTR20192243	盐酸美金刚缓释胶囊	中度至重度阿尔兹海默型痴呆	盐酸美金刚缓释胶囊生物等效性研究	青岛百洋制药有限公司
51	CTR20192246	头孢克肟颗粒	急性支气管炎、肺炎、慢性呼吸系统疾病的继发感染等	头孢克肟颗粒 50mg 空腹生物等效性试验	浙江巨泰药业有限公司
52	CTR20192258	乌苯美司胶囊	增强免疫功能，用于抗癌化疗、放疗的辅助治疗，老年性免疫功能缺陷等	空腹 / 餐后口服乌苯美司胶囊和参比制剂的生物等效性研究	浙江普洛康裕制药有限公司
53	CTR20192344	注射用 TJ202	复发或难治性多发性骨髓瘤	观察 TJ202 治疗多发性骨髓瘤的疗效和安全性、耐受性	天境生物科技香港有限公司、天境生物科技（上海）有限公司
54	CTR20192399	注射用 Rezafungin	念珠菌血症、侵袭性念珠菌病	Rezafungin 在念珠菌病患者中的有效性和安全性 3 期试验	上海康德弘翼医学临床研究有限公司
55	CTR20192484	Troriluzole 胶囊	脊髓小脑性共济失调	评价 Troriluzole 在脊髓小脑性共济失调患者中的长期疗效和安全性	拜奥新管理（上海）有限公司
56	CTR20192524	CS1003 注射液	晚期肝细胞癌	CS1003 联合仑伐替尼对比仑伐替尼治疗肝细胞癌的Ⅲ期研究	拓石药业（上海）有限公司、基石药业（苏州）有限公司
57	CTR20192600	注射用 TJ202	复发或难治性多发性骨髓瘤	观察 TJ202 治疗多发性骨髓瘤的疗效和安全性	天境生物科技香港有限公司、天境生物科技（上海）有限公司

附录 F 2019 年度国家药品监督管理局批准的 1 类国产新药列表

序号	药品名称	批准文号	生产单位	批准日期	剂型 / 规格
1	聚乙二醇洛塞那肽注射液	国药准字 H20190025	江苏豪森药业集团有限公司	2019 年 5 月 5 日	注射剂，0.5 mL : 0.2 mg（以 C187H288N50O59S 计）
		国药准字 H20190024	江苏豪森药业集团有限公司	2019 年 5 月 5 日	注射剂，0.5 mL : 0.1 mg（以 C187H288N50O59S 计）
2	本维莫德乳膏	国药准字 H20190026	广东中昊药业有限公司	2019 年 5 月 29 日	乳膏剂，10 g : 0.1 g（1%）
3	注射用卡瑞利珠单抗	国药准字 S20190027	苏州盛迪亚生物医药有限公司	2019 年 5 月 29 日	注射剂，200 mg/ 瓶
4	可利霉素片	国药准字 H20190029	上海同联制药有限公司	2019 年 6 月 24 日	片剂，0.2 g（20 万单位）
5	甘露特钠胶囊	国药准字 H20190031	上海绿谷制药有限公司	2019 年 11 月 2 日	胶囊剂，150 mg
6	甲磺酸氟马替尼片	国药准字 H20190032	江苏豪森药业集团有限公司	2019 年 11 月 22 日	片剂，0.1 g（以甲磺酸氟马替尼计）
		国药准字 H20190033	江苏豪森药业集团有限公司	2019 年 11 月 22 日	片剂，0.2 g（以甲磺酸氟马替尼计）
7	注射用甲苯磺酸瑞马唑仑	国药准字 H20190034	江苏恒瑞医药股份有限公司	2019 年 12 月 26 日	注射剂，36 mg［按瑞马唑仑（C21H19BrN4O2）计］
8	甲苯磺酸尼拉帕利胶囊	国药准字 H20190035	再鼎医药（苏州）有限公司	2019 年 12 月 26 日	胶囊剂，100 mg（按 C19H20N4O 计）

附录 G　2019 年度创新医疗器械产品目录①

序号	产品名称	注册证编号	制造商
1	经导管植入式无导线起搏系统 Micra Transcatheter Leadless Pacemaker System	国械注进 20193120297	美敦力公司 Medtronic Inc.
2	数字乳腺 X 射线摄影系统	国械注准 20193060280	上海联影医疗科技有限公司
3	正电子发射及 X 射线计算机断层成像扫描系统	国械注准 20193060364	湖北锐世数字医学影像科技有限公司
4	一次性使用血管内成像导管	国械注准 20193060601	南京沃福曼医疗科技有限公司
5	正电子发射及 X 射线计算机断层成像扫描系统	国械注准 20193060816	上海联影医疗科技有限公司
6	病人监护仪	国械注准 20193070154	深圳迈瑞生物医疗电子股份有限公司
7	无创血糖仪	国械注准 20193070602	博邦芳舟医疗科技（北京）有限公司
8	冠状动脉造影血流储备分数测量系统	国械注准 20193070969	苏州润迈德医疗科技有限公司
9	一次性使用有创压力传感器	国械注准 20193070970	苏州润迈德医疗科技有限公司
10	植入式左心室辅助系统	国械注准 20193120603	重庆永仁心医疗器械有限公司
11	多孔钽骨填充材料	国械注准 20193130001	重庆润泽医药有限公司
12	生物可吸收冠状动脉雷帕霉素洗脱支架系统	国械注准 20193130093	乐普（北京）医疗器械股份有限公司
13	腹主动脉覆膜支架及输送系统	国械注准 20193130182	上海微创心脉医疗科技股份有限公司
14	左心耳闭合系统	国械注准 20193130278	北京迈迪顶峰医疗科技有限公司

① 本表仅列出《创新医疗器械特别审批程序（试行）》2019 年批准上市的 19 个创新医疗器械。

续表

序号	产品名称	注册证编号	制造商
15	左心耳封堵器系统	国械注准 20193130279	上海普实医疗器械科技有限公司
16	经导管主动脉瓣膜系统	国械注准 20193130494	上海微创心通医疗科技有限公司
17	脱细胞角膜植片	国械注准 20193160679	青岛中皓生物工程有限公司
18	调强放射治疗计划系统软件	国械注准 20193210281	中科超精（安徽）科技有限公司
19	核酸扩增检测分析仪	国械注准 20193221026	杭州优思达生物技术有限公司

附录 H　2019 年度“重大慢性非传染性疾病防控研究”重点专项立项项目清单

序号	项目编号	项目名称	项目牵头承担单位	项目负责人
1	2019YFC1315700	恶性肿瘤筛查早诊的液体活检技术研发及评价研究	中国医学科学院肿瘤医院	王洁
2	2019YFC1315800	基于液体活检技术的常见恶性肿瘤筛查及早诊技术研发与评价研究	复旦大学	周俭
3	2019YFC1315900	胰腺癌筛查新技术评价及方案优化研究	上海长海医院	杜奕奇
4	2019YFC1316000	新型溶瘤病毒恶性肿瘤治疗制品研发及关键技术研究	浙江大学	梁廷波
5	2019YFC1316100	新型溶瘤病毒恶性肿瘤治疗及增效策略的研发	中国科学院生物物理研究所	王盛典
6	2019YFC1316200	创新提升基因修饰 T 细胞治疗恶性实体瘤安全和有效性研究及临床转化	华中科技大学同济医学院附属协和医院	胡豫
7	2019YFC1316300	嵌合肝、胃、脑实体瘤抗原 CAR-T 治疗的规范化临床研究	中国人民解放军第四军医大学	蒋建利

附录 I　2019 年度“生殖健康及重大出生缺陷防控研究”重点专项立项项目清单

序号	项目编号	项目名称	项目牵头承担单位	项目负责人
1	2019YFC1005100	规范化、全周期重大出生缺陷大数据平台建设	国家卫生健康委统计信息中心	胡建平
2	2019YFC1005200	妇科肿瘤患者保留生育功能相关技术研发	北京大学	王建六

附录 J　2020 年度“主动健康和老龄化科技应对”重点专项第一批立项项目清单①

序号	项目编号	项目名称	项目牵头承担单位	项目负责人
1	2020YFC2002800	增龄相关主要器官健康状况的调控和临床干预策略	上海交通大学	张晓玲
2	2020YFC2002900	营养、运动对老年健康的影响和干预作用	南昌大学	田小利
3	2020YFC2003000	心理调适对老年健康的影响和干预作用	中国科学院心理研究所	刘正奎
4	2020YFC2003100	基于中医体质辨识和多模态技术的老年心身健康评估体系及服务模式研究	北京中医药大学	王济
5	2020YFC2003300	运动促进健康精准监测关键技术和专用芯片的研发	普天信息技术有限公司	刘景文
6	2020YFC2003400	健康体检大数据云平台构建	美年大健康产业（集团）有限公司	宁毅
7	2020YFC2003500	面向主动健康的疾病预测预警及干预技术研究	山东大学	薛付忠
8	2020YFC2003600	零 / 低负荷睡眠监测与调控系统的研发及基于临床数据模型的示范应用	江苏鱼跃医疗设备股份有限公司	房芳
9	2020YFC2003700	穿戴式呼吸监测与心肺耦合增强产品的研制与临床研究	复旦大学	宋元林
10	2020YFC2003800	人工智能视觉增强技术产品研发及在视力障碍人群中的应用示范	中国残疾人辅助器具中心	陈震
11	2020YFC2003900	智能化全天候多场景视力障碍训练与视觉增强技术及产品的研发	杭州深睿博联科技有限公司	袁进
12	2020YFC2004000	便捷听力筛查系统及智能听力康复辅具研发与应用示范	东南大学	邹采荣
13	2020YFC2004100	发声与言语功能障碍康复训练系统	中国科学院深圳先进技术研究院	王岚
14	2020YFC2004200	肢体运动功能障碍动态量化评估与智能康复训练系统研发	国家康复辅具研究中心	李增勇

① 本批次立项项目为 2019 年所发布的指南。

续表

序号	项目编号	项目名称	项目牵头承担单位	项目负责人
15	2020YFC2004300	肢体运动功能障碍康复训练系统研制及训练模式研究	佛山科学技术学院	郝志峰
16	2020YFC2004400	基于体外反搏技术平台的循环系统智能化康复辅具研发	中山大学	伍贵富
17	2020YFC2004500	小型化汗液 / 尿液蛋白快速检测产品研发与慢性病管理	广州万孚生物技术股份有限公司	梅茜
18	2020YFC2004600	新型尿液 / 汗液快速检测系统的研发及主动健康的实时监测	北京丹大生物技术有限公司	周建平
19	2020YFC2004700	老年人多病共患临床大数据综合管理共享平台建设及防治策略研究	中国医学科学院阜外医院	唐熠达
20	2020YFC2004800	老年人多病共患临床大数据与生物样本库综合管理共享平台建设	首都医科大学附属北京安贞医院	聂绍平
21	2020YFC2004900	老年骨骼系统退行性病变的防控技术研究	中国人民解放军总医院	陈继营
22	2020YFC2005000	老年肾脏功能异常减退的早期识别与防控技术研究	复旦大学附属华山医院	陈靖
23	2020YFC2005200	老年听觉系统功能减退早期发现与干预技术研究	中国人民解放军总医院	杨仕明
24	2020YFC2005300	老年睡眠障碍调控干预技术措施研究	中南大学湘雅医院	王锷
25	2020YFC2005400	老年常见感染性疾病精准诊疗一体化防控体系研究	北京大学第一医院	刘新民
26	2020YFC2005500	老年常见病多重用药风险管控体系的研究和集成应用示范	中日友好医院	童荣生
27	2020YFC2005600	老年肌少症早期预警、诊断和多维度干预策略研究	四川大学华西医院	岳冀蓉
28	2020YFC2005800	典型功能障碍患者智能康复辅具研发及应用示范	南昌大学第二附属医院	罗军
29	2020YFC2005900	面向西部地区的智能化康复辅具系统研发和标准化应用示范	重庆医科大学附属第一医院	肖明朝
30	2020YFC2006000	医养结合服务模式与规范的应用示范	华中科技大学	孟浦
31	2020YFC2006100	医养结合服务模式与规范的应用示范	郑州大学第五附属医院	郑鹏远

附录 K　2019 年度“数字诊疗装备研发”重点专项立项项目清单

序号	项目编号	项目名称	项目牵头承担单位	项目负责人
1	2019YFC0117300	DR/CT 探测器专用集成电路研发	上海联影医疗科技有限公司	邬蓉
2	2019YFC0117400	CT 核心部件高速滑环研发	北京航星机器制造有限公司	沈毅
3	2019YFC0117500	低液氦低温超导磁体研发	东软医疗系统股份有限公司	倪志鹏
4	2019YFC0117600	新型 MRI 梯度匀场系统研发	宁波健信核磁技术有限公司	李国超
5	2019YFC0117700	新型 MRI 梯度匀场系统研发	上海联影医疗科技有限公司	刘曙光
6	2019YFC0117800	内窥镜专用 CMOS 图像传感器及处理传输模块研发	合肥德铭电子有限公司	徐超
7	2019YFC0117900	医用 CMOS 专用图像处理通用模块研发	杭州先奥科技有限公司	叶学松
8	2019YFC0118000	医用机器人核心部件研发与应用	北京天智航医疗科技股份有限公司	段星光
9	2019YFC0118100	新型人工智能算法及其在肝癌精准介入治疗规划的应用研究	哈尔滨医科大学	姜慧杰
10	2019YFC0118200	新型人工智能算法及其神经退行性疾病应用研究	浙江大学	周泓
11	2019YFC0118300	智能医学超声前沿理论、关键技术及临床应用研究	深圳大学	倪东
12	2019YFC0118400	新型人工智能算法及其眼部肿瘤病理诊断应用研究	浙江大学	叶娟
13	2019YFC0118500	精神疾病和脏器功能电刺激调控方法及其植入式装置研发	清华大学	胡春华
14	2019YFC0118600	抑郁症和心脏神经官能症电刺激调控方法及其植入式装置研发	首都医科大学宣武医院	武力勇
15	2019YFC0118700	1.5T 无液氦低温超导磁体技术研发	宁波高思超导技术有限公司	莫磊
16	2019YFC0118800	人工智能医学信息系统软件测试审评方法研究及其数据库开发	工业和信息化部电子第五研究所	刘杰

续表

序号	项目编号	项目名称	项目牵头承担单位	项目负责人
17	2019YFC0118900	全数字 PET 技术标准和规范	华中科技大学	谷晓芳
18	2019YFC0119000	电子束复合介质阻挡放电等离子体肿瘤治疗技术及设备研发	合肥中科离子医学技术装备有限公司	倪国华
19	2019YFC0119100	复合高压超短脉冲电场前列腺肿瘤消融系统	上海睿刀医疗科技有限公司	庄杰
20	2019YFC0119200	甲状腺肿瘤微创手术机器人关键技术与平台研发	苏州尚贤医疗机器人技术股份有限公司	刘宝国
21	2019YFC0119300	混合现实引导精准、安全头颈微创手术导航机器人系统研发	艾瑞迈迪医疗科技（北京）有限公司	杨健
22	2019YFC0119400	面向复合呼吸支持的 SPAP 高流量呼吸湿化治疗仪	天津怡和嘉业医疗科技有限公司	吴琦
23	2019YFC0119500	敏捷连接无损传导的前端可抛弃医用电子内窥镜	北京华信佳音医疗科技发展有限责任公司	吴剑
24	2019YFC0119600	血清生长分化因子（GDF15）荧光定量免疫层析法检测试剂盒研发推广	上海乐合生物科技有限公司	朱海燕
25	2019YFC0119700	腹电式动态胎儿监护仪	北京易思医疗器械有限责任公司	张松
26	2019YFC0119800	基于 MEMS 技术的心音心电原位同步无创冠心病检测仪	江苏珠联科技有限公司	张国军
27	2019YFC0119900	智能化良性阵发性位置性眩晕诊疗设备研发	上海威炫医疗器械有限公司	时海波
28	2019YFC0120000	脑卒中治疗及复发监测可穿戴系统的研发	山东海天智能工程有限公司	万芪
29	2019YFC0120100	分娩监护仪关键技术及其产业化研发	广州莲印医疗科技有限公司	王会进
30	2019YFC0120200	血管内介入超声成像诊断设备	上海爱声生物医疗科技有限公司	李翔
31	2019YFC0120300	高清快速超细可吞服内窥镜研发	沈阳尚贤医疗系统有限公司	李洪谊
32	2019YFC0120400	全景复合式数字腹腔镜的产业化	上海欧太医疗器械有限公司	黄新余
33	2019YFC0120500	呼吸专科超声电子复合成像系统及核心部件研发	北京华科创智健康科技股份有限公司	简小华

续表

序号	项目编号	项目名称	项目牵头承担单位	项目负责人
34	2019YFC0120600	三维动态全身骨与关节数字成像及人工智能临床专家系统	上海涛影医疗科技有限公司	侯志勇
35	2019YFC0120700	心血管科用高分辨率光学相干断层成像系统的研制与产业化	南京沃福曼医疗科技有限公司	张弢
36	2019YFC0120800	近红外荧光成像术中导航系统	北京数字精准医疗科技有限公司	迟崇巍
37	2019YFC0120900	无创性脑血流灌注功能定量评估系统研发及临床验证研究	美年大健康产业控股股份有限公司	马青峰
38	2019YFC0121000	多自由度术中 X 射线计算机体层摄影系统研发	深圳安科高技术股份有限公司	WU XIAOYE
39	2019YFC0121100	基于环阵超声的智能三维脑血流成像系统	深圳市德力凯医疗设备股份有限公司	邱维宝
40	2019YFC0121200	脑信号量化指导的经颅光电同步刺激装置研发及临床应用	北京心灵方舟科技发展有限公司	王静
41	2019YFC0121300	基于无创神经调控声刺激治疗技术的耳鸣耳聋诊疗一体化设备研发与产业化	江苏贝泰福医疗科技有限公司	赵勇
42	2019YFC0121400	单侧双通道新型微创脊柱手术设备的整体研发与技术规范研究	青岛钰仁医疗科技有限公司	马学晓
43	2019YFC0121500	450nm 高功率半导体蓝激光手术系统创新研制及临床应用	西安蓝极医疗电子科技有限公司	贺大林
44	2019YFC0121600	肥厚型梗阻性心肌病新型微创外科治疗系统的研发与应用	武汉奥绿新生物科技股份有限公司	魏翔
45	2019YFC0121700	智能化经鼻高流量湿化氧疗装备研发	湖南明康中锦医疗科技发展有限公司	马迎民
46	2019YFC0121800	国家创新医疗器械示范应用体系构建和信息系统研发	中国科学院苏州生物医学工程技术研究所	韩坤
47	2019YFC0121900	智慧妇幼国产创新医疗设备解决方案及应用示范	南方医科大学珠江医院	周凌宏

附录 L　2019 年度“中医药现代化”重点专项立项项目清单

序号	项目编号	项目名称	项目牵头承担单位	项目负责人
1	2019YFC1708400	民间中医特色诊疗技术筛选评价与推广应用机制研究	中国中医科学院中国医史文献研究所	刘剑锋
2	2019YFC1708500	冠心病等疾病痰瘀互结病因病机与诊治方案创新研究	中国中医科学院中医基础理论研究所	胡镜清
3	2019YFC1708600	基于脑心同治理念的益气活血类方治疗脑梗死 / 心肌梗死的病因病机与诊治方案的创新研究	浙江中医药大学	丁志山
4	2019YFC1708700	基于“瘀毒郁互结”核心病因病机异病同治方案的创新研究与应用	浙江中医药大学	张光霁
5	2019YFC1708800	基于科学假说的中药引经和升降浮沉药性理论研究	黑龙江中医药大学	夏永刚
6	2019YFC1708900	生脉散类名优中成药为范例的中药作用机制解析创新方法研究	中国中医科学院中药研究所	杨洪军
7	2019YFC1709000	临床优势病种的腧穴功效特点及其效应机制	成都中医药大学	余曙光
8	2019YFC1709100	经络功能的研究——足厥阴肝经和生殖器官特定联系的生物学机制	广州中医药大学	许能贵
9	2019YFC1709200	基于知识元理论与临床需求深度融合的中医古籍整理及专题文献研究	北京中医药大学	陶晓华
10	2019YFC1709300	糖尿病足中西医结合防治方案的循证评价及疗效机制研究	中国中医科学院西苑医院	高蕊
11	2019YFC1709400	膜性肾病中医药疗效评价及优化临床诊疗指南研究	天津中医药大学第一附属医院	杨洪涛
12	2019YFC1709500	高发妇科疾病中西医结合方案的循证评价	黑龙江中医药大学附属第一医院	吴效科
13	2019YFC1709600	基于通降理论系列方辨证治疗非糜烂性反流病的疗效优势及机制研究	中国中医科学院西苑医院	唐旭东
14	2019YFC1709700	“宣阳解郁，通络止痛”法防治偏头痛的循证评价及机制研究	成都中医药大学	赵凌
15	2019YFC1709800	中医药优势病种证据系统的智能化构建及应用示范	广东省中医院	吴大嵘

续表

序号	项目编号	项目名称	项目牵头承担单位	项目负责人
16	2019YFC1709900	心脑血管疾病等慢病中医健康状态监测、预警与防控模式的示范研究	长春中医药大学	宋柏林
17	2019YFC1710000	不同区域人群心脑血管疾病中医健康状态监测、预警与防控模式的示范研究	河南中医药大学第一附属医院	朱明军
18	2019YFC1710100	基于中医体质学和主被动相结合的健康状态干预及管理技术研究	北京中医药大学	徐安龙
19	2019YFC1710200	儿童青少年近视中西医结合综合防控有效方法、技术和配套产品研究	山东中医药大学附属眼科医院	毕宏生
20	2019YFC1710300	太极拳对 2 型糖尿病及脑卒中功能康复效果的临床研究	福建中医药大学	陶静
21	2019YFC1710400	疗效导向下中医辨证论治能力提升数字化关键技术及平台构建	香港浸会大学深圳研究院	卞兆祥
22	2019YFC1710500	闽产高品质道地中药材灵芝、太子参规范化种植及精准扶贫示范研究	仙芝科技（福建）股份有限公司	兰进
23	2019YFC1710600	黄芪等三品种规模化无公害种植及精准扶贫示范研究	盛实百草药业有限公司	李西文
24	2019YFC1710700	高品质道地药材关防风、五味子和细辛规范化种植示范研究	吉林农业大学	杨利民
25	2019YFC1710800	高品质道地中药材恒山黄芪、潞党参、北柴胡生态种植示范研究	山西振东道地药材开发有限公司	张俊龙
26	2019YFC1710900	新疆高品质红花和肉苁蓉规范化种植示范研究	石河子大学	卢敏
27	2019YFC1711000	中药的分子标识研究以及“中药智慧云”信息平台建设	中国药科大学	李萍
28	2019YFC1711100	中药多组学方法创新及新品种选育研究	中国中医科学院中药研究所	陈士林
29	2019YFC1711200	中药口服制剂先进制造关键技术与示范研究	山东大学	臧恒昌
30	2019YFC1711300	质量评价导向的特种膜中药绿色制造技术及其专属装备集成研究	广州中国科学院先进技术研究所	李绍平
31	2019YFC1711400	经典名方标准颗粒制备与标准研究	华润三九医药股份有限公司	刘晖晖

续表

序号	项目编号	项目名称	项目牵头承担单位	项目负责人
32	2019YFC1711500	中药材净切制关键技术与智能设备研究及应用	九州天润中药产业有限公司	曹晖
33	2019YFC1711600	针对小血管病变采用清热解毒、软坚解痉精准治则的异病同治方法学研究	复旦大学	马剑鹏
34	2019YFC1711700	穿戴式五藏功能态势监测设备关键技术研究	中国中医科学院医学实验中心	张启明
35	2019YFC1711800	脊柱退行性疾病小型化智能中医治疗设备关键技术与产品研发	苏州好博医疗器械有限公司	张宏
36	2019YFC1711900	基于中医诊疗原理的智能化、数字化、集成化医疗设备关键技术研究	北京中医药大学	赵百孝
37	2019YFC1712000	中医国际标准研制与评价研究	中国中医科学院中医临床基础医学研究所	王燕平
38	2019YFC1712100	基于腧穴配伍分类指导原则的针灸优势病种国际合作研究	北京中医药大学	刘存志
39	2019YFC1712200	国际针灸临床实践指南、技术操作规范和服务标准的研制	中国中医科学院针灸研究所	武晓冬
40	2019YFC1712300	藏、蒙、维等民族药资源信息化共享平台构建、品种整理及繁育保护技术研究	江西中医药大学	冯育林
41	2019YFC1712400	经典藏药如意珍宝片和白脉软膏治疗藏医重大疾病白脉病的示范开发研究	甘肃奇正藏药有限公司	明吉措姆
42	2019YFC1712500	十五个少数民族医防治常见病特色诊疗技术、方法、方药整理与示范研究	贵州中医药大学	杨柱
43	2019YFC1712600	秦巴山区高品质中药材规模化生产示范研究	陕西师范大学	崔浪军

附录 M　2019 年度“干细胞及转化研究”重点专项立项项目清单

序号	项目编号	项目名称	项目牵头承担单位	项目负责人
1	2019YFA0109900	染色体倍性改造干细胞的建立与应用	中国科学院上海生命科学研究院	李劲松
2	2019YFA0110000	多能性干细胞的表观遗传稳定性研究	中国科学院动物研究所	王皓毅
3	2019YFA0110100	区域特异性神经干细胞的获取以及功能特性和应用的研究	中国科学院生物物理研究所	王晓群
4	2019YFA0110200	基于谱系决定机制研究功能性免疫细胞再生新策略	中国科学院广州生物医药与健康研究院	陈捷凯
5	2019YFA0110300	干细胞命运决定的免疫因素及调控	中国科学院动物研究所	焦建伟
6	2019YFA0110400	人多能干细胞分化心脏谱系的调控及其移植后疗效及安全性研究	浙江大学	王建安
7	2019YFA0110500	基于干细胞微环境适配型智能生物材料的组织器官原位再生技术与转化研究	华中科技大学	孙家明
8	2019YFA0110600	基于干细胞和生物材料的组织和器官再生	中国人民解放军总医院	郭全义
9	2019YFA0110700	异种移植用人源化基因编辑供体猪的构建及临床前研究	云南农业大学	魏红江
10	2019YFA0110800	单基因遗传病的基因治疗研究	中国科学院动物研究所	李伟
11	2019YFA0110900	干细胞治疗灵长类性腺衰老的临床前研究及转化	郑州大学	孙莹璞
12	2019YFA0111000	新型造血干细胞产品的制备及其在血液系统疾病中的临床应用	上海交通大学	宋献民
13	2019YFA0111100	MLL 基因易位在造血干细胞恶性转化和混合系白血病中的功能及机制研究	武汉大学	梁凯威
14	2019YFA0111200	视网膜退行性病变特异性免疫微环境调控视网膜神经干细胞移植后分化与功能的关键机制研究	中国人民解放军第三军医大学	郜原
15	2019YFA0111300	智能型生物材料持续诱导调控 3D 干细胞培养构建生物人工肝	中山大学	陶玉

续表

序号	项目编号	项目名称	项目牵头承担单位	项目负责人
16	2019YFA0111400	肝脏干／祖细胞标记物鉴定及 3D 肝脏微器官构建	山东大学	胡慧丽
17	2019YFA0111500	猪心脏异种移植基因改造新策略与应用研究	中山大学	李小平
18	2019YFA0111600	表观遗传修饰与代谢对皮肤组织干细胞干性的调节机制及功能研究	中南大学湘雅医院	黄波
19	2019YFA0111700	RNA 结合蛋白在 T 淋巴细胞发育与再生中的功能和机制研究	中国医学科学院基础医学研究所	王小爽
20	2019YFA0111800	生理低氧条件下解析造血干细胞干性的代谢调控	上海交通大学	郭滨
21	2019YFA0111900	关节组织特异性干细胞在骨关节炎中的作用及其机制	香港中文大学	姜洋子
22	2019YFA0112000	负载多种干细胞和外泌体的可注射多功能微支架构建及其对缺血性卒中的修复研究	上海交通大学	汤耀辉
23	2019YFA0112100	人脐带间充质干细胞修复脊髓损伤的临床研究	天津医科大学	冯世庆

附录 N　2020 年度“生物医用材料研发与组织器官修复替代”重点专项立项项目清单[1]

序号	项目编号	项目名称	项目牵头承担单位	项目负责人
1	2020YFC1106900	医用级聚氨酯热塑性弹性体和超高分子量聚乙烯树脂研发、器械制造及产业化	威海洁瑞医用制品有限公司	栾世方
2	2020YFC1107000	医用聚氨酯热塑性弹性体和交联超高分子量聚乙烯原材料研发、技术提升与改进及产业化	四川大学	谭鸿
3	2020YFC1107100	医用聚芳醚酮材料的量产关键技术及其骨科植入器械表面仿生改性技术研发	浙江大学	范顺武
4	2020YFC1107200	心血管支架用 CoCr 基合金细径薄壁管材研发及产业化技术	西北有色金属研究院	于振涛
5	2020YFC1107300	植 / 介入医用导管及器械表面超亲水超润滑改性研究	成都德信安创新医疗技术有限公司	武迪蒙
6	2020YFC1107400	用于骨质疏松防治的可注射新型纳米生物材料的工程化及临床应用技术研发	常州百隆微创医疗器械科技有限公司	王征
7	2020YFC1107500	多孔钽骨修复材料及植入性产品开发与临床应用	北京市春立正达医疗器械股份有限公司	岳冰
8	2020YFC1107600	新一代功能型仿生矿化胶原儿童骨缺损再生植入器械的研发及临床转化	奥精医疗科技股份有限公司	王秀梅
9	2020YFC1107700	主动脉腔内治疗新器械设计开发及临床应用	杭州唯强医疗科技有限公司	郭伟
10	2020YFC1107800	经导管介入自膨式肺动脉瓣膜置换系统研制及应用	杭州启明医疗器械股份有限公司	林浩昇
11	2020YFC1107900	经导管肺动脉瓣膜置换系统开发及临床应用方案研究	北京佰仁医疗科技股份有限公司	苏俊武

① 本批次立项项目为 2019 年所发布的指南。

附录 O 英语缩写索引

英文简写	英文全称	中文名称
ANDA	Abbrevitive New Drug Application	简化新药申请
ACS	Acute Coronary Syndrome	急性冠脉综合征
ALL	Acute Lymphoblastic Leukemia	急性淋巴细胞白血病
AMD	Age-Related Macular Degeneration	年龄相关性黄斑变性
AD	Alzheimer's Disease	阿尔茨海默病
AUC	Area Under Curve	曲线下面积
ACM	Arrhythmogenic Cardiomyopathy	致心律失常性心肌病
AI	Artificial Intelligence	人工智能
AI/ML	Artificial Intelligence/Machine Learning	人工智能 / 机器学习
AAPS	Association of American Physicians and Surgeons	美国内科医生与外科医生协会
AF	Atrial Fibrillation	心房颤动
ADHD	Attention Deficit/Hyperactivity Disorder	母亲和儿童注意缺陷多动障碍
ABS	Auto-Brewery Syndrome	自动酿酒综合征
AIH	Autoimmune Hepatitis	自身免疫性肝炎
BMV	Bioanalytical Method Validation	生物分析方法验证
BLA	Biologics License Application	生物制品生产申请
BTC	Blood，Tissues and Cells	血液、组织、细胞
BMJ	British Medical Journal	《英国医学杂志》
CCTU	Cambridge Clinical Trials Unit	剑桥临床试验部
CBER	Center for Biologics Evaluation and Research	美国生物学评估和研究中心
CDRH	Center for Devices and Radiological Health	器械和放射健康中心
CDE	Center for Drug Evaluation	药品审评中心
CDER	Center for Drug Evaluation and Research	药品评价与研究中心
CDC	Centers for Disease Control and Prevention	美国疾病预防控制中心
CNAS	China National Accreditation Service for Conformity Assessment	中国合格评定国家认可委员会
COPD	Chronic Obstructive Pulmonary Disease	慢性阻塞性肺疾病
CTERU	Clinical Trials & Epidemiology Research Unit	新加坡临床试验和流行病学研究室
CBT	Cognitive Behavioral Therapy	认知行为疗法

续表

英文简写	英文全称	中文名称
CAP	College of American Pathologists	美国病理学家协会
CE	Communaute Europeenne	欧洲合格认证
CAP	Community Acquired Pneumonia	获得性肺炎
CI	Confidence Interval	置信区间
DOD	Department of Defense	美国国防部
HHS	Department of Health and Human Services	人类卫生与公共服务部
DILI	Drug-Induced Liver Injury	药物性肝损伤
DED	Dry Eye Disease	干眼症
ELVO	Emergent Large Vessel Occlusion	急诊大血管闭塞
EVT	Endovascular Thrombectomy	急诊血管内切除术
EB virus	Epstein-Barr virus	EB 病毒
EC	European Commission	欧盟委员会
EMA	European Medicines Agency	欧洲药品管理局
FDA	Food and Drug Administration	美国食品药品监督管理局
fMRI	Functional Magnetic Resonance Imaging	功能磁共振成像
GSPR	General Safety and Performance Requirements	通用安全和性能要求
GU	Genito-Urinary	泌尿生殖系统
GWAS	Genome Wide Association Study	全基因组关联研究
GCP	Good Clinical Practice	临床试验质量管理规范
HCRI	Harvard Clinical Research Institute	哈佛临床研究所
HR	Hazards Ratios	调整风险比
HMA	Heads of Medicines Agencies	欧洲药品局
HSPC	Hematopoietic Stem and Progenitor Cell	造血干 / 祖细胞
HCC	Hepatocellular Carcinoma	肝癌
FcRn	Human Neonatal Fc Receptor	人类新生儿的 Fc 受体
IVD	In Vitro Diagnostic	体外诊断
IHME	Institute for Health Metrics and Evaluation	健康测量及评价研究所
ICN	International Clinical Trial Center Network	国际临床研究联盟
ICH	International Council for Harmonisation of Technical Requirements for Pharmaceuticals for Human Use	人用药品注册技术要求国际协调会
IDE	Investigational Device Exemption	研究性设备豁免

续表

英文简写	英文全称	中文名称
IND	Investigational New Drug	新药临床研究
IUKAMM	Istanbul University Center of Excellence for Clinical Research	伊斯坦布尔大学临床研究卓越中心
JAMA	Journal of the American Medical Association	《美国医学会杂志》
LAAO	Left Atrial appendage Occlusion	左心耳封堵术
MACCE	Major Adverse Cardiac and Cerebrovascular Events	主要不良心脑血管事件
MACE	Major Adverse Cardiovascular Events	主要不良心血管事件
MM	Multiple Myeloma	多发性骨髓瘤
MNDA	Myeloid Cell Nuclear Differentiation Antigen	髓样核分化抗原
NIHR	National Institute for Health Research	英国国立卫生研究院
NIH	National Institutes of Health	国立卫生研究院
NMPA	National Medical Products Administration	国家药品监督管理局
NDA	New Drug Application	新药上市申请
NEJM	New England Journal of Medicine	《新英格兰杂志》
NAFLD	Nonalcoholic Fatty Liver Disease	非酒精性脂肪性肝病
NSR	Non-significant Risk	非重大风险
NSCLC	Non-Small Cell Lung Cancer	非小细胞肺癌
OVRR	Office of Vaccine Research and Review	美国疫苗研究与审查办公室
OTS	Off-the-Shelf	即插即用
PJI	Periprosthetic Joint Infection	关节假体周围感染
PCOS	Polycystic Ovary Syndrome	多囊卵巢综合征
PCR	Potymerase Chain Reaction	聚合酶链式反应
PCV	Polypoidal Choroidal Vasculopathy	息肉样脉络膜血管病变
PCT	Pragmatic Clinical Trial	实用性临床试验
PPND	Pre and Postnatal Development	产前 / 后发育
PMA	Premarket Approval	上市前批准
PAH	Pulmonary Arterial Hypertension	肺动脉高压
RCT	Randomized Controlled Trial	随机对照临床试验
RWD	Real-World Data	真实世界数据
RWE	Real-World Evidence	真实世界证据
RMAT	Regenerative Medicine Advanced Therapy	再生医学疗法

续表

英文简写	英文全称	中文名称
RIC	Remote Ischemic Preconditioning	远程缺血性调节
RI	Renal Impairment	肾移植
rTMS	repetitive Transcranial Magnetic Stimulation	重复经颅磁刺激技术
RT-PCR	Reverse Transcription Polymerase Chain Reaction	反转录聚合酶链式反应
SCH	Schizophrenia	精神分裂症
SAE	Serious Adverse Event	严重不良事件
SAR	Serious Adverse Reaction	严重不良反应
SR	Significant Risk	重大风险
SCRI	Singapore Clinical Research Institute	新加坡临床研究所
STEMI	ST Elevation Myocardial Infarction	ST 段抬高型心肌梗死
SRD	Study Risk Determinations	研究风险确定
SMG	Submandibular Gland	下颌下腺
SLE	Systemic Lupus Erythematosus	系统性红斑狼疮
3VD	Three-vessel Disease	冠脉三支病变
TACE	Transarterial chemoembolization	经肝动脉栓塞化疗术
TMS	Transcranial Magnetic Stimulation	经颅磁刺激技术
TIA	Transient Ischemic Attack	短暂性脑缺血发作
TIPS	Transjugular Intrahepatic Portosystemic Shunt	经颈静脉肝内门脉系统静脉分流术
TGA	Treatment Goal Achievement	治疗目标实现
TMB	Tumor Mutational Burden	肿瘤突变负荷
UHR-CT	Ultra-High-Resolution X-ray Computed Tomography	超高分辨率 X 射线计算机断层成像
VA	Veterans Affairs	美国退伍军人事务部
WHO	World Health Organization	世界卫生组织

致　谢

2020 年年初，中国生物技术发展中心组织国内临床医学专家和中国科学院上海营养与健康研究所生命科学信息中心（生命健康科技智库）团队成立了《2020 中国临床医学研究发展报告》（以下简称《报告》）编写组，开始进行全书的框架设计、信息收集、写作资料筹备等工作。《报告》延续了之前报告的框架结构，包括临床医学研究现状与趋势、2019 年国内外临床医学研究政策与法规、2019 年中国临床医学研究重要成果、2019 年临床医学研究热点等内容。在《报告》编制过程中，编写组在北京、上海两地多次召开专家咨询会，组织一线临床研究、政策法规、科研管理等领域的权威专家，对报告框架、内容、成果筛选等进行研讨，并邀请中国医学科学院王健伟教授团队就“新型冠状病毒肺炎研究”这一热点话题进行浅析。

《报告》的编写工作历时近一年，凝结了编写团队与各位专家的心血和智慧，特别感谢参与《报告》撰写指导和意见咨询的各位专家；感谢《报告》中重要成果和进展的研发团队给予的细致审校。

最后，感谢编写组的辛勤付出，以及中国科学院上海营养与健康研究所的大力支持。

中国生物技术发展中心

2020 年 9 月